這是一個
老鼠的實驗。

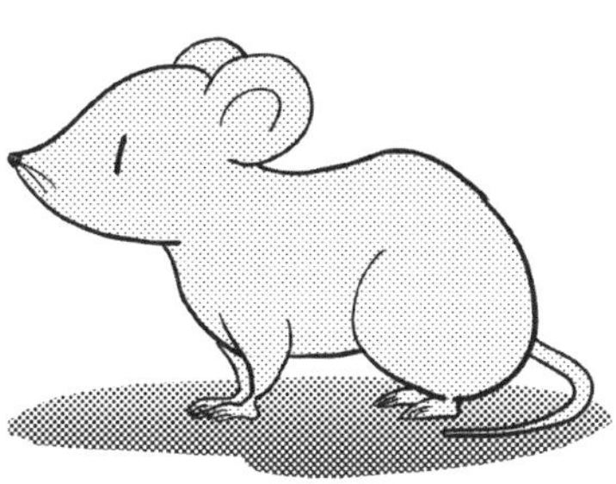

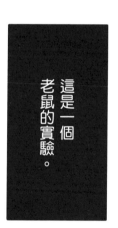

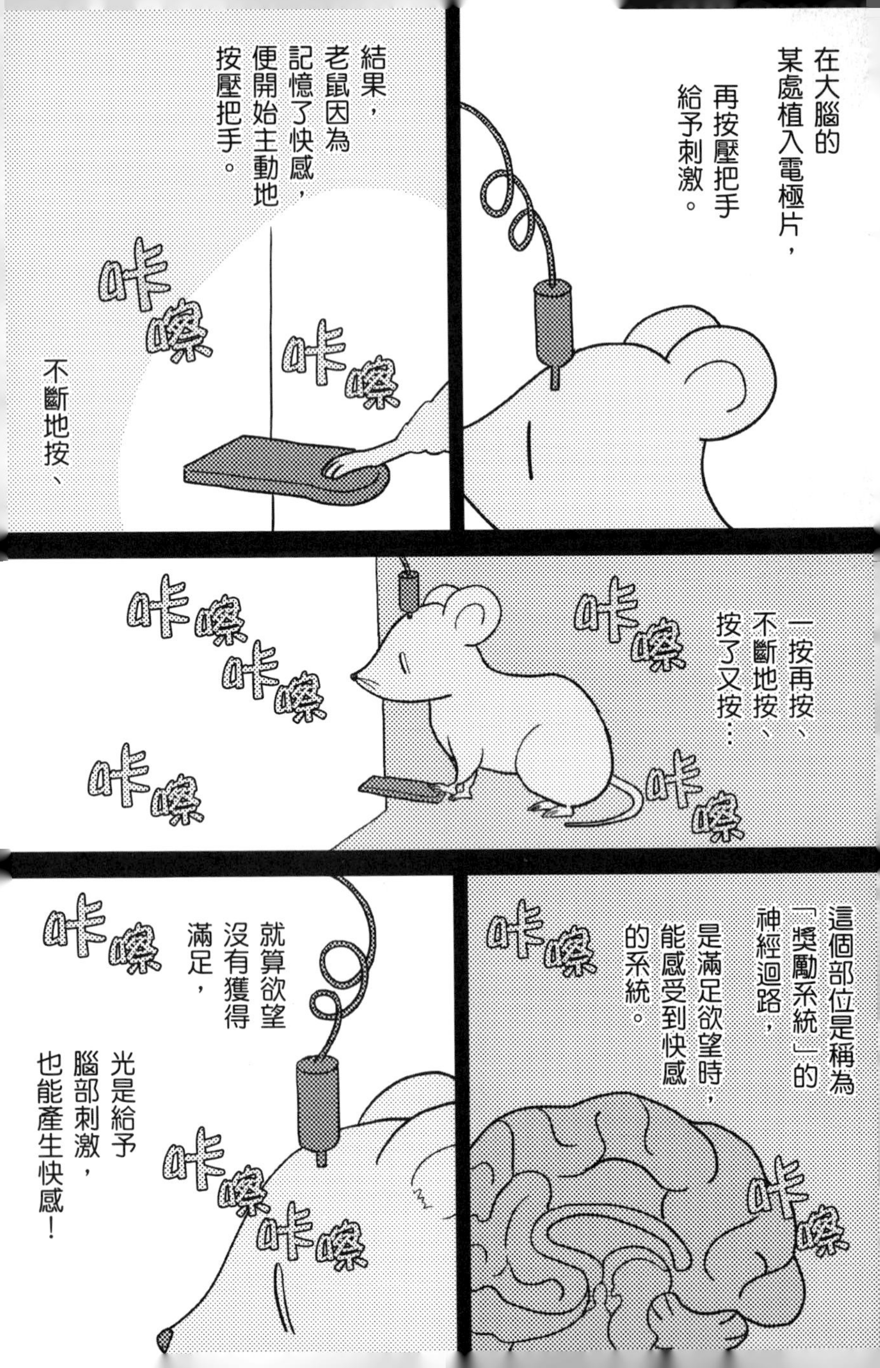
在大腦的某處植入電極片，
再按壓把手給予刺激。
結果，老鼠因為記憶了快感，便開始主動地按壓把手。
咔嚓
咔嚓
不斷地按、
一按再按、
不斷地按、
按了又按……
咔嚓
咔嚓
咔嚓
咔嚓
咔嚓
這個部位是稱為「獎勵系統」的神經迴路，
是滿足欲望時，
能感受到快感的系統。
咔嚓
咔嚓
就算欲望沒有獲得滿足，
光是給予腦部刺激，
也能產生快感！
咔嚓
咔嚓
咔嚓

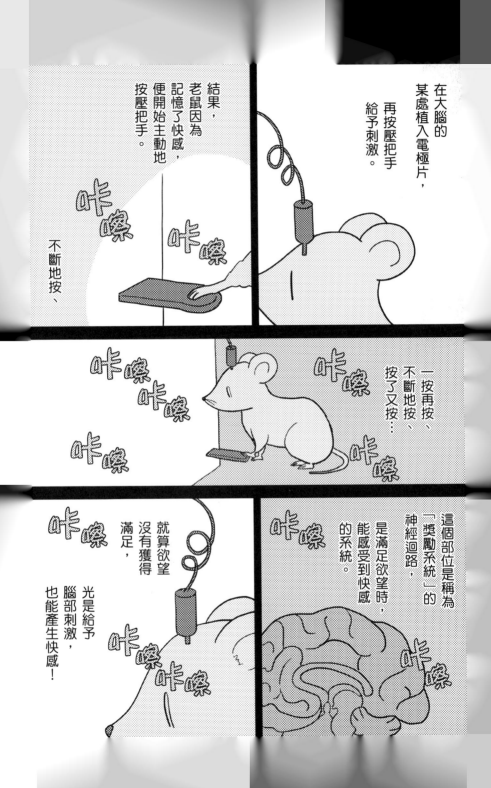

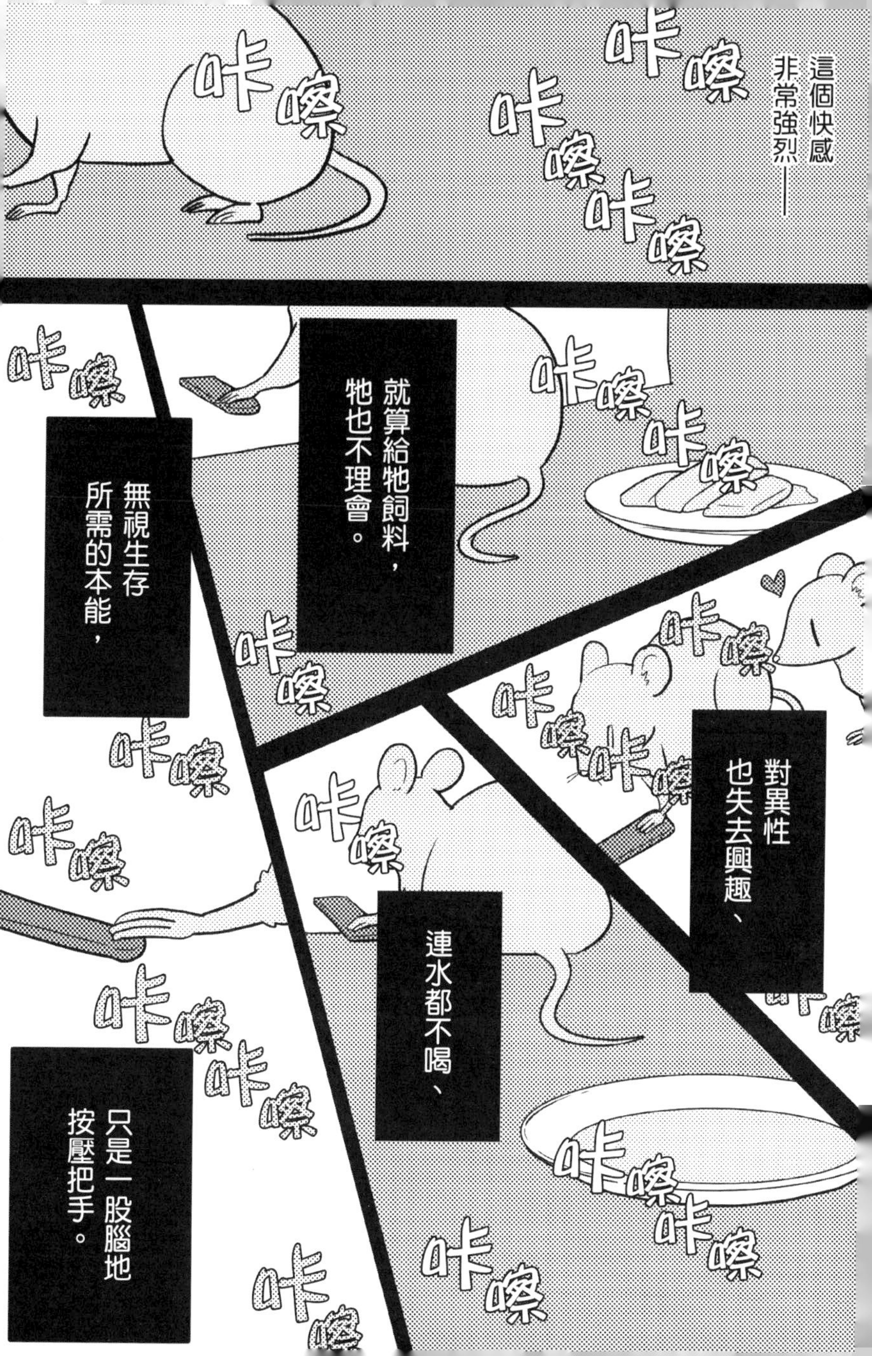
這個快感
非常強烈——
咔嚓
咔嚓
咔嚓
咔嚓
咔嚓
咔嚓
就算給牠飼料，牠也不理會。
咔嚓
咔嚓
無視生存所需的本能，
咔嚓
咔嚓
咔嚓
對異性也失去興趣、
咔嚓
咔嚓
連水都不喝、
咔嚓
咔嚓
咔嚓
咔嚓
只是一股腦地按壓把手。
咔嚓
咔嚓

「明明沒有被滿足任何需求」，

卻會發瘋似地按壓把手，

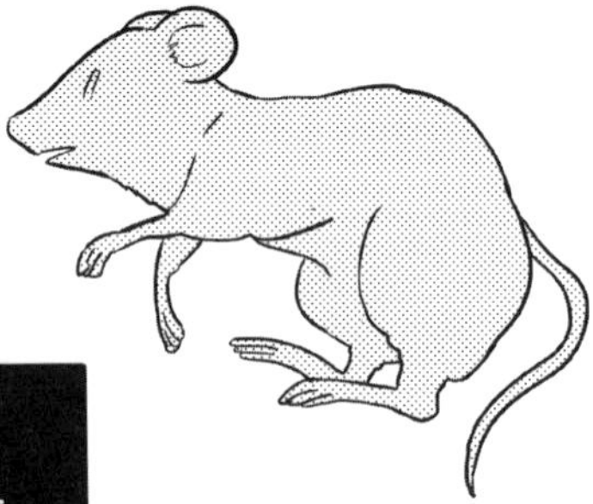

一直到最後一命嗚呼！

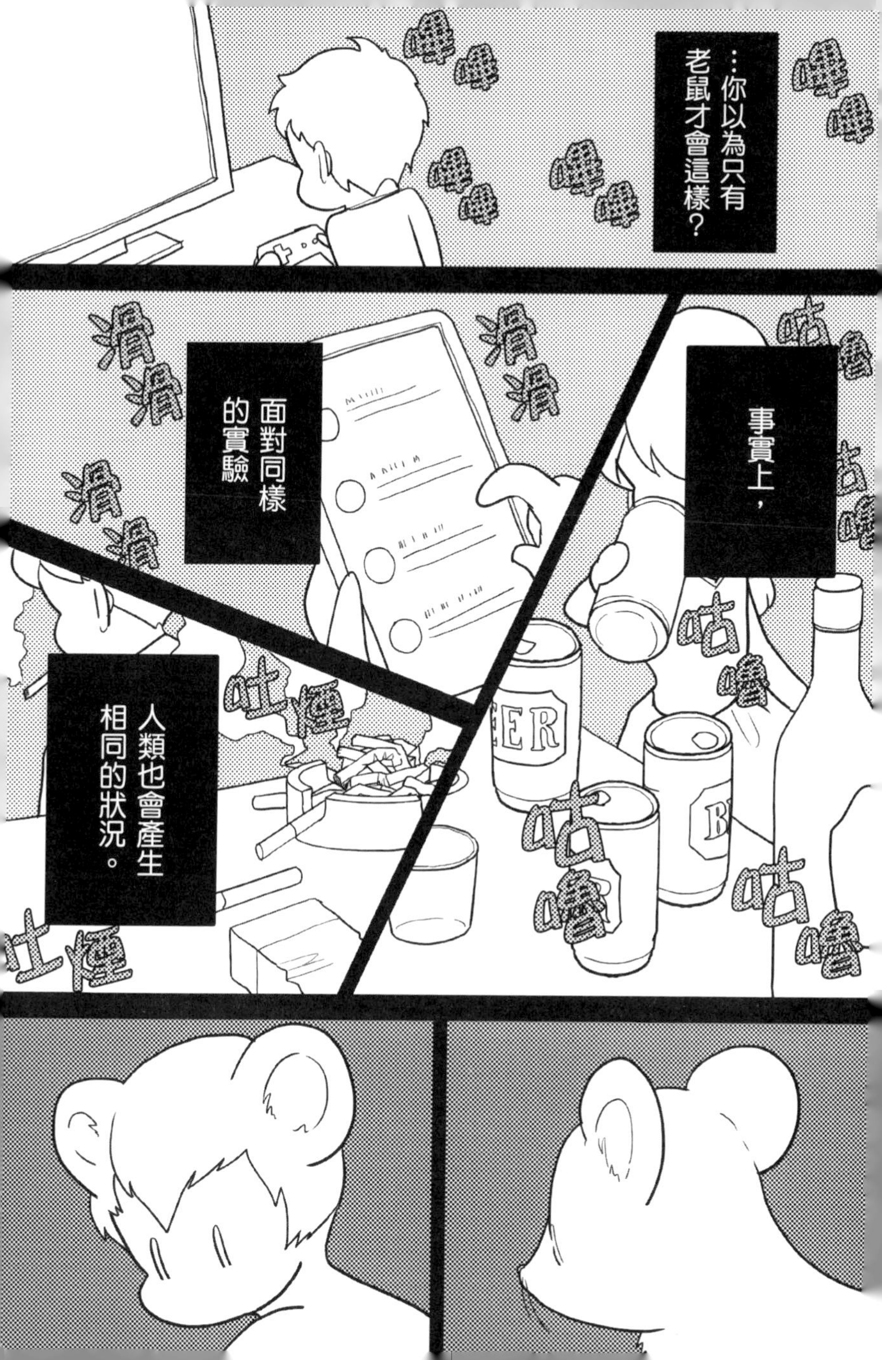
……你以為只有老鼠才會這樣？
嗶嗶
嗶嗶
嗶嗶
嗶嗶
事實上，
咕嚕
咕嚕
咕嚕
咕嚕
咕嚕
BEER
面對同樣的實驗
滑滑
滑滑
滑滑
人類也會產生相同的狀況。
吐煙
吐煙

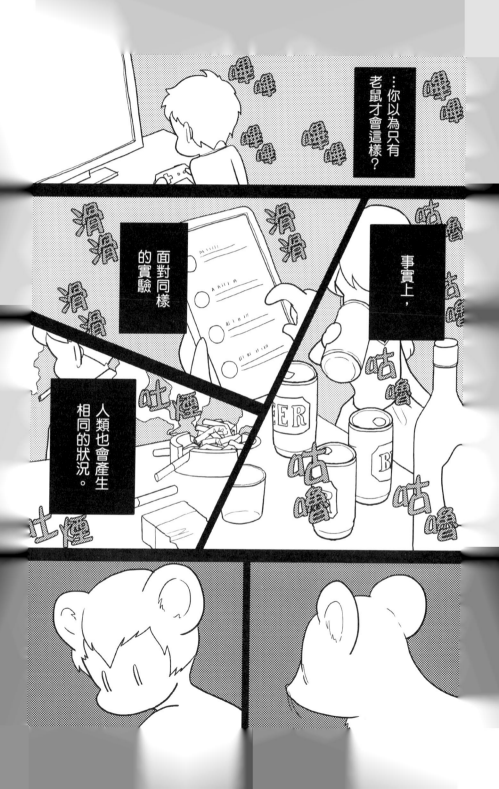

這其實
是人類的故事。

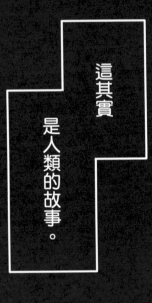

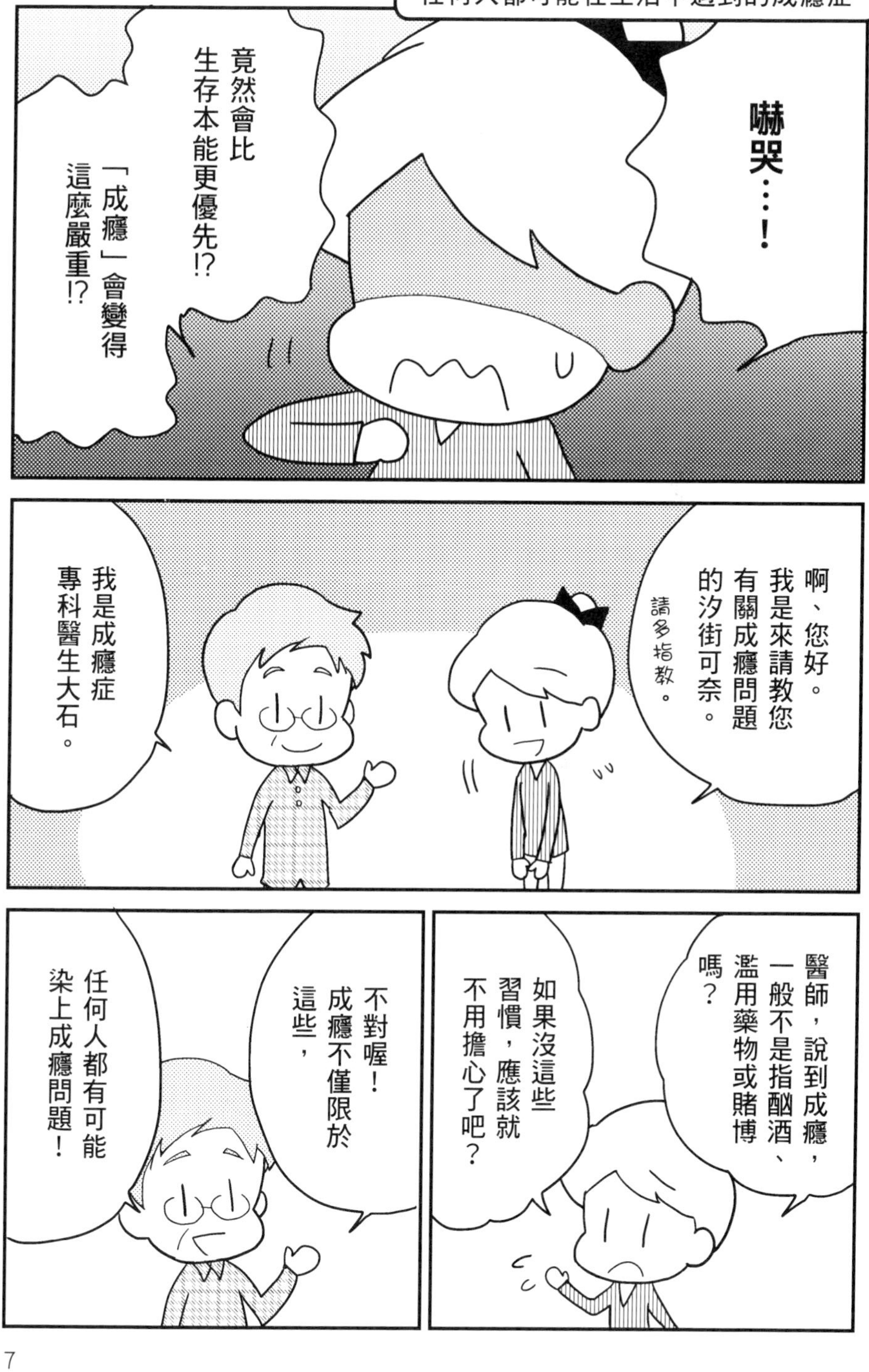
嚇哭…！
竟然會比生存本能更優先!?
「成癮」會變得這麼嚴重!?
啊、您好。我是來請教您有關成癮問題的汐街可奈。
請多指教。
我是成癮症專科醫生大石。
醫師，說到成癮，一般不是指酗酒、濫用藥物或賭博嗎？
如果沒這些習慣，應該就不用擔心了吧？
不對喔！成癮不僅限於這些，
任何人都有可能染上成癮問題！

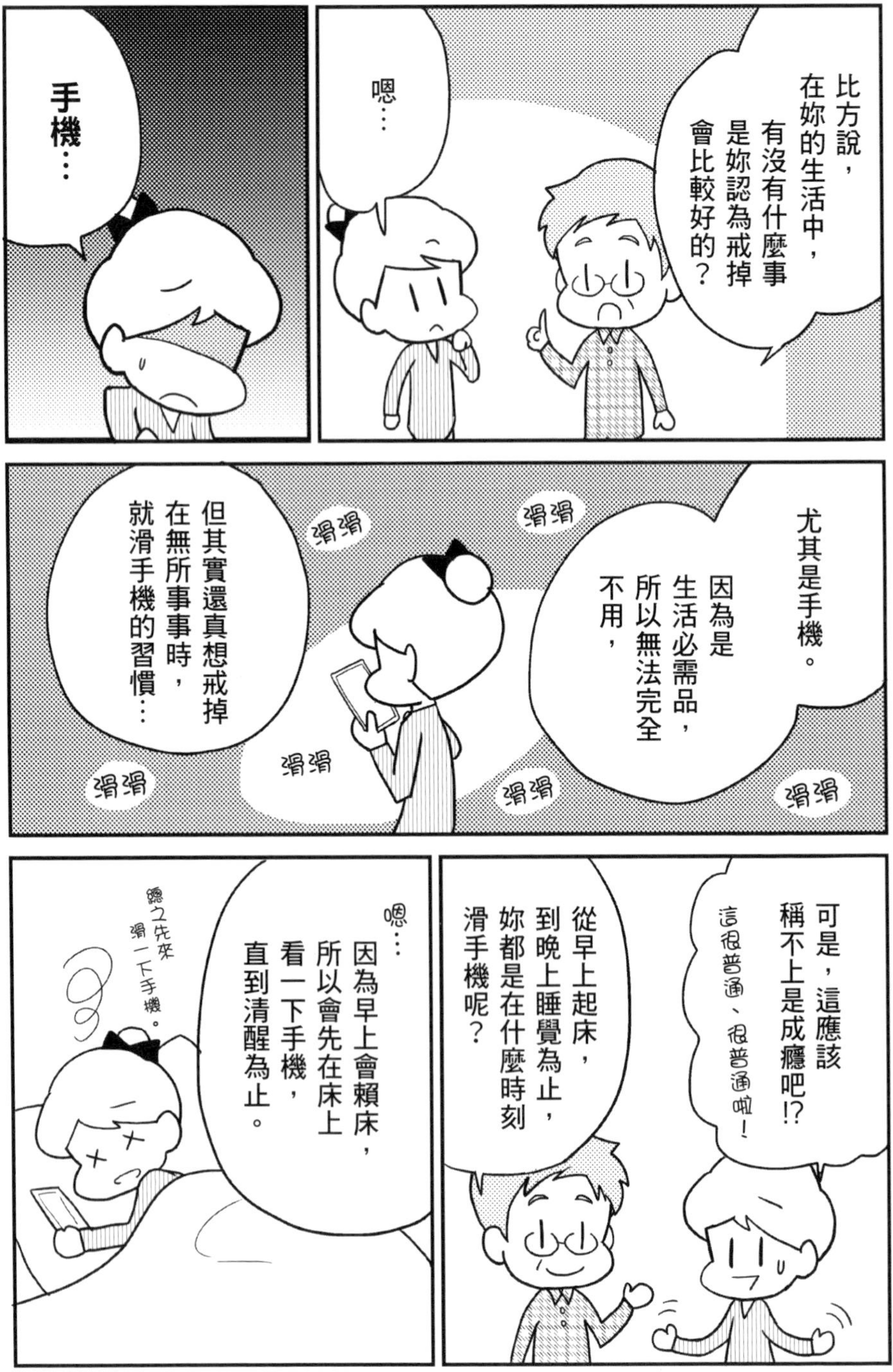
比方說，在妳的生活中，有沒有什麼事是妳認為戒掉會比較好的？
嗯……
手機……
尤其是手機。
因為是生活必需品，所以無法完全不用，
但其實還真想戒掉在無所事事時，就滑手機的習慣……
滑滑
滑滑
滑滑
滑滑
滑滑
滑滑
從早上起床，到晚上睡覺為止，妳都是在什麼時刻滑手機呢？
可是，這應該稱不上是成癮吧!?
這很普通、很普通啦！
嗯……因為早上會賴床，所以會先在床上看一下手機，直到清醒為止。
總之先來滑一下手機。

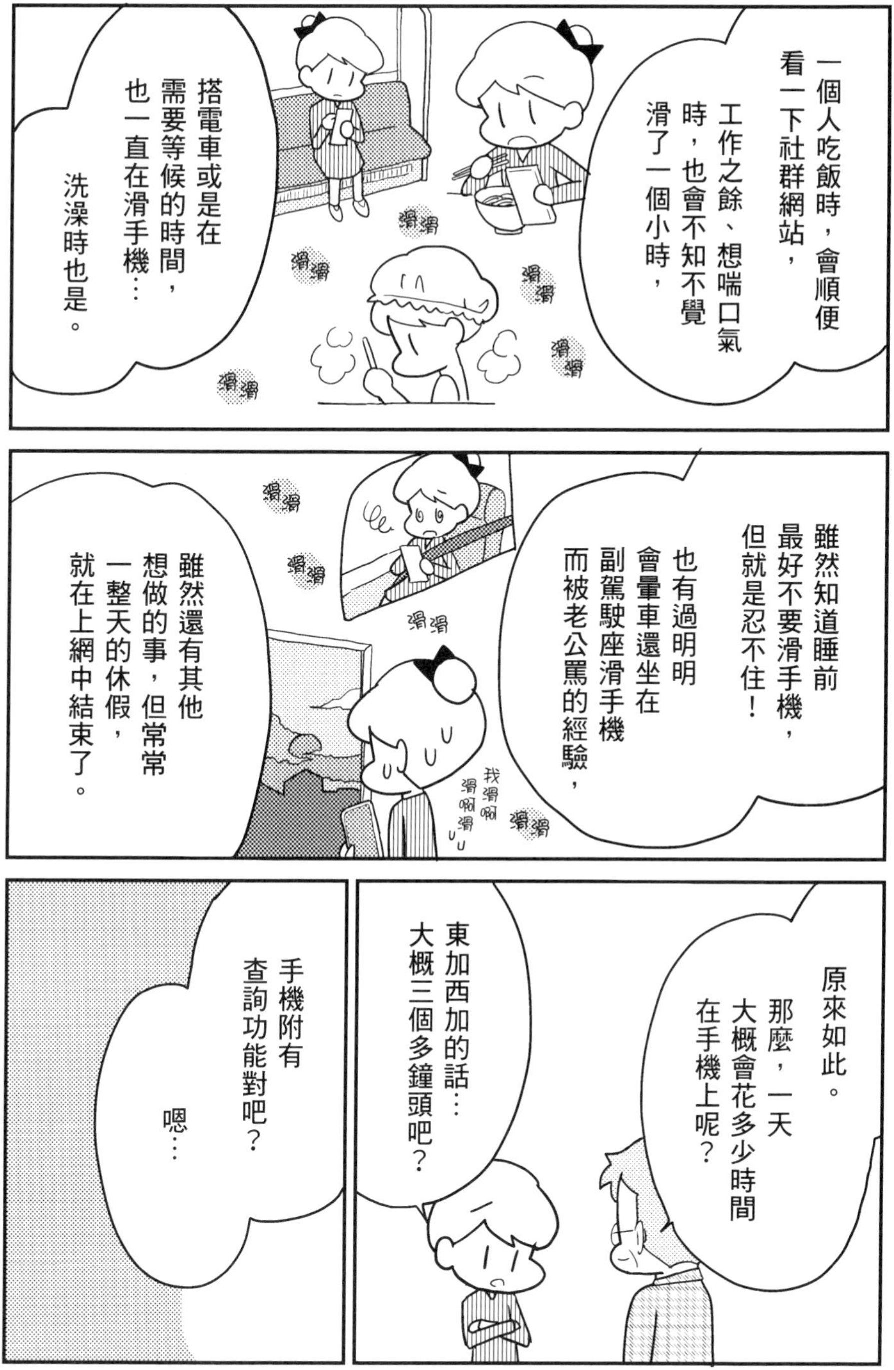
一個人吃飯時，會順便看一下社群網站，
工作之餘、想喘口氣時，也會不知不覺滑了一個小時，
搭電車或是在需要等候的時間，也一直在滑手機…
洗澡時也是。
滑滑
滑滑
滑滑
滑滑
滑滑
雖然知道睡前最好不要滑手機，但就是忍不住！
也有過明明會暈車還坐在副駕駛座滑手機而被老公罵的經驗，
滑滑
滑滑
滑滑
滑滑
我滑啊滑啊滑
雖然還有其他想做的事，但常常一整天的休假，就在上網中結束了。
原來如此。
那麼，一天大概會花多少時間在手機上呢？
東加西加的話…大概三個多鐘頭吧？
手機附有查詢功能對吧？
嗯…

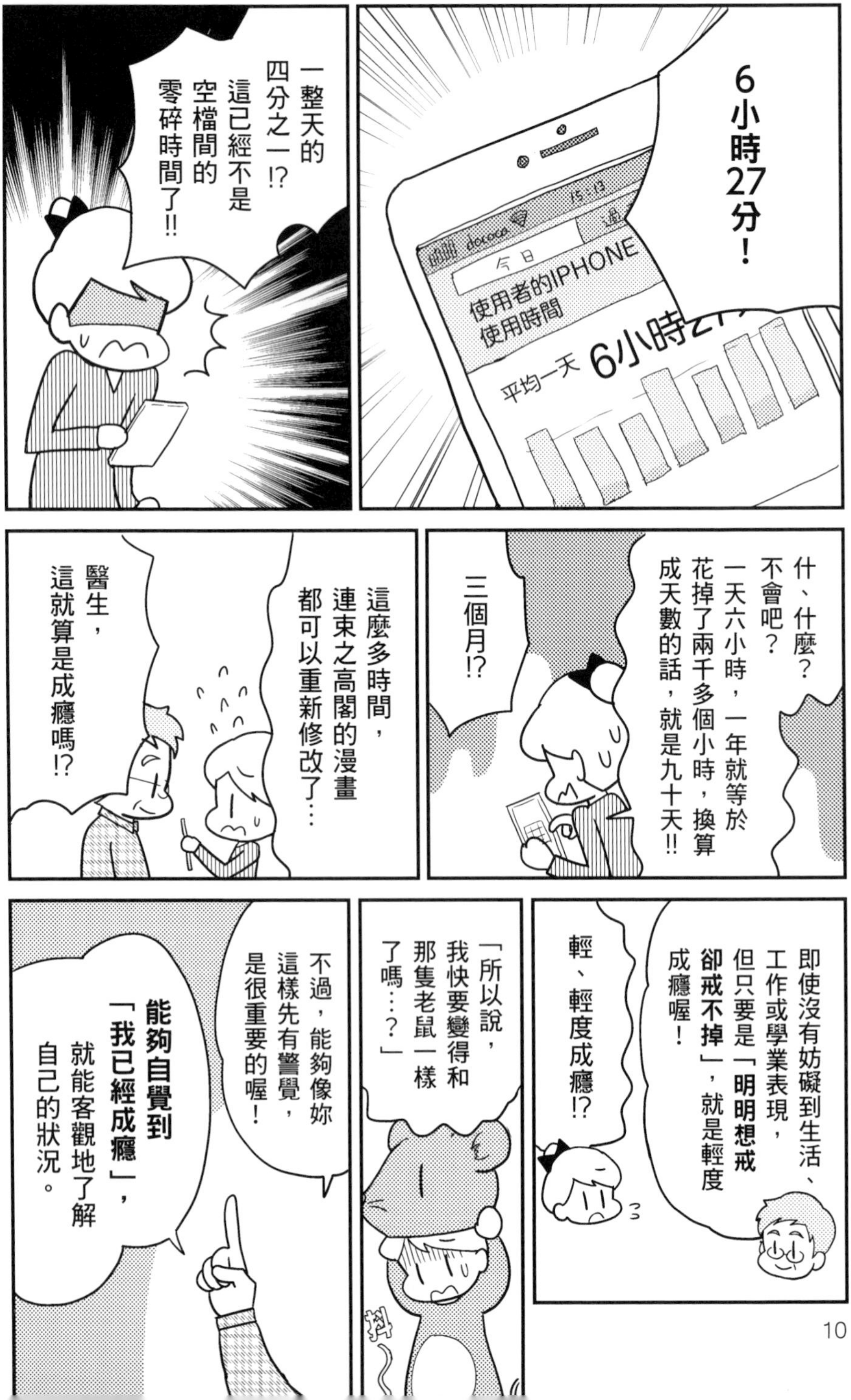
6小時27分！
今日
使用者的IPHONE使用時間
平均一天 6小時27
一整天的四分之一!?
這已經不是空檔間的零碎時間了!!
什、什麼？不會吧？
一天六小時，一年就等於花掉了兩千多個小時，換算成天數的話，就是九十天!!
三個月!?
這麼多時間，連東之高閣的漫畫都可以重新修改了…
醫生，這就算是成癮嗎!?
即使沒有妨礙到生活、工作或學業表現，但只要是「明明想戒卻戒不掉」，就是輕度成癮喔！
輕、輕度成癮!?
「所以說，我快要變得和那隻老鼠一樣了嗎…？」
不過，能夠像妳這樣先有警覺，是很重要的喔！
能夠自覺到「我已經成癮」，就能客觀地了解自己的狀況。

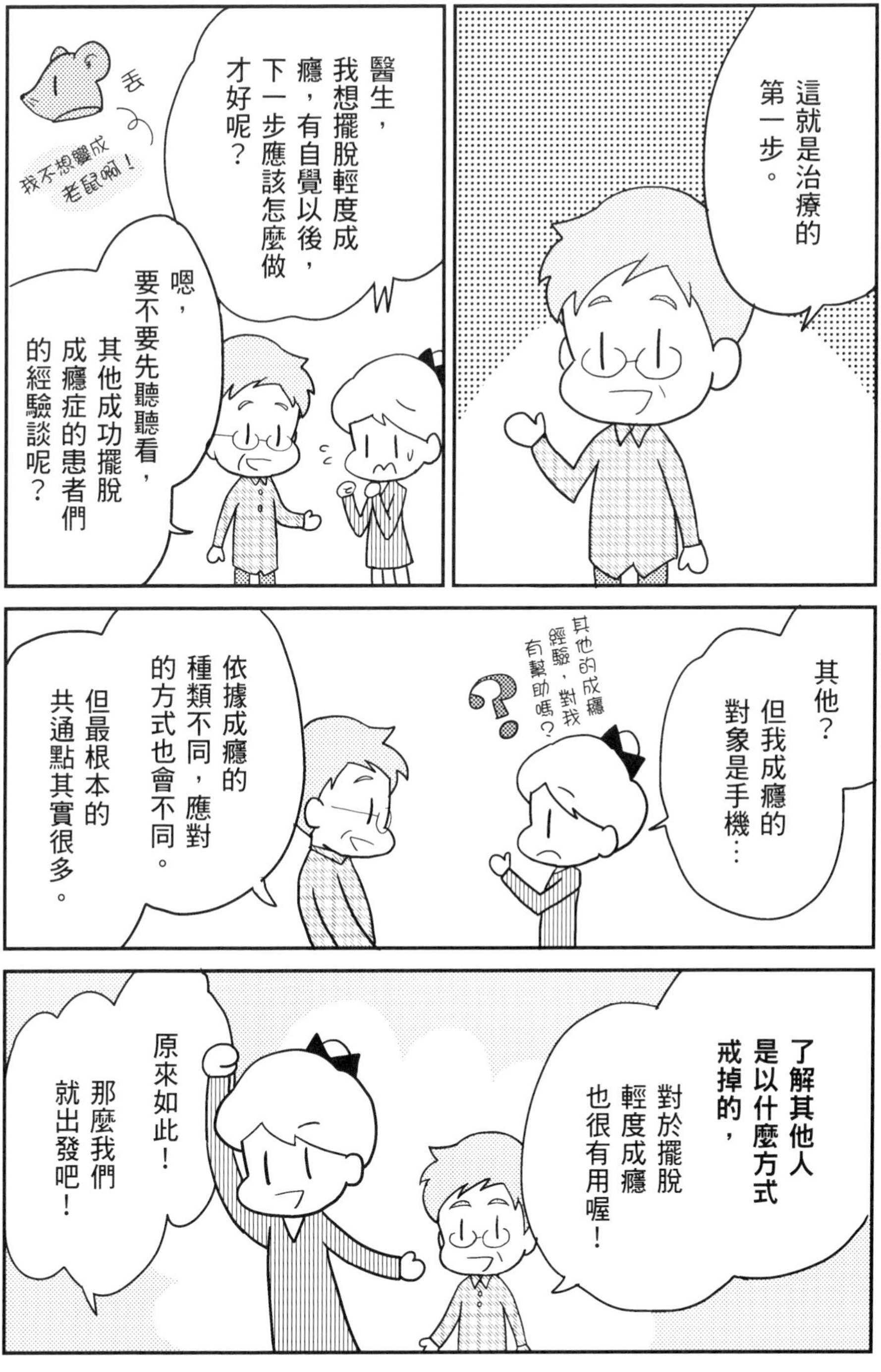
這就是治療的第一步。
醫生，我想擺脫輕度成癮，有自覺以後，下一步應該怎麼做才好呢？
丟
我不想變成老鼠啊！
嗯，要不要先聽聽看，其他成功擺脫成癮症的患者們的經驗談呢？
其他？但我成癮的對象是手機……
其他的成癮經驗，對我有幫助嗎？
依據成癮的種類不同，應對的方式也會不同。
但最根本的共通點其實很多。
了解其他人是以什麼方式戒掉的，
對於擺脫輕度成癮也很有用喔！
原來如此！
那麼我們就出發吧！

不住

輕度成癮症六年 汐街可奈

精神科醫師／
成癮症專科醫院院長 大石雅之【監修】

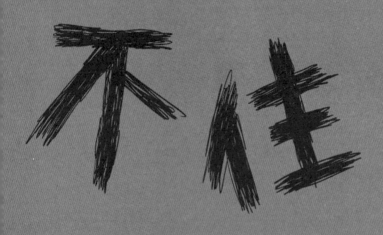

但我就是

忍

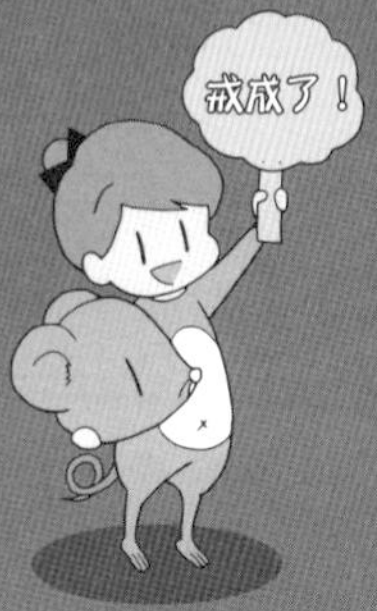

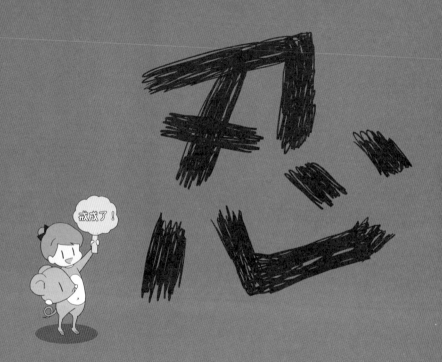

前言

大家好，我是汐街可奈。

說真的，一開始要以「成癮」為主題製作這本書時，我沒想過會與自己有關。頂多只是以「原來這世界上還有這樣的人啊⋯」這種程度的認知來認識「成癮」。

然而，當「成癮」被解釋成「知道不應該，卻又忍不住」時，才發現自己其實也符合這個病徵，原來我也有成癮問題！

過度沉迷於網路或遊戲、在不知不覺中買下過多的漫畫、在黑心企業上班卻無法毅然決然地辭職⋯這些全都是生活中「知道不應該，卻又忍不住」的事！

因此，為了找出能成功擺脫「忍不住」的關鍵，我便將從「踩入成癮水窪」（輕度成癮）與「深陷成癮泥沼」（重度成癮）中脫身者的經驗談，以及向成癮症專科醫師請教的內容，彙集整理成這本書。

我在聽了這些內容後理解了成癮——成癮會使自己無法控制自己的人生方向盤，使自己迷失原本的方向，並且失去自己真正重要的目標。

說得更誇張一點，能夠面對「忍不住的事」，就能更積極地面對自己的人生——邁開「重新掌控人生方向盤」的第一步。

希望本書能成為一個契機，讓曾經有過「明明知道不應該再做，卻又忍不住做了」的人，在讀了這本書之後，收穫更美好的人生。

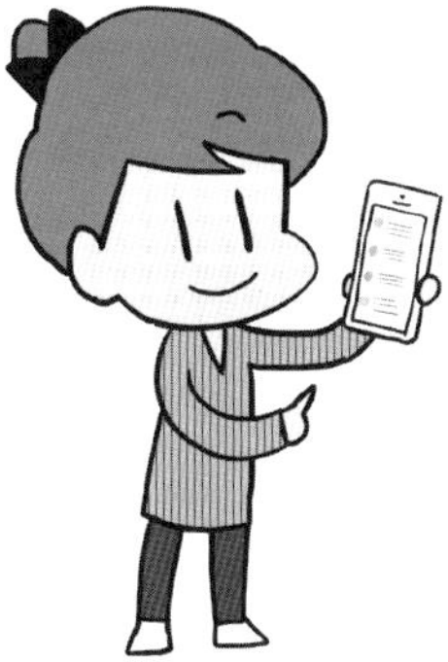

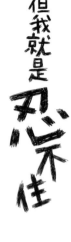

但我就是忍不住

Contents

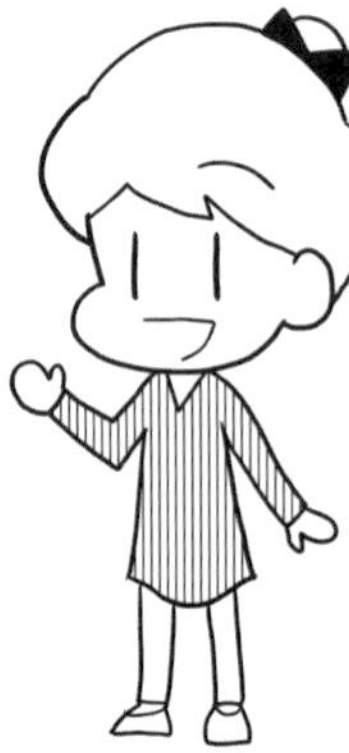

第1章

戒掉網路成癮、電玩成癮

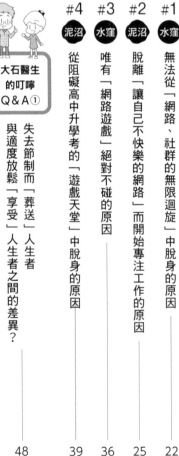

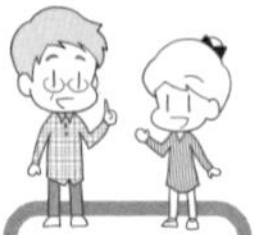

第2章

戒掉酒癮、暴飲暴食

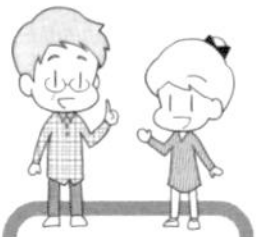

第3章

戒掉購物成癮、賭博成癮

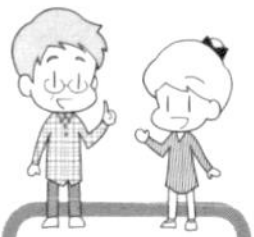

第4章

逃離黑心企業、戀愛成癮、毒親

登場人物介紹

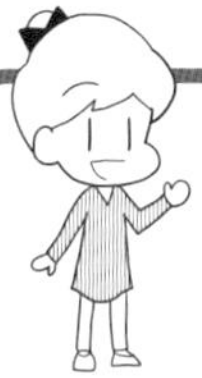

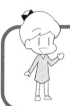

汐街可奈

插畫家。
輕度網路成癮。
曾有因為無法辭掉黑心企業的工作，而差點自殺的經驗。

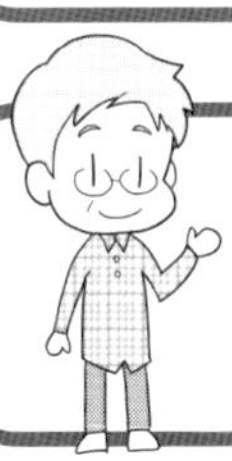

大石醫生

專治成癮症的精神科醫院院長。
治療形形色色的成癮症患者超過二十八年。

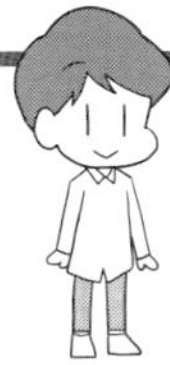

責任編輯A

本書的責任編輯。
因為某天發現自己連上廁所都要帶著手機而感到噁心，
進而開始調查成癮症。

擺脫「輕度成癮狀態」的人們

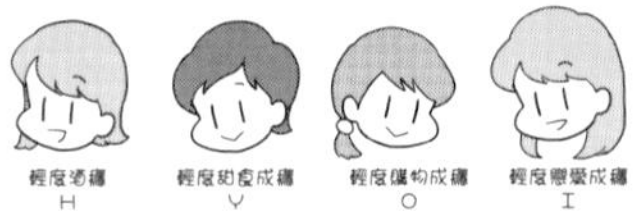
輕度酒癮
H
輕度甜食成癮
Y
輕度購物成癮
O
輕度戀愛成癮
I

成癮徵狀還不至於對社會生活產生阻礙。
只需要開始改變的契機，就有機會靠自己的力量
從輕度成癮狀態中脫身。

從「重度成癮症」脫身的人們

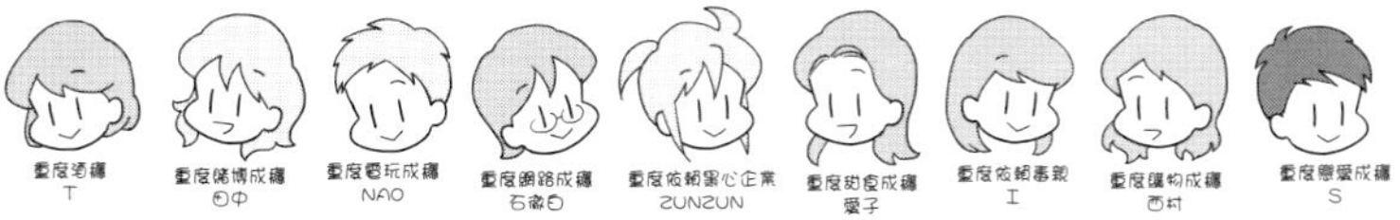
重度酒癮
T
重度賭博成癮
田中
重度電玩成癮
NAO
重度網路成癮
石徹白
重度依賴黑心企業
ZUNZUN
重度甜食成癮
愛子
重度依賴毒親
I
重度購物成癮
西村
重度戀愛成癮
S

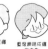

重度成癮症的徵狀已經對社會生活形成了阻礙。
一旦深陷成癮的泥沼，要脫身就得耗費相當多時間與心力。

第1章

戒掉
網路成癮、
電玩成癮

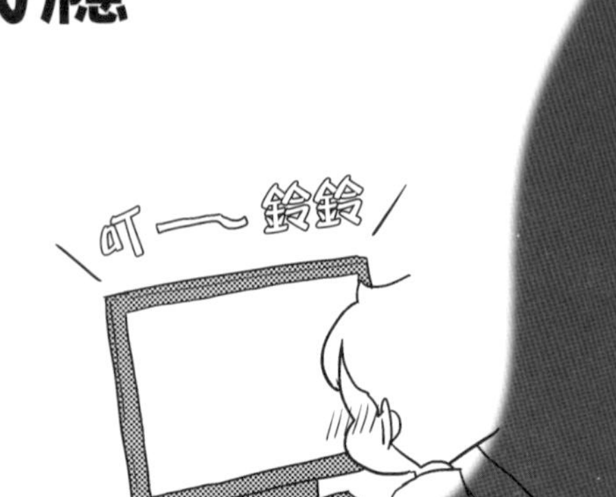

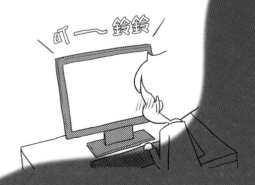

#1 #2
從 **網路成癮** 水窪、泥沼 脫身者的經驗談

#3 #4
從 **電玩成癮** 水窪、泥沼 脫身者的經驗談

研究報告顯示，網路成癮者的腦部，和酒癮、濫用藥物的患者，擁有相同程度的損傷。

雖然不至於被確診為患病，但每每開啟網路，就又會在不知不覺中過了一個小時…有這種經驗的人想必不在少數。

這一章要談的是漫無目的地在網路、社群網站、電玩上浪費時間，終於成功轉而將時間投入對自己真正重要事物（工作或學業）的人的經驗談。

正因為網路對於現代生活不可或缺，就更有必要重新檢視網路的使用方式。

#1 水窪
無法從「網路、社群的無限迴旋」中脫身的原因

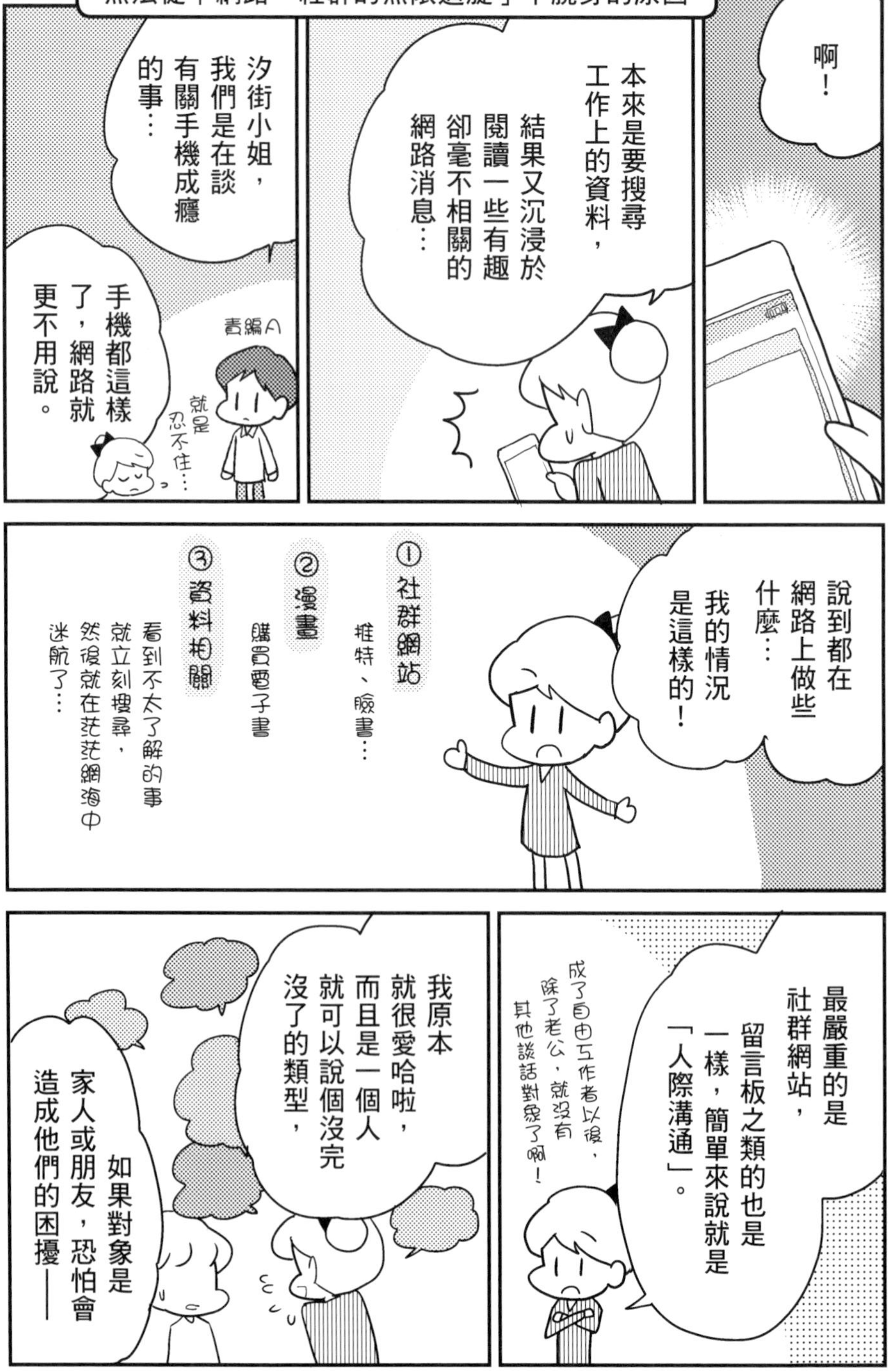
啊！
本來是要搜尋工作上的資料，
結果又沉浸於閱讀一些有趣卻毫不相關的網路消息…
汐街小姐，我們是在談有關手機成癮的事…
責編A
就是忍不住…
手機都這樣了，網路就更不用說。
說到都在網路上做些什麼…
我的情況是這樣的！
①社群網站
推特、臉書…
②漫畫
購買電子書
③資料相關
看到不太了解的事就立刻搜尋，然後就在茫茫網海中迷航了…
最嚴重的是社群網站，
留言板之類的也是一樣，簡單來說就是「人際溝通」。
成了自由工作者以後，除了老公，就沒有其他談話對象了啊！
我原本就很愛哈啦，而且是一個人就可以說個沒完沒了的類型，
如果對象是家人或朋友，恐怕會造成他們的困擾——

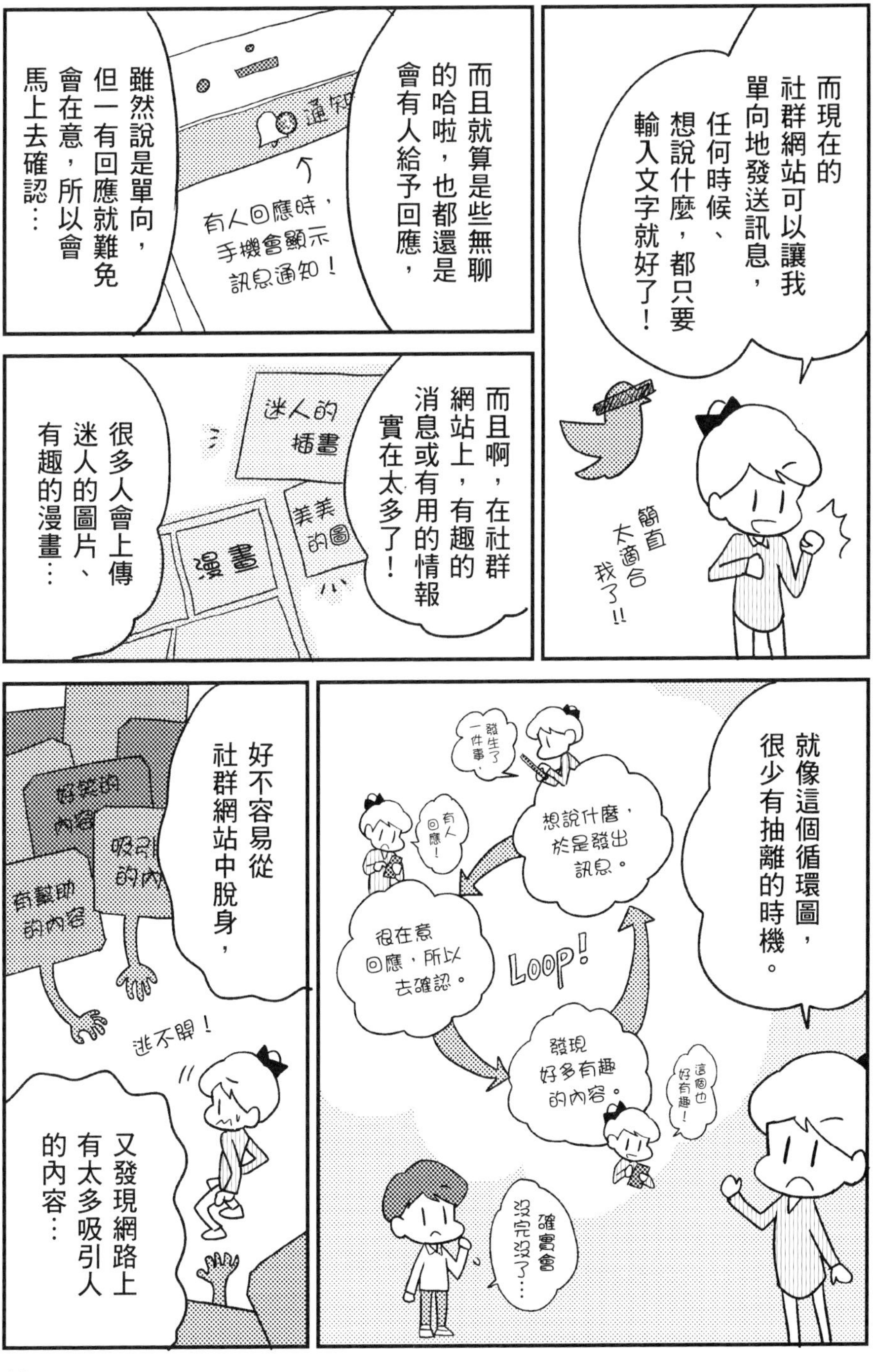
而現在的
社群網站可以讓我
單向地發送訊息，
任何時候、
想說什麼，都只要
輸入文字就好了！
簡直太適合我了!!
而且就算是些無聊的哈啦，也都還是會有人給予回應，
通知
有人回應時，手機會顯示訊息通知！
雖然說是單向，但一有回應就難免會在意，所以會馬上去確認…
而且啊，在社群網站上，有趣的消息或有用的情報實在太多了！
迷人的插畫
美美的圖
漫畫
很多人會上傳迷人的圖片、有趣的漫畫…
就像這個循環圖，很少有抽離的時機。
發生了一件事、
想說什麼，於是發出訊息。
有人回應！
很在意回應，所以去確認。
LOOP!
發現好多有趣的內容。
這個也好有趣！
確實會沒完沒了…
好不容易從社群網站中脫身，
好笑的內容
吸引人的內容
有幫助的內容
逃不開！
又發現網路上有太多吸引人的內容…

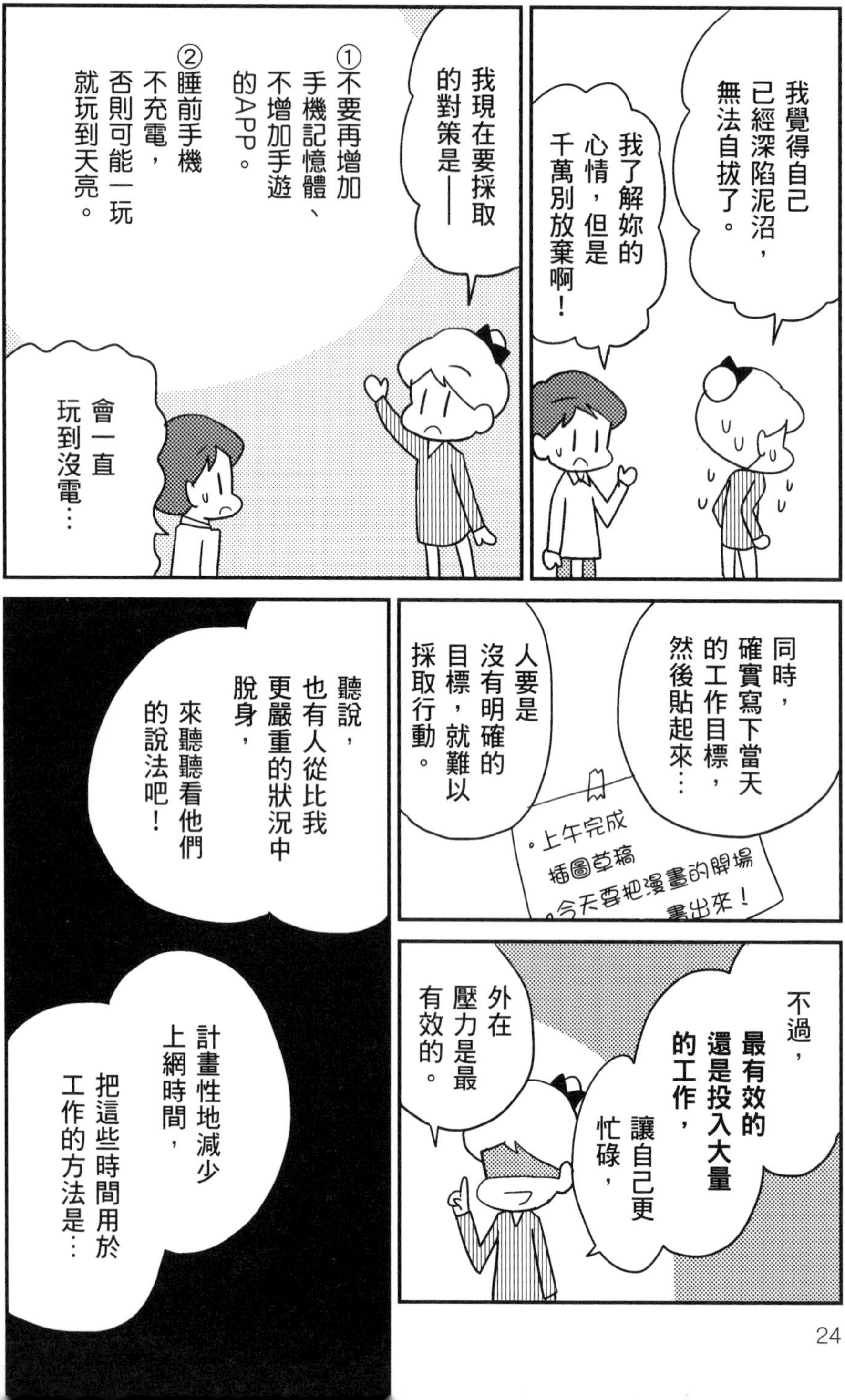
我覺得自己已經深陷泥沼，無法自拔了。
我了解妳的心情，但是千萬別放棄啊！
我現在要採取的對策是——
①不要再增加手機記憶體、不增加手遊的APP。
②睡前手機不充電，否則可能一玩就玩到天亮。
會一直玩到沒電…
同時，確實寫下當天的工作目標，然後貼起來…
人要是沒有明確的目標，就難以採取行動。
・上午完成插圖草稿
今天要把漫畫的開場畫出來！
不過，最有效的還是投入大量的工作，
讓自己更忙碌，
外在壓力是最有效的。
聽說，也有人從比我更嚴重的狀況中脫身，
來聽聽看他們的說法吧！
計畫性地減少上網時間，
把這些時間用於工作的方法是…

#2 泥沼

脫離「讓自己不快樂的網路」而開始專注工作的原因

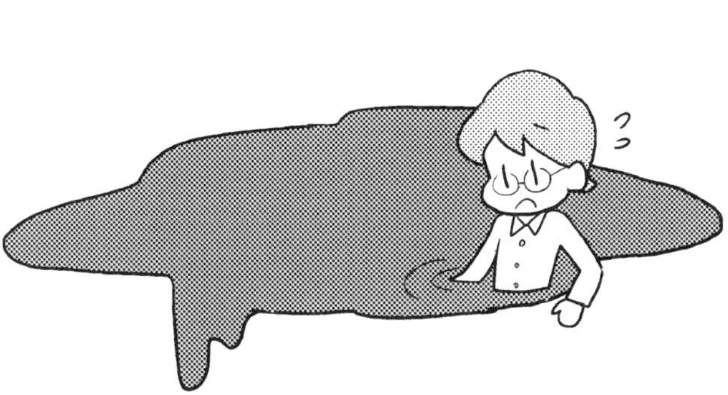

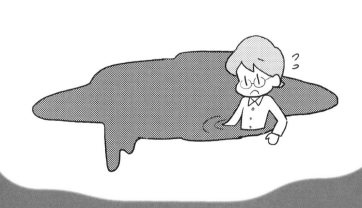

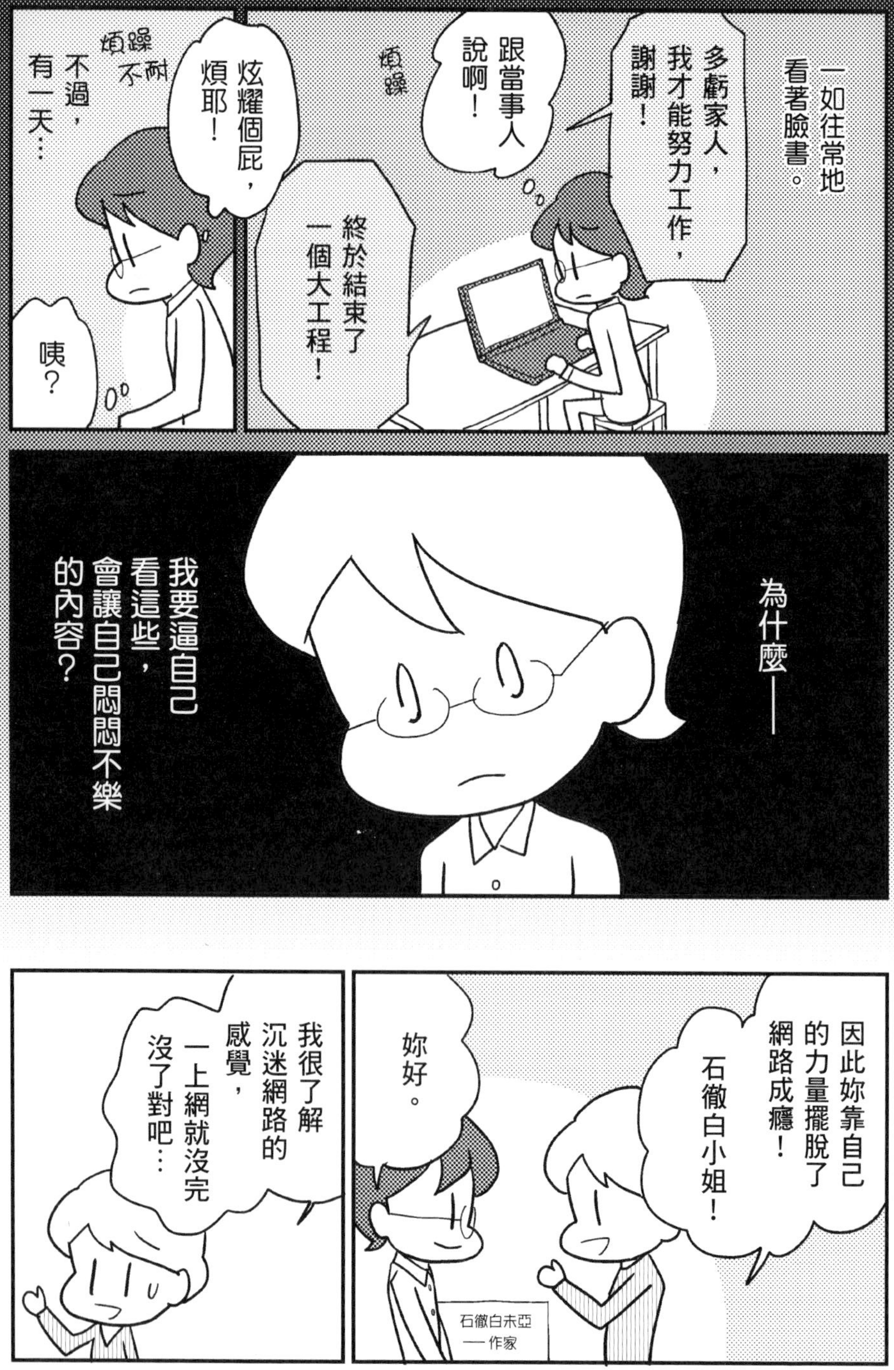
一如往常地看著臉書。
多虧家人，我才能努力工作，謝謝！
跟當事人說啊！
煩躁
終於結束了一個大工程！
炫耀個屁，煩耶！
煩躁 不耐
不過，有一天…
咦？
為什麼——
我要逼自己看這些，會讓自己悶悶不樂的內容？
因此妳靠自己的力量擺脫了網路成癮！石徹白小姐！
妳好。
石徹白未亞
— 作家
我很了解沉迷網路的感覺，一上網就沒完沒了對吧…

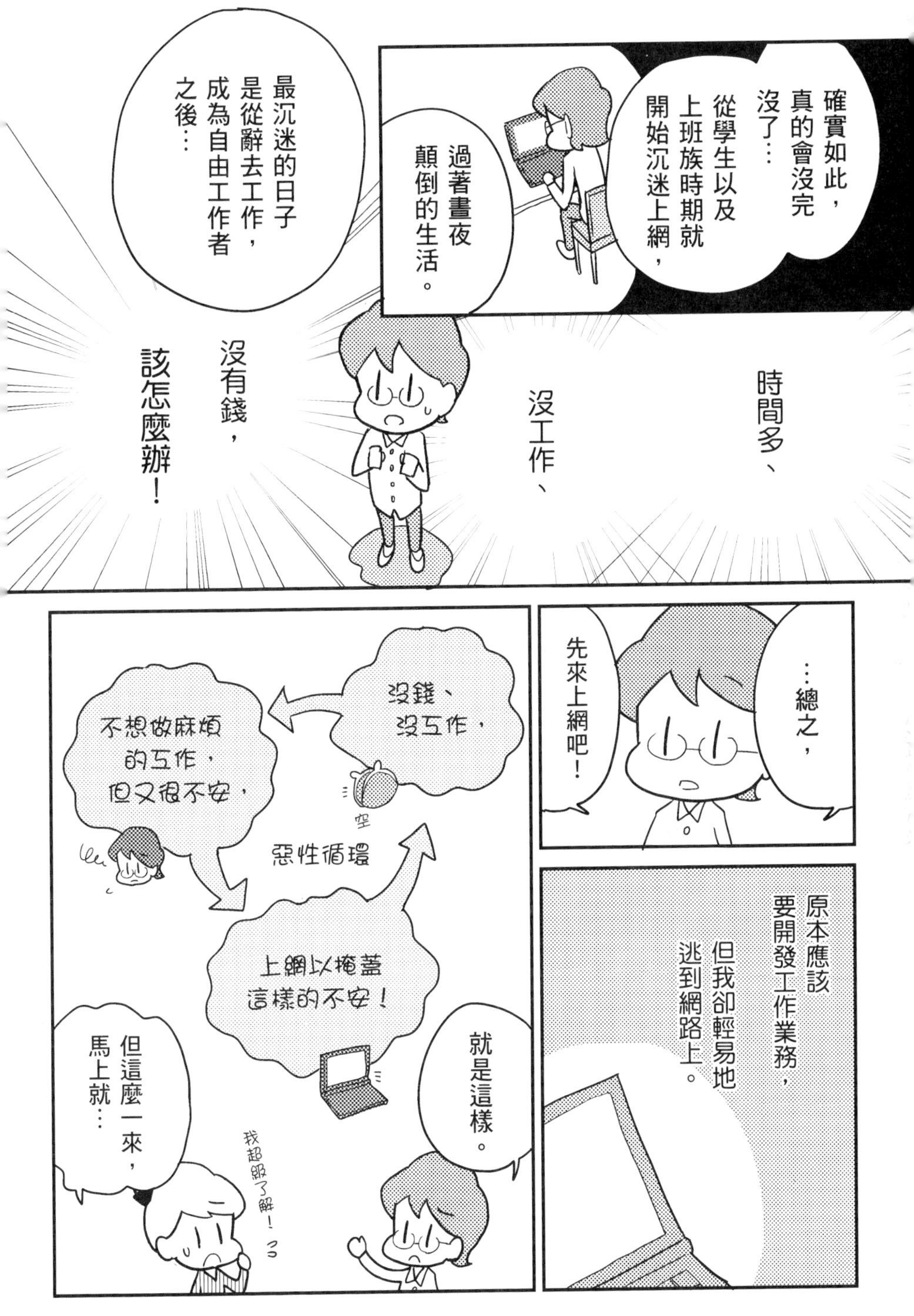
確實如此，真的會沒完沒了…
從學生以及上班族時期就開始沉迷上網，
過著晝夜顛倒的生活。
最沉迷的日子是從辭去工作，成為自由工作者之後…
時間多、
沒工作、
沒有錢，
該怎麼辦！
…總之，
先來上網吧！
原本應該要開發工作業務，
但我卻輕易地逃到網路上。
沒錢、沒工作，
空
不想做麻煩的工作，但又很不安，
惡性循環
上網以掩蓋這樣的不安！
就是這樣。
我超級了解！
但這麼一來，馬上就…

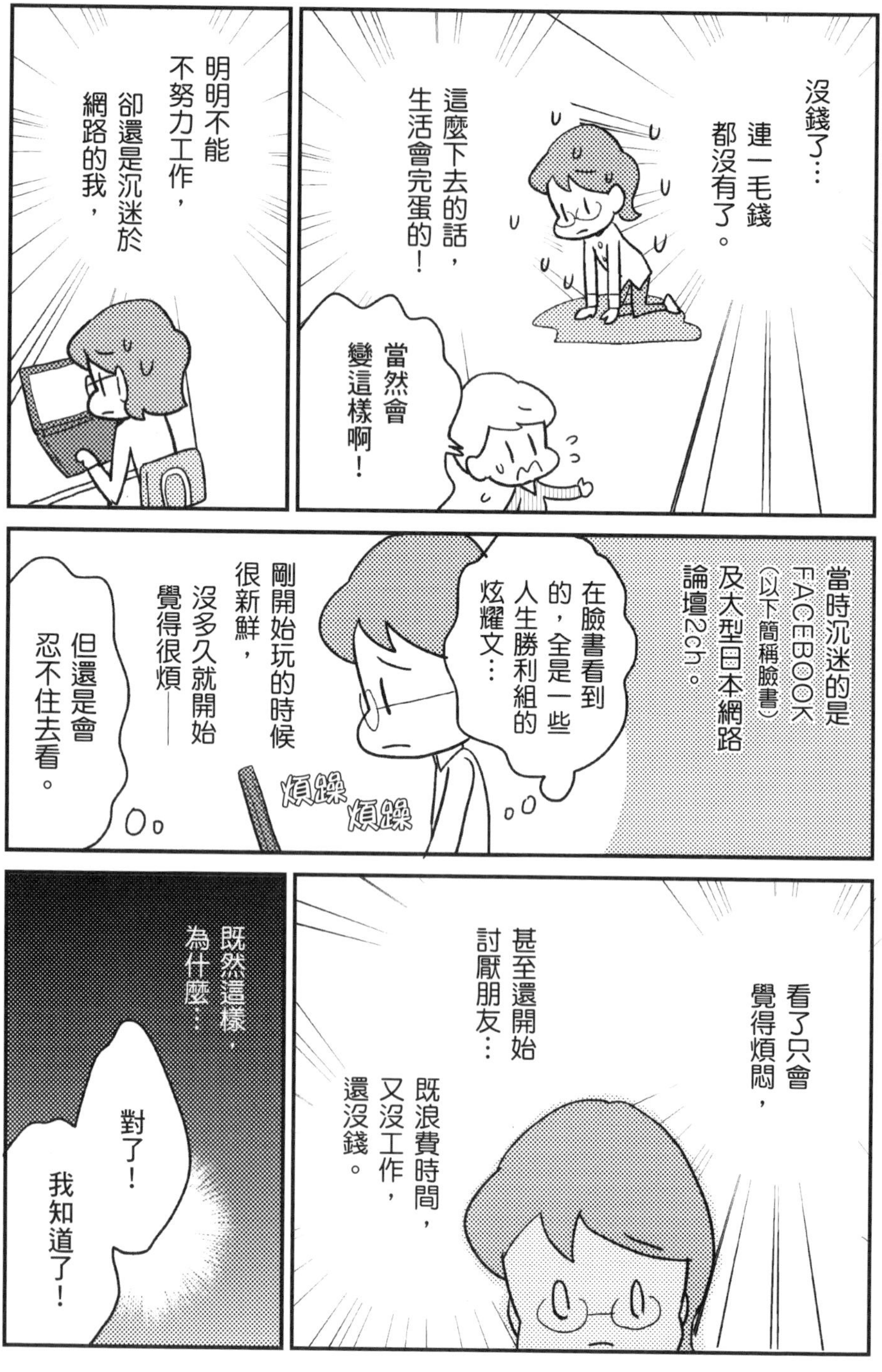
沒錢了…
連一毛錢都沒有了。
這麼下去的話，生活會完蛋的！
當然會變這樣啊！
明明不能不努力工作，卻還是沉迷於網路的我，
當時沉迷的是FACEBOOK（以下簡稱臉書）及大型日本網路論壇2ch。
在臉書看到的，全是一些人生勝利組的炫耀文…
剛開始玩的時候很新鮮，沒多久就開始覺得很煩——
煩躁煩躁
但還是會忍不住去看。
看了只會覺得煩悶，
甚至還開始討厭朋友…
既浪費時間，又沒工作，還沒錢。
既然這樣，為什麼…
對了！
我知道了！

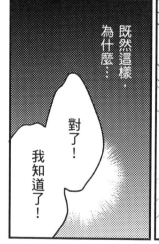

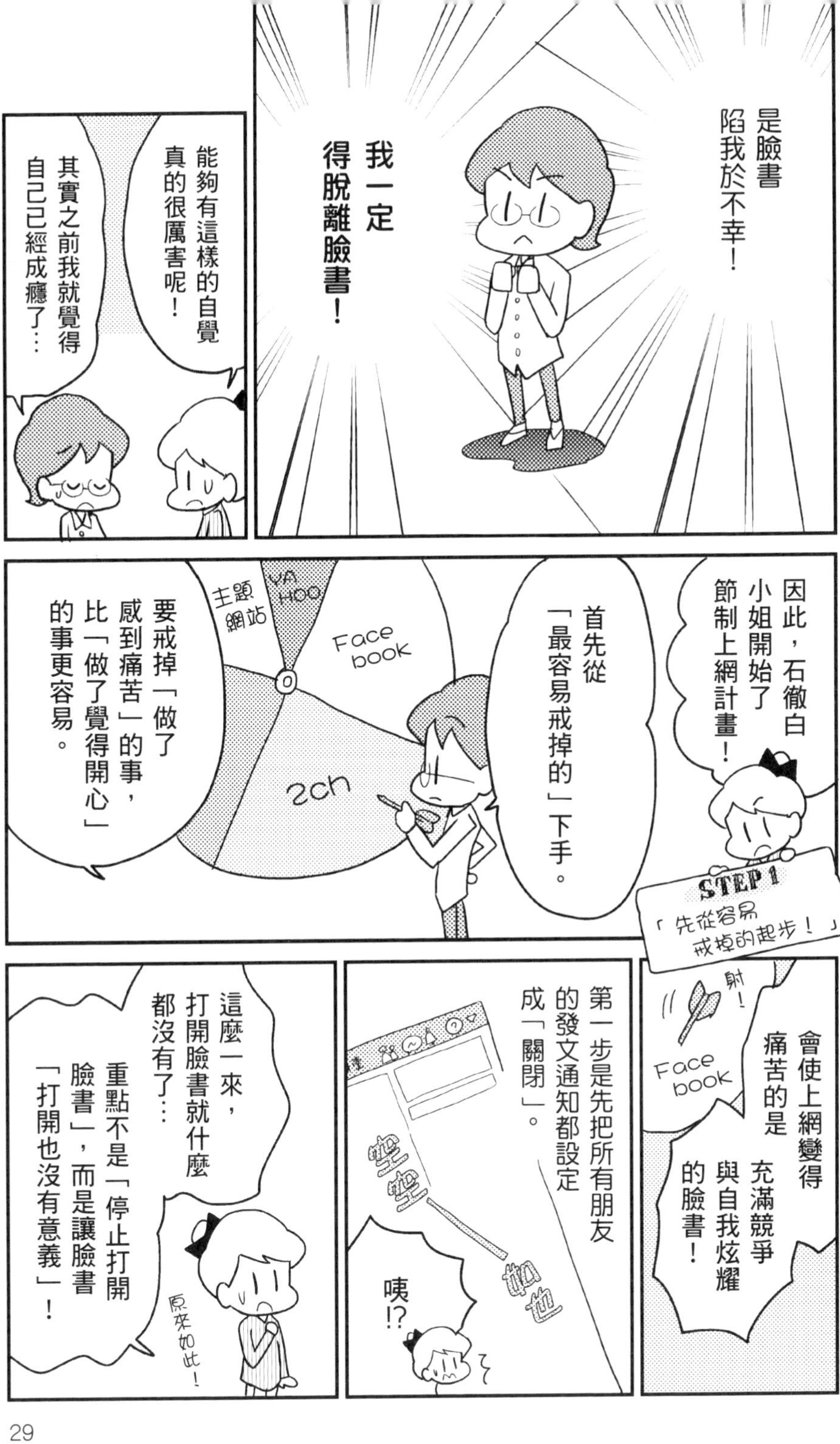
是臉書陷我於不幸！
我一定得脫離臉書！
能夠有這樣的自覺真的很厲害呢！
其實之前我就覺得自己已經成癮了…
因此，石徹白小姐開始了節制上網計畫！
首先從「最容易戒掉的」下手。
Face book
YAHOO
主題網站
2ch
要戒掉「做了感到痛苦」的事，比「做了覺得開心」的事更容易。
STEP 1
「先從容易戒掉的起步！」
會使上網變得痛苦的是
充滿競爭與自我炫耀的臉書！
Face book
射！
第一步是先把所有朋友的發文通知都設定成「關閉」。
空空
咖也
咦!?
這麼一來，打開臉書就什麼都沒有了…
原來如此！
重點不是「停止打開臉書」，而是讓臉書「打開也沒有意義」！

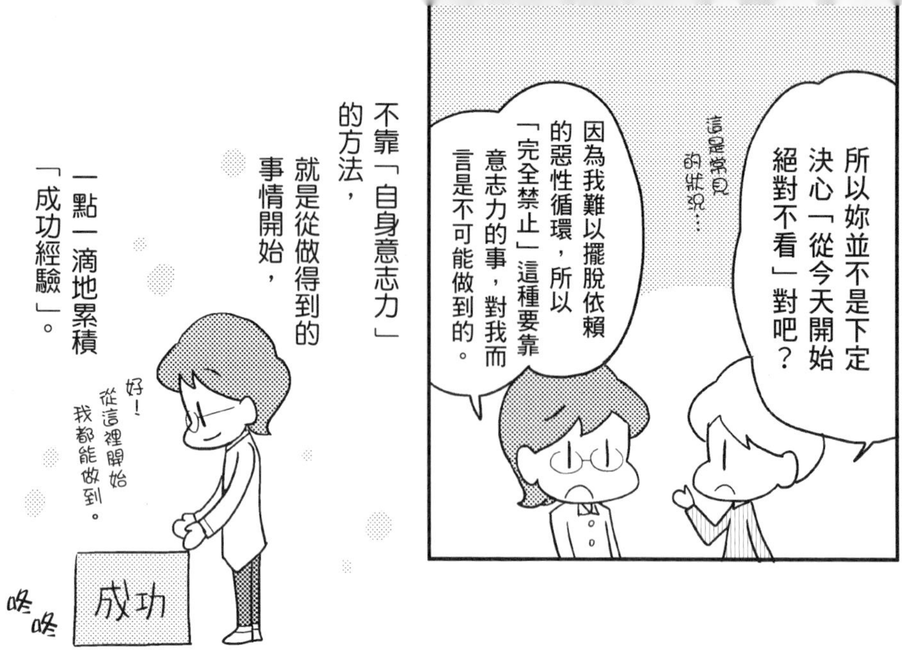
所以妳並不是下定決心「從今天開始絕對不看」對吧？
這是常見的狀況…
因為我難以擺脫依賴的惡性循環，所以「完全禁止」這種要靠意志力的事，對我而言是不可能做到的。
不靠「自身意志力」的方法，
就是從做得到的事情開始，
一點一滴地累積「成功經驗」。
好！從這裡開始我都能做到。
成功
咚咚

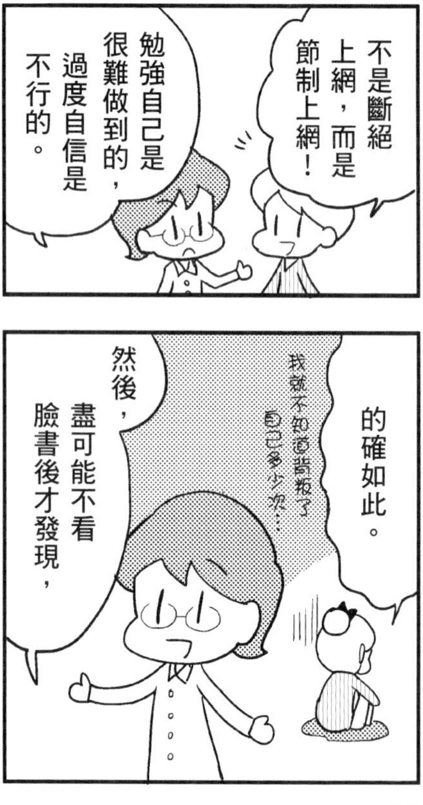
不是斷絕上網，而是節制上網！
勉強自己是很難做到的，過度自信是不行的。
的確如此。
我就不知道背叛了自己多少次…
然後，盡可能不看臉書後才發現，

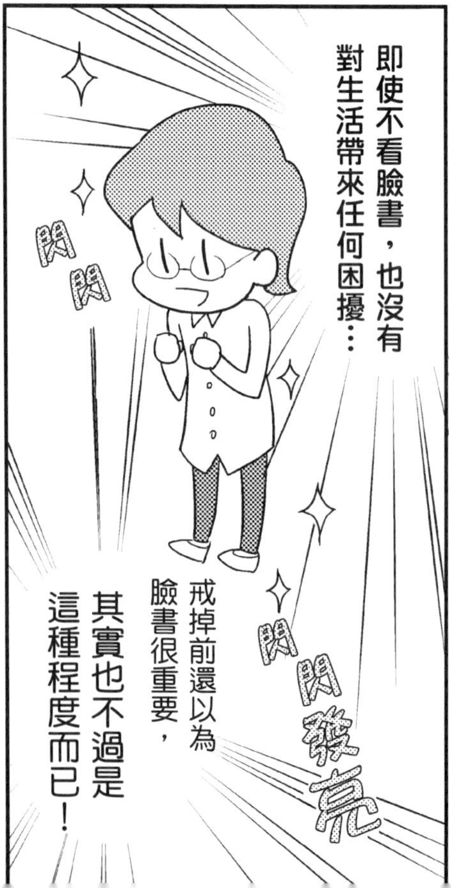
即使不看臉書，也沒有對生活帶來任何困擾…
閃閃
閃閃發亮
戒掉前還以為臉書很重要，
其實也不過是這種程度而已！

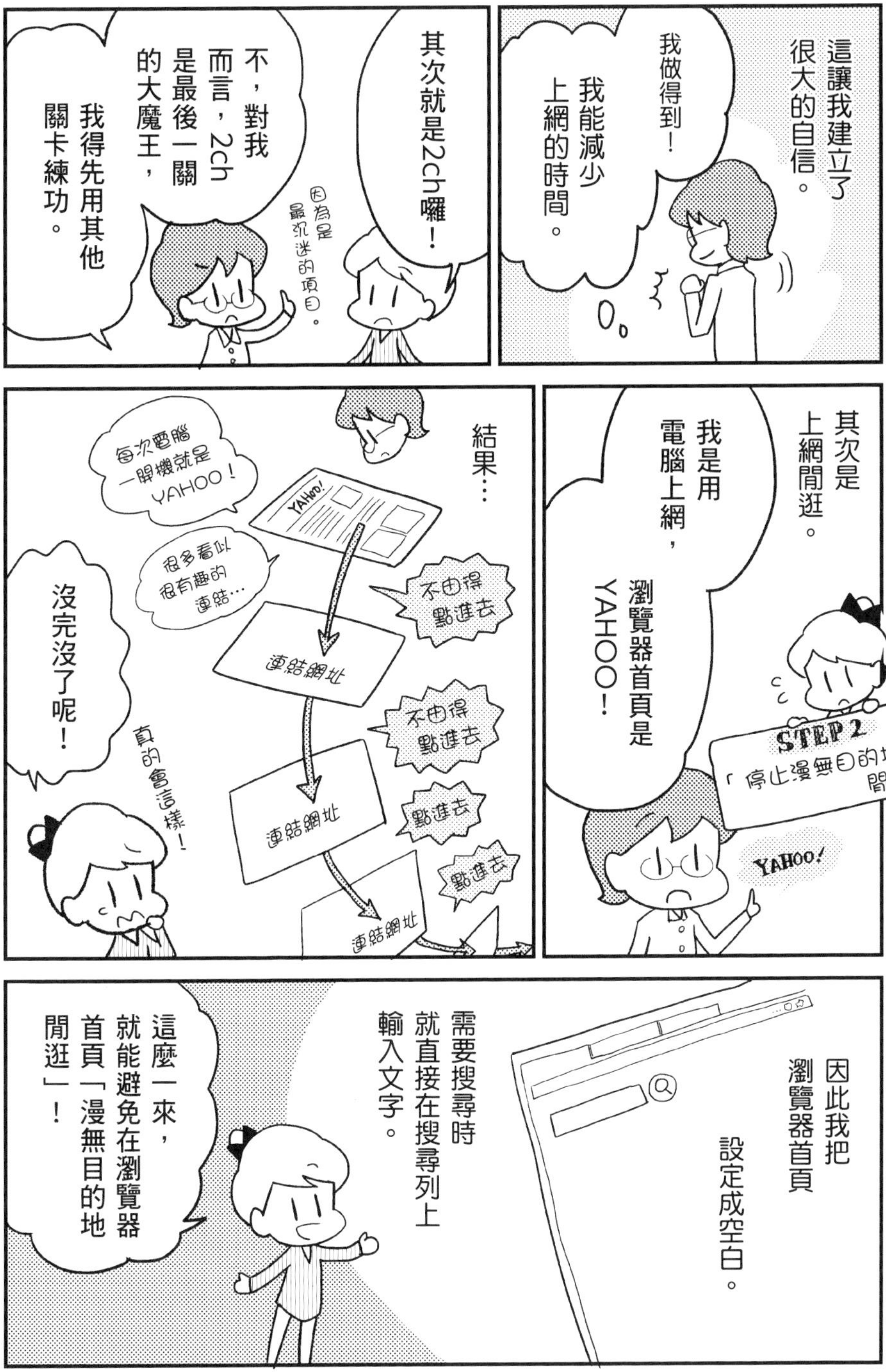
這讓我建立了很大的自信。
我做得到！
我能減少上網的時間。
其次就是2ch囉！
因為是最沉迷的項目。
不，對我而言，2ch是最後一關的大魔王，
我得先用其他關卡練功。
其次是上網閒逛。
我是用電腦上網，瀏覽器首頁是YAHOO！
STEP 2
「停止漫無目的地閒逛」
YAHOO!
結果…
每次電腦一開機就是YAHOO！
YAHOO!
很多看似很有趣的連結…
不由得點進去
連結網址
不由得點進去
連結網址
點進去
點進去
連結網址
沒完沒了呢！
真的會這樣！
因此我把瀏覽器首頁
設定成空白。
需要搜尋時就直接在搜尋列上輸入文字。
這麼一來，就能避免在瀏覽器首頁「漫無目的地閒逛」！

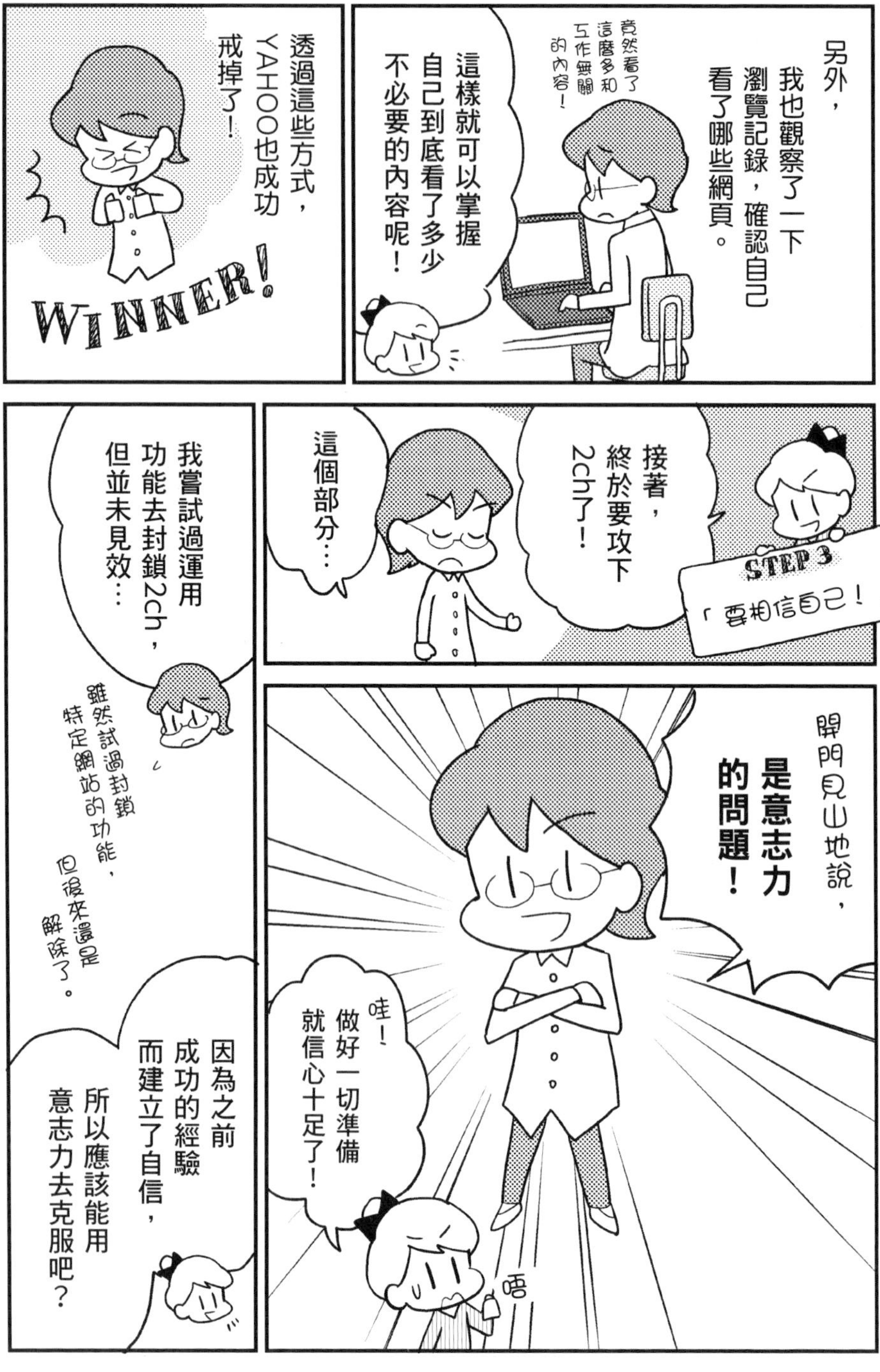
另外，我也觀察了一下瀏覽記錄，確認自己看了哪些網頁。
竟然看了這麼多和工作無關的內容！
這樣就可以掌握自己到底看了多少不必要的內容呢！
透過這些方式，YAHOO也成功戒掉了！
WINNER!
STEP 3
「要相信自己！」
接著，終於要攻下2ch了！
這個部分…
我嘗試過運用功能去封鎖2ch，但並未見效…
雖然試過封鎖特定網站的功能，但後來還是解除了。
因為之前成功的經驗而建立了自信，
所以應該能用意志力去克服吧？
開門見山地說，
是意志力的問題！
哇！做好一切準備就信心十足了！
唔

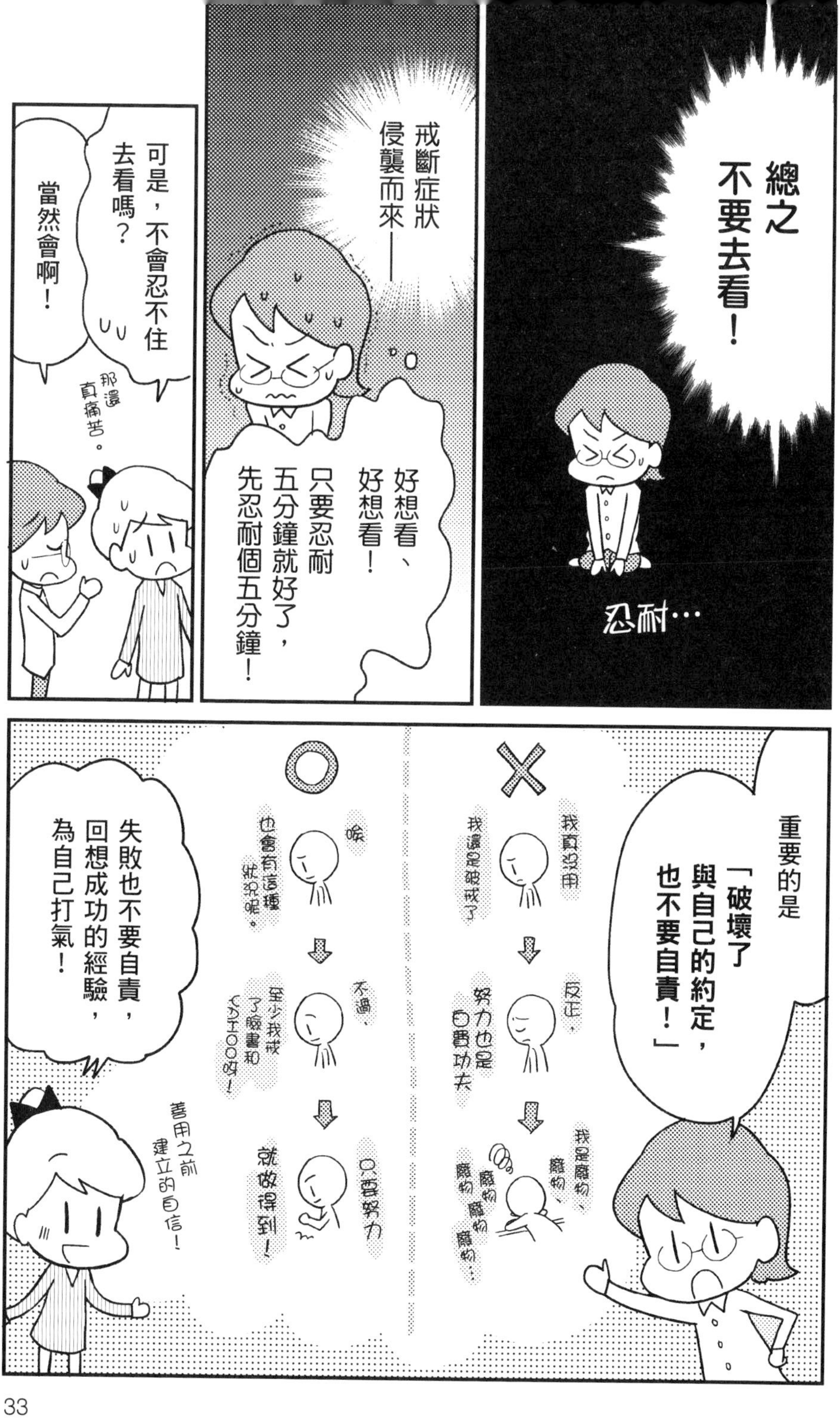

總之
不要去看！
忍耐…
戒斷症狀
侵襲而來──
好想看、
好想看！
只要忍耐
五分鐘就好了，
先忍耐個五分鐘！
可是，不會忍不住
去看嗎？
當然會啊！
那還真痛苦。
重要的是
「破壞了
與自己的約定，
也不要自責！」
我真沒用
我還是破戒了
反正，
努力也是白費功夫
我是廢物、
廢物、
廢物廢物
廢物…
唉
也會有這種狀況呢。
不過，
至少我戒了臉書和YAHOO吶！
只要努力
就做得到！
失敗也不要自責，
回想成功的經驗，
為自己打氣！
善用之前建立的自信！

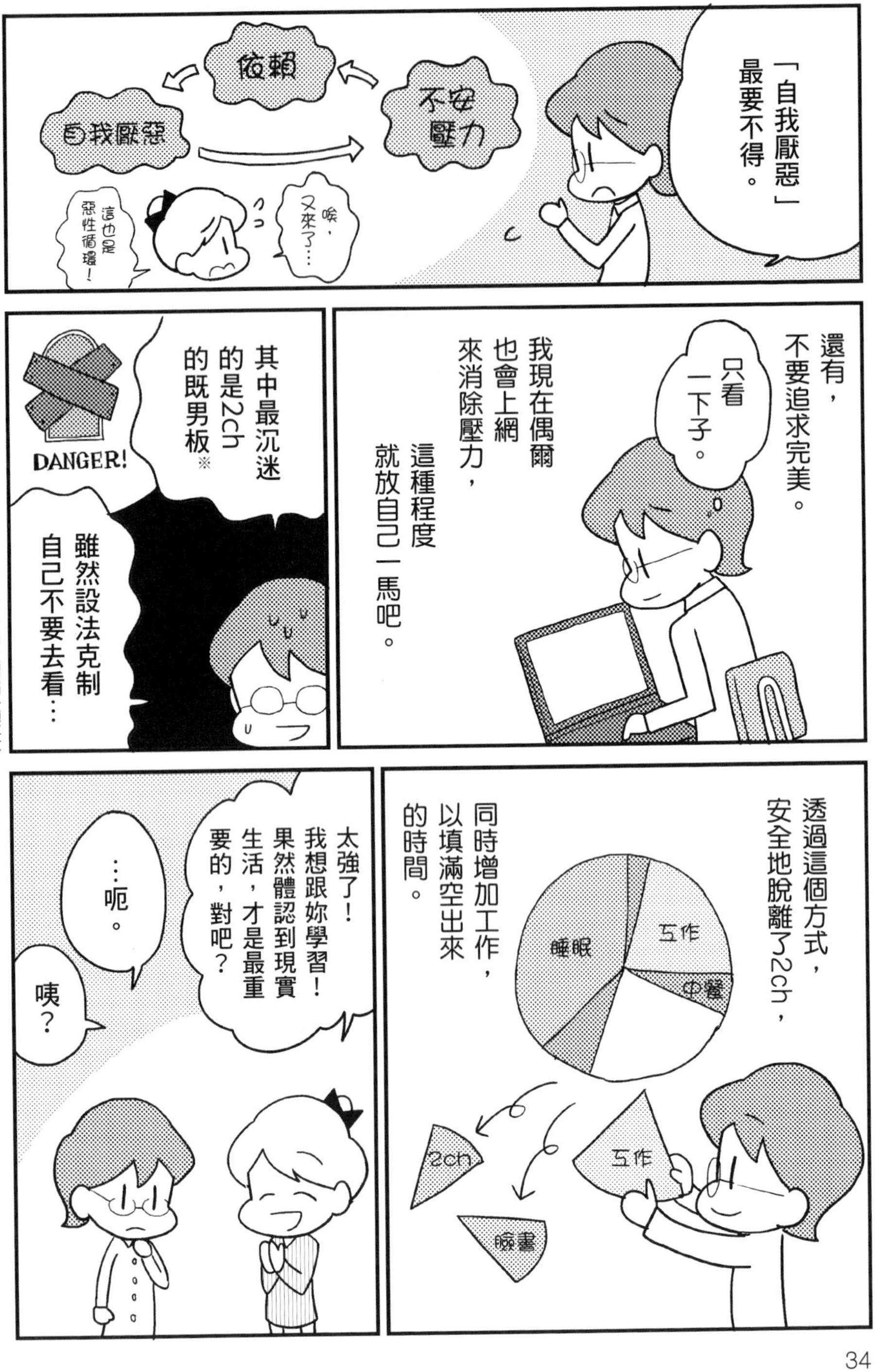

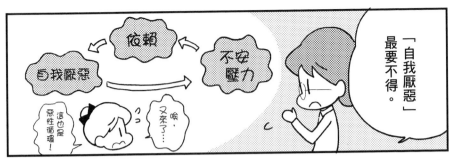

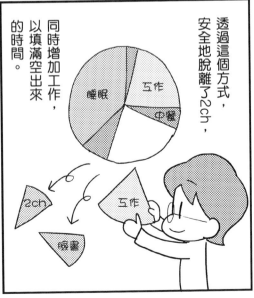

「自我厭惡」最要不得。
依賴
不安壓力
自我厭惡
唉，又來了……
這也是惡性循環！
還有，不要追求完美。
只看一下子。
我現在偶爾也會上網來消除壓力，
這種程度就放自己一馬吧。
其中最沉迷的是2ch的既男板※
DANGER!
雖然設法克制自己不要去看…
透過這個方式，安全地脫離了2ch，
同時增加工作，以填滿空出來的時間。
工作
中餐
睡眠
2ch
工作
臉書
太強了！我想跟妳學習！果然體認到現實生活，才是最重要的，對吧？
…呃。
咦？

※已婚男性板（網路論壇的分類之一）

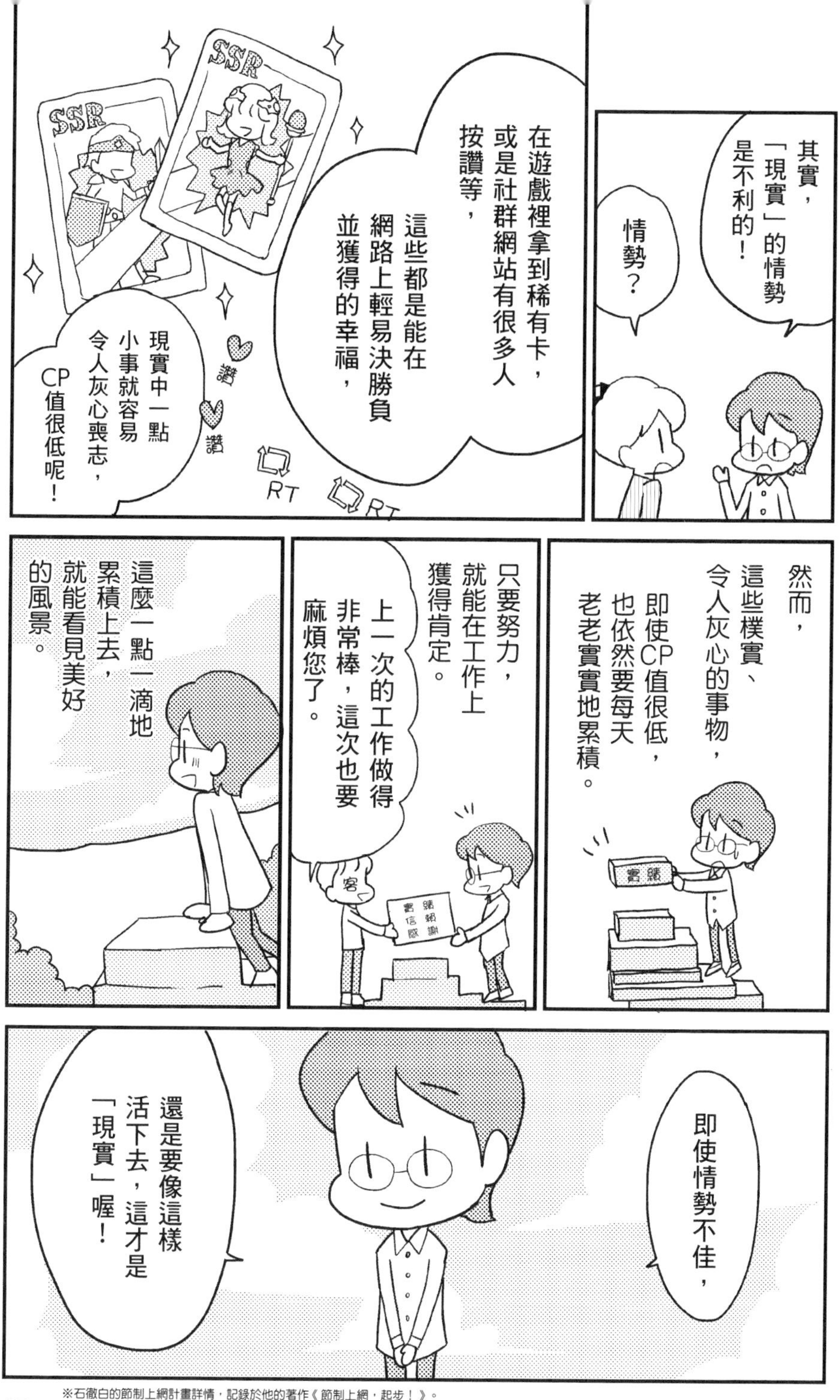

其實，「現實」的情勢是不利的！
情勢？
在遊戲裡拿到稀有卡，或是社群網站有很多人按讚等，
這些都是能在網路上輕易決勝負並獲得的幸福，
現實中一點小事就容易令人灰心喪志，CP值很低呢！
SSR
SSR
讚
讚
RT
RT
然而，這些樸實、令人灰心的事物，即使CP值很低，也依然要每天老老實實地累積。
書籍
只要努力，就能在工作上獲得肯定。
上一次的工作做得非常棒，這次也要麻煩您了。
客
書籍 信賴 感謝
這麼一點一滴地累積上去，就能看見美好的風景。
即使情勢不佳，
還是要像這樣活下去，這才是「現實」喔！

※石徹白的節制上網計畫詳情，記錄於他的著作《節制上網，起步！》。

#3 水窪

唯有「網路遊戲」絕對不碰的原因

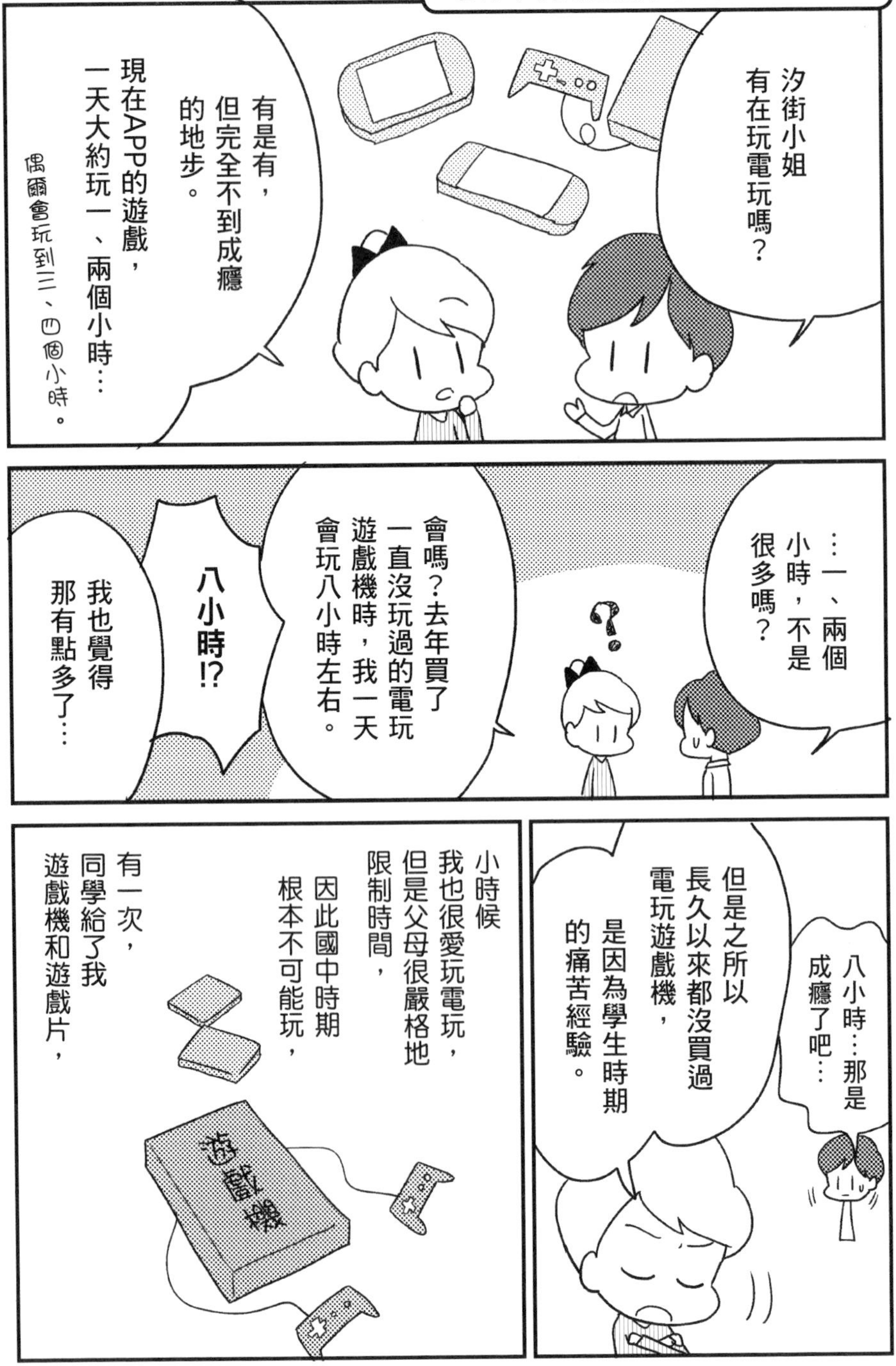
汐街小姐有在玩電玩嗎？
有是有，但完全不到成癮的地步。
現在APP的遊戲，一天大約玩一、兩個小時…
偶爾會玩到三、四個小時。
…一、兩個小時，不是很多嗎？
會嗎？去年買了一直沒玩過的電玩遊戲機時，我一天會玩八小時左右。
八小時!?
我也覺得那有點多了…
八小時…那是成癮了吧…
但是之所以長久以來都沒買過電玩遊戲機，
是因為學生時期的痛苦經驗。
小時候我也很愛玩電玩，但是父母很嚴格地限制時間，
因此國中時期根本不可能玩，
有一次，同學給了我遊戲機和遊戲片，
遊戲機

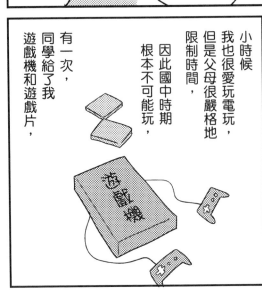

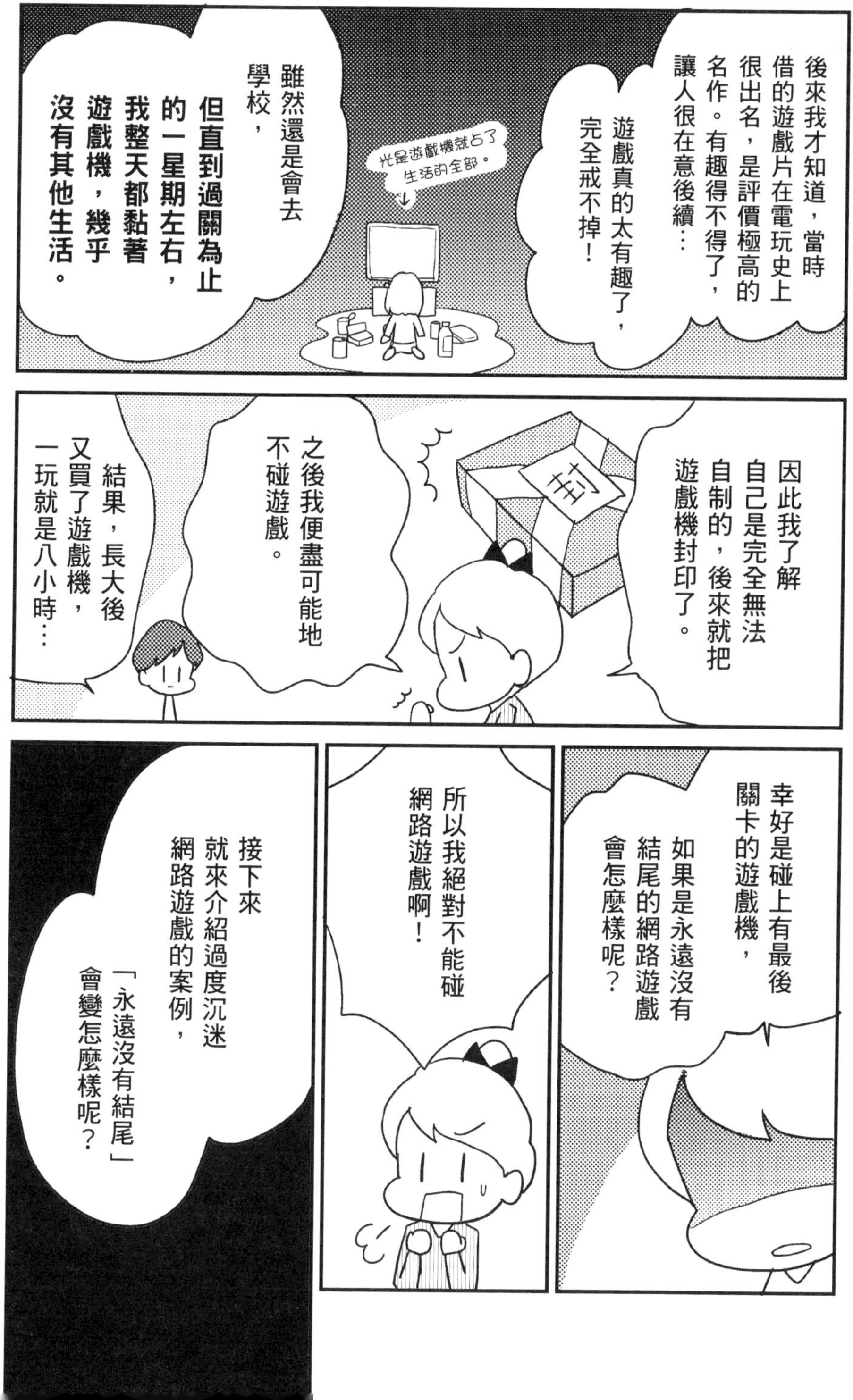
後來我才知道，當時借的遊戲片在電玩史上很出名，是評價極高的名作。有趣得不得了，讓人很在意後續…
遊戲真的太有趣了，完全戒不掉！
光是遊戲機就占了生活的全部。
雖然還是會去學校，
但直到過關為止的一星期左右，我整天都黏著遊戲機，幾乎沒有其他生活。
因此我了解自己是完全無法自制的，後來就把遊戲機封印了。
封
之後我便盡可能地不碰遊戲。
結果，長大後又買了遊戲機，一玩就是八小時…
幸好是碰上有最後關卡的遊戲機，
如果是永遠沒有結尾的網路遊戲會怎麼樣呢？
所以我絕對不能碰網路遊戲啊！
接下來就來介紹過度沉迷網路遊戲的案例，
「永遠沒有結尾」會變怎麼樣呢？

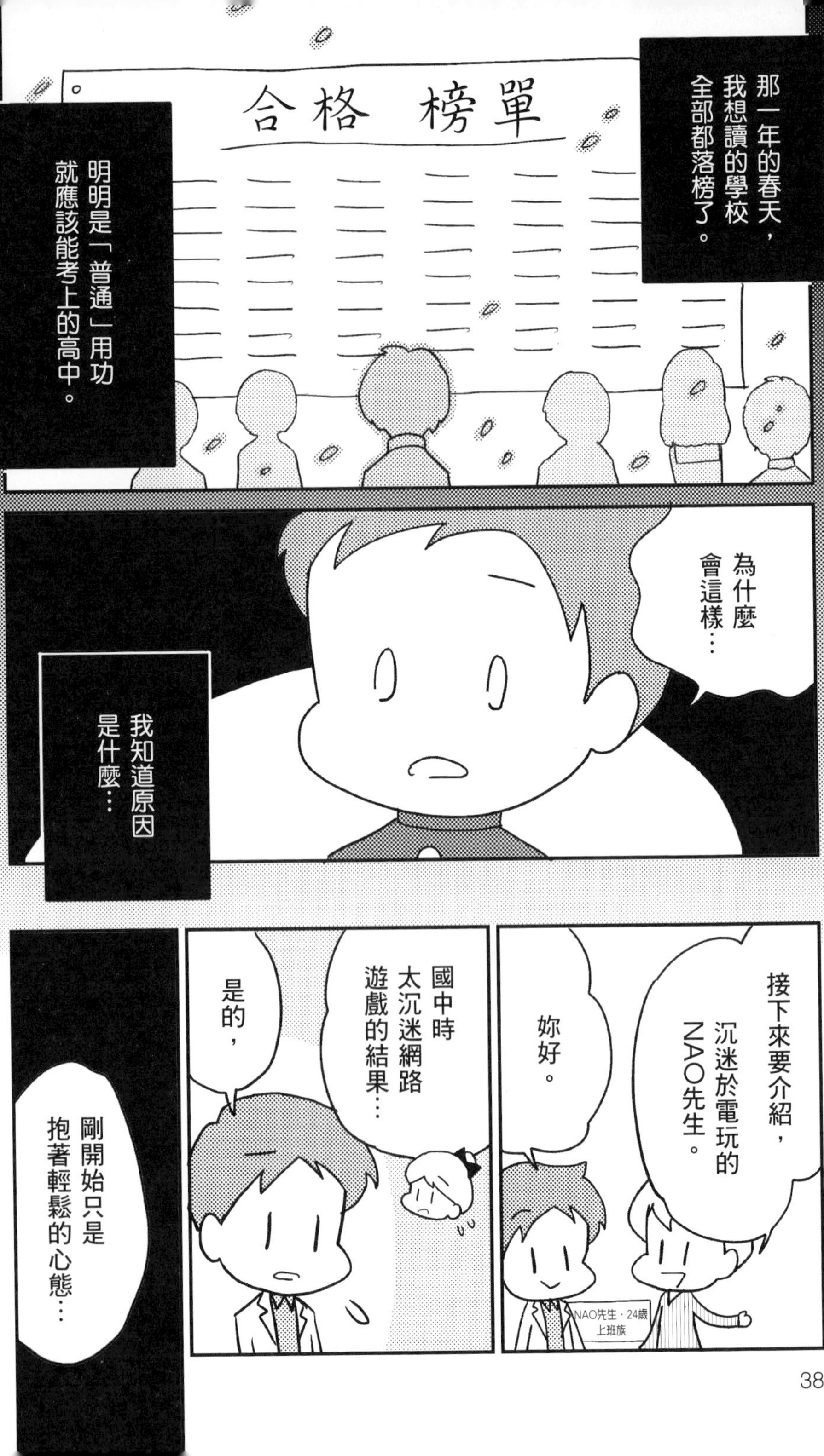
那一年的春天，我想讀的學校全部都落榜了。
合格　榜單
明明是「普通」用功就應該能考上的高中。
為什麼會這樣…
我知道原因是什麼…
接下來要介紹，沉迷於電玩的NAO先生。
妳好。
NAO先生．24歲
上班族
國中時太沉迷網路遊戲的結果…
是的，
剛開始只是抱著輕鬆的心態…

#4 泥沼

從阻礙高中升學考的「遊戲天堂」中脫身的原因

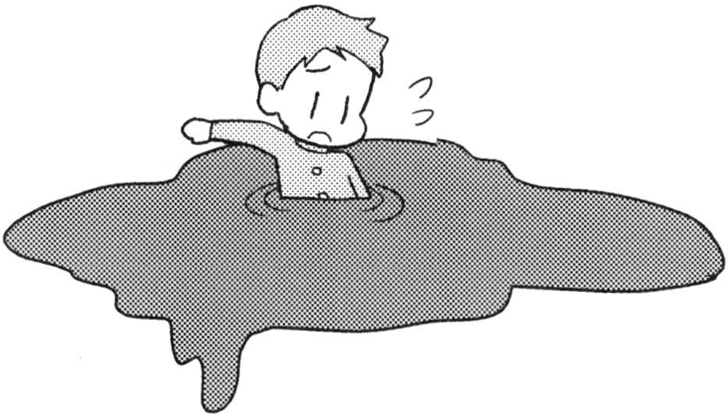

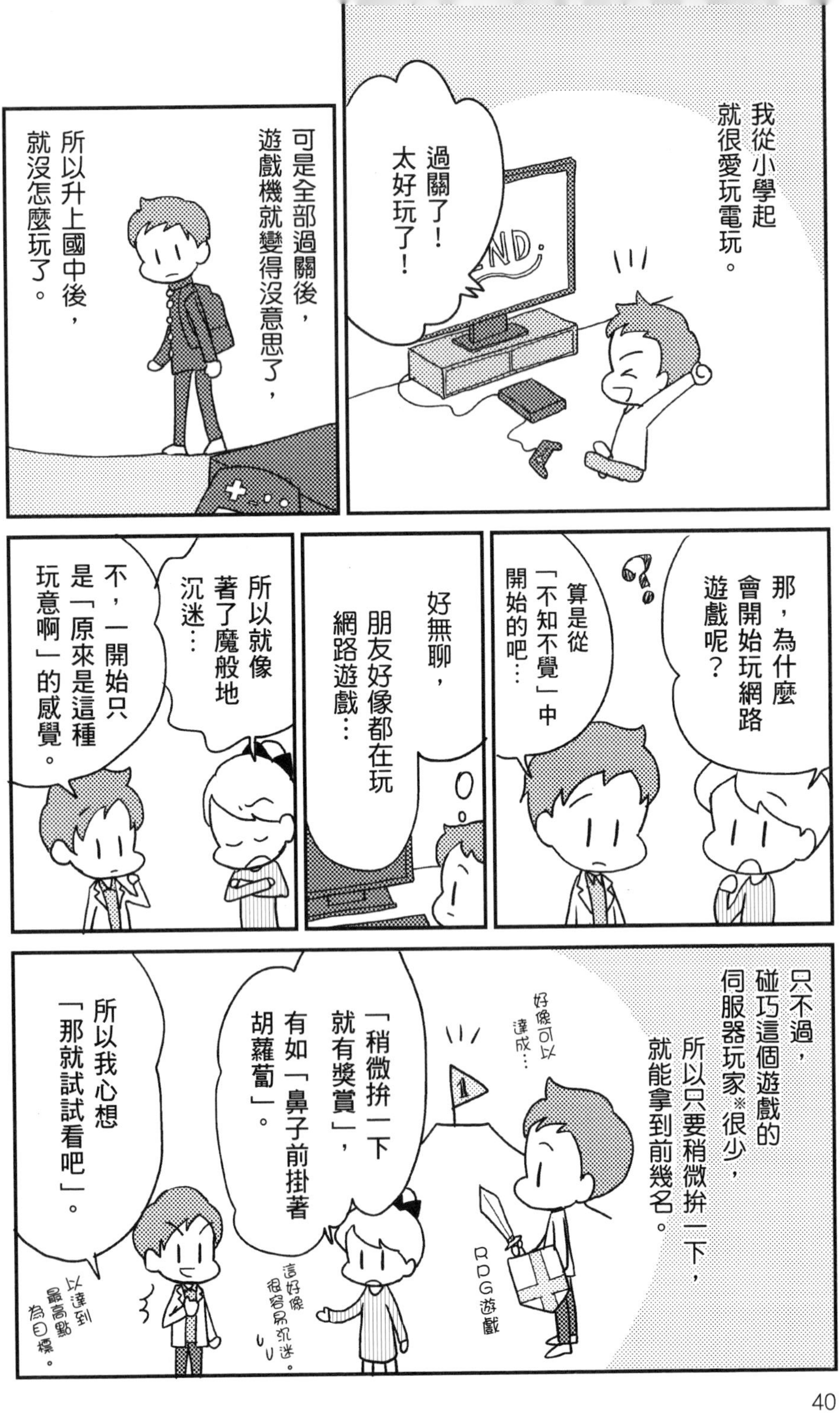
我從小學起就很愛玩電玩。
過關了！太好玩了！
可是全部過關後，遊戲機就變得沒意思了，
所以升上國中後，就沒怎麼玩了。
那，為什麼會開始玩網路遊戲呢？
算是從「不知不覺」中開始的吧…
好無聊，朋友好像都在玩網路遊戲…
所以就像著了魔般地沉迷…
不，一開始只是「原來是這種玩意啊」的感覺。
只不過，碰巧這個遊戲的伺服器玩家※很少，所以只要稍微拚一下，就能拿到前幾名。
好像可以達成…
RPG遊戲
「稍微拚一下就有獎賞」，有如「鼻子前掛著胡蘿蔔」。
這好像很容易沉迷。
所以我心想「那就試試看吧」。
以達到最高點為目標。

※網路遊戲的伺服器端以伺服器區分不同世界。

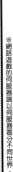

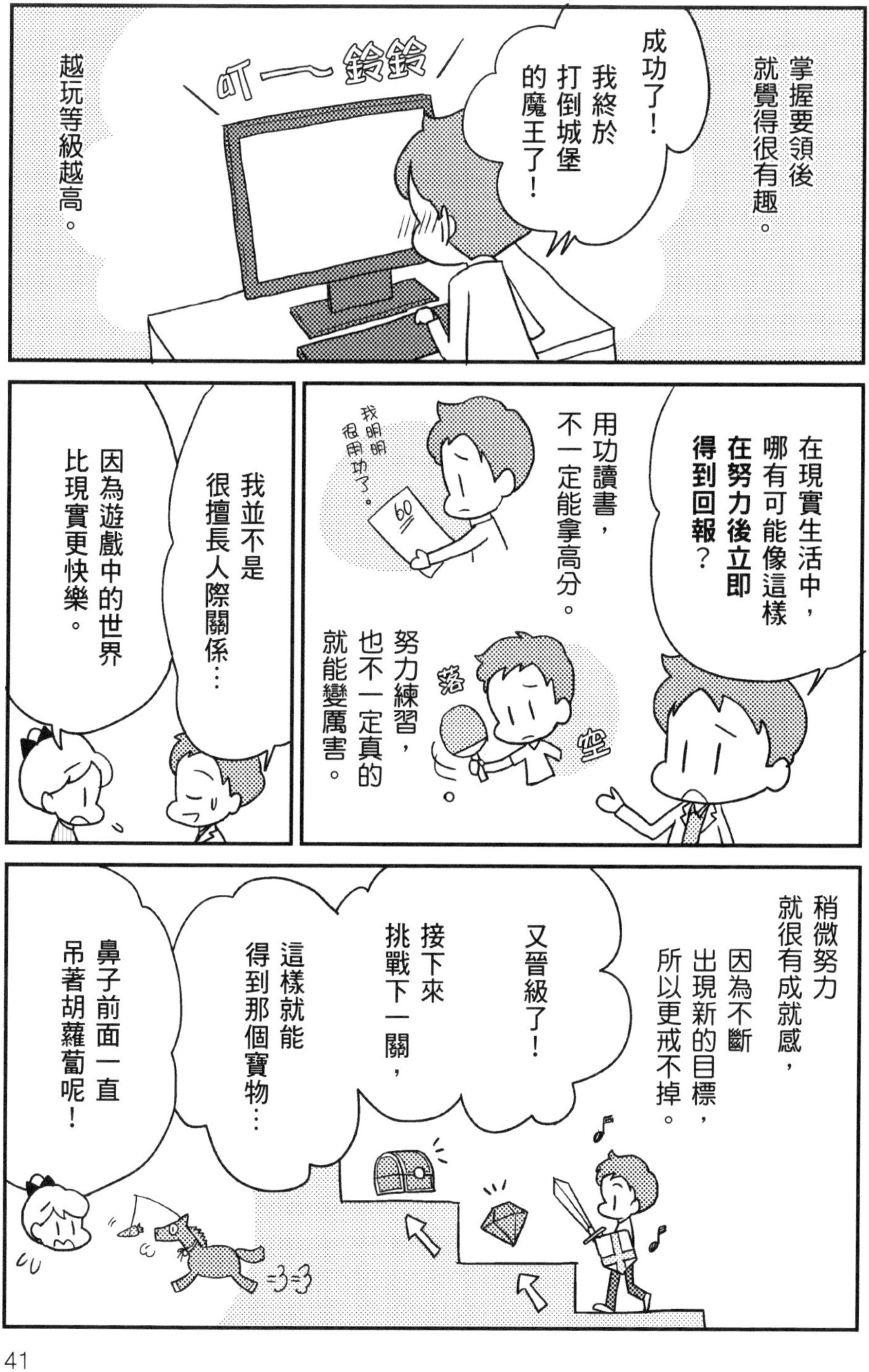
掌握要領後
就覺得很有趣。
成功了！
我終於
打倒城堡
的魔王了！
叮一 鈴鈴
越玩等級越高。
在現實生活中，
哪有可能像這樣
在努力後立即
得到回報？
用功讀書，
不一定能拿高分。
我明明
很用功了。
努力練習，
也不一定真的
就能變厲害。
落
空
我並不是
很擅長人際關係…
因為遊戲中的世界
比現實更快樂。
稍微努力
就很有成就感，
因為不斷
出現新的目標，
所以更戒不掉。
又晉級了！
接下來
挑戰下一關，
這樣就能
得到那個寶物…
鼻子前面一直
吊著胡蘿蔔呢！

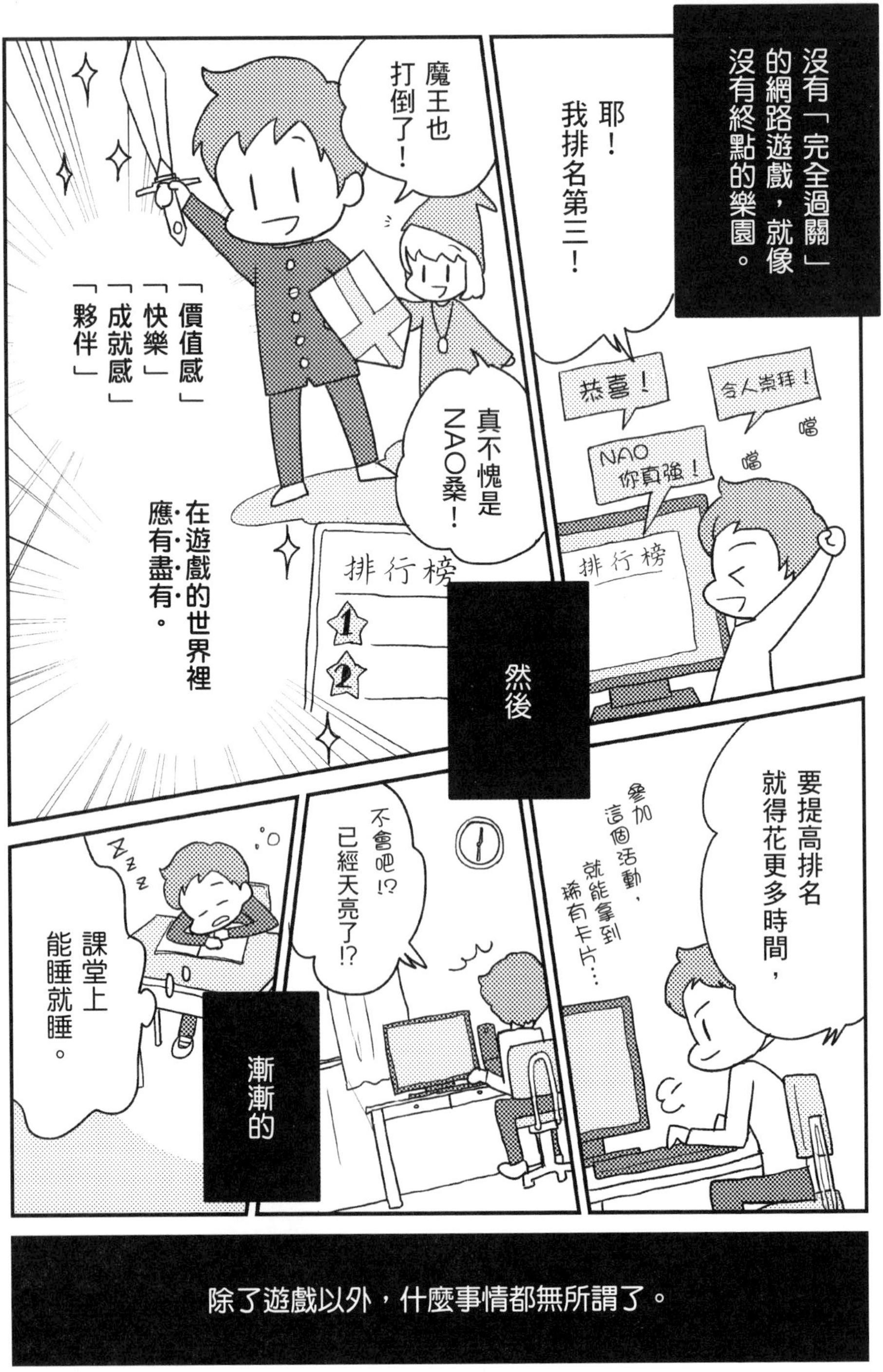
沒有「完全過關」的網路遊戲，就像沒有終點的樂園。
耶！我排名第三！
恭喜！
令人崇拜！
NAO你真強！
噹
噹
排行榜
魔王也打倒了！
真不愧是NAO桑！
「價值感」「快樂」「成就感」「夥伴」
在遊戲的世界裡應・有・盡・有。
排行榜
1
2
然後
要提高排名就得花更多時間，
參加這個活動，就能拿到稀有卡片……
不會吧!? 已經天亮了!?
課堂上能睡就睡。
漸漸的
除了遊戲以外，什麼事情都無所謂了。

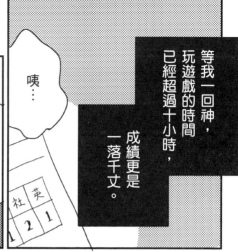

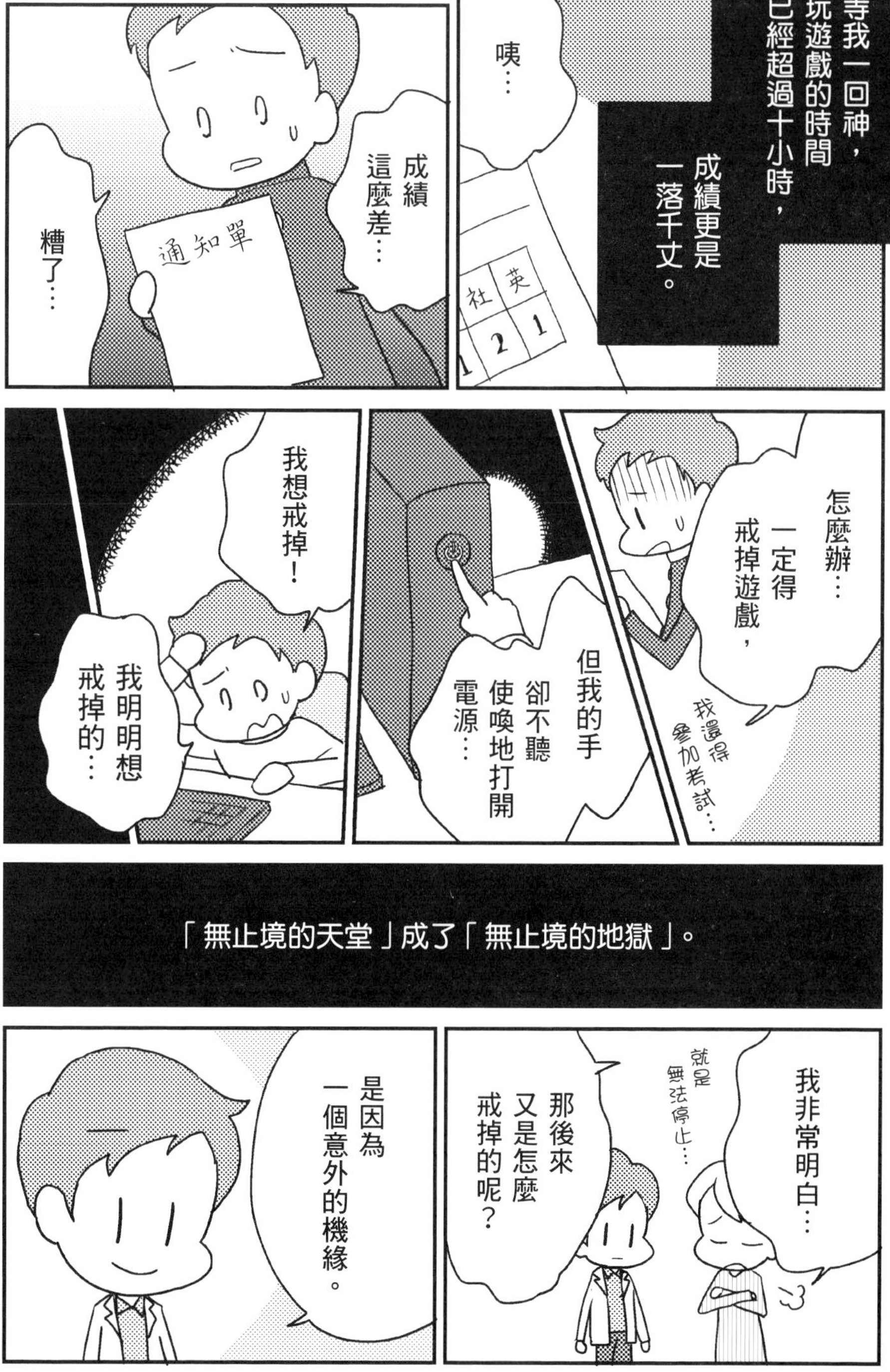
等我一回神，玩遊戲的時間已經超過十小時，
成績更是一落千丈。
咦…
社 英
成績這麼差…
糟了…
通知單
怎麼辦…一定得戒掉遊戲，
我還得參加考試…
但我的手卻不聽使喚地打開電源…
我想戒掉！
我明明想戒掉的…
「無止境的天堂」成了「無止境的地獄」。
我非常明白…
就是無法停止…
那後來又是怎麼戒掉的呢？
是因為一個意外的機緣。

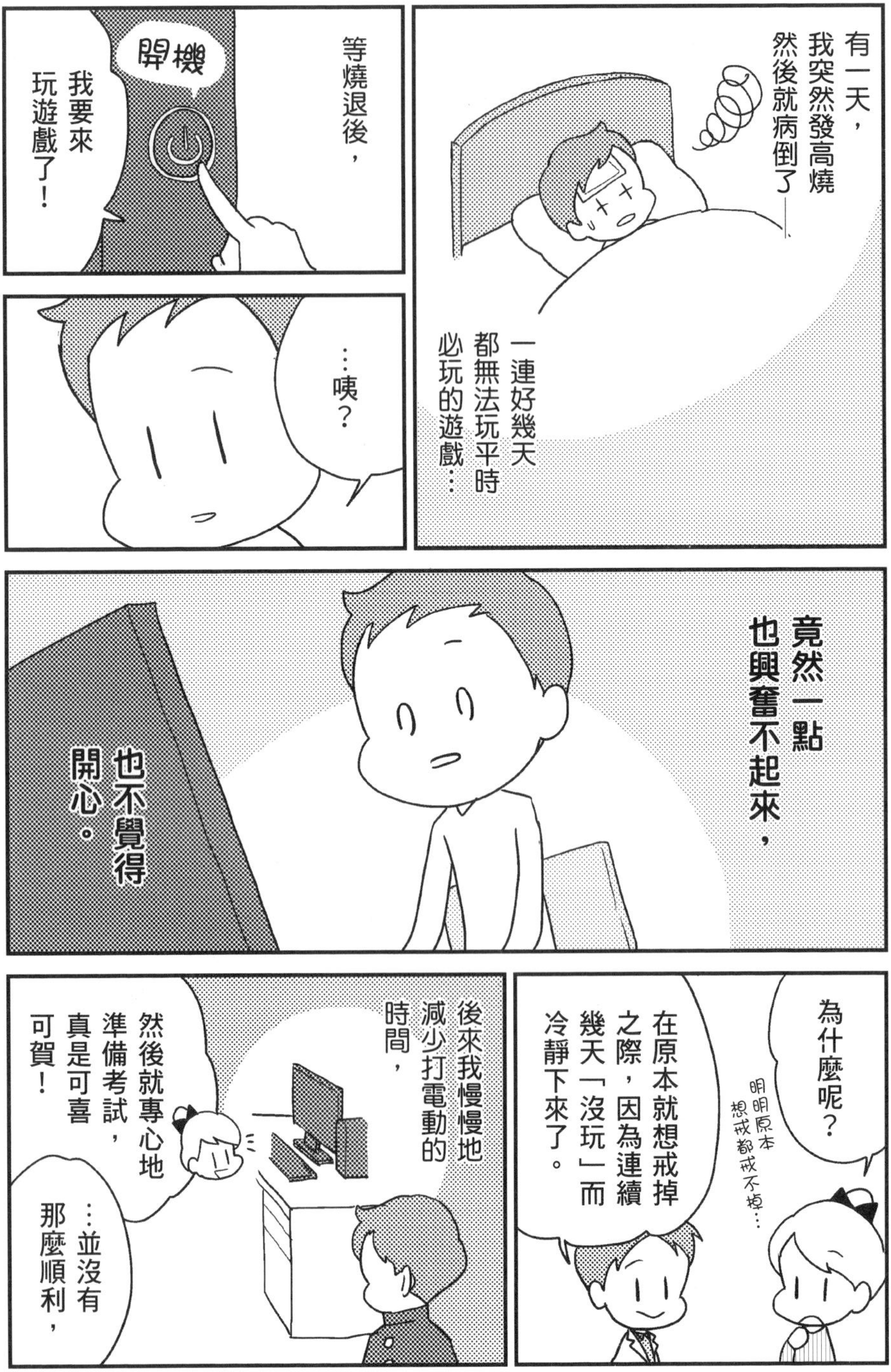
有一天，我突然發高燒
然後就病倒了——
一連好幾天都無法玩平時必玩的遊戲…
等燒退後，
開機
我要來玩遊戲了！
…咦？
竟然一點也興奮不起來，
也不覺得開心。
為什麼呢？
明明原本想戒都戒不掉…
在原本就想戒掉之際，因為連續幾天「沒玩」而冷靜下來了。
後來我慢慢地減少打電動的時間，
然後就專心地準備考試，真是可喜可賀！
…並沒有那麼順利，

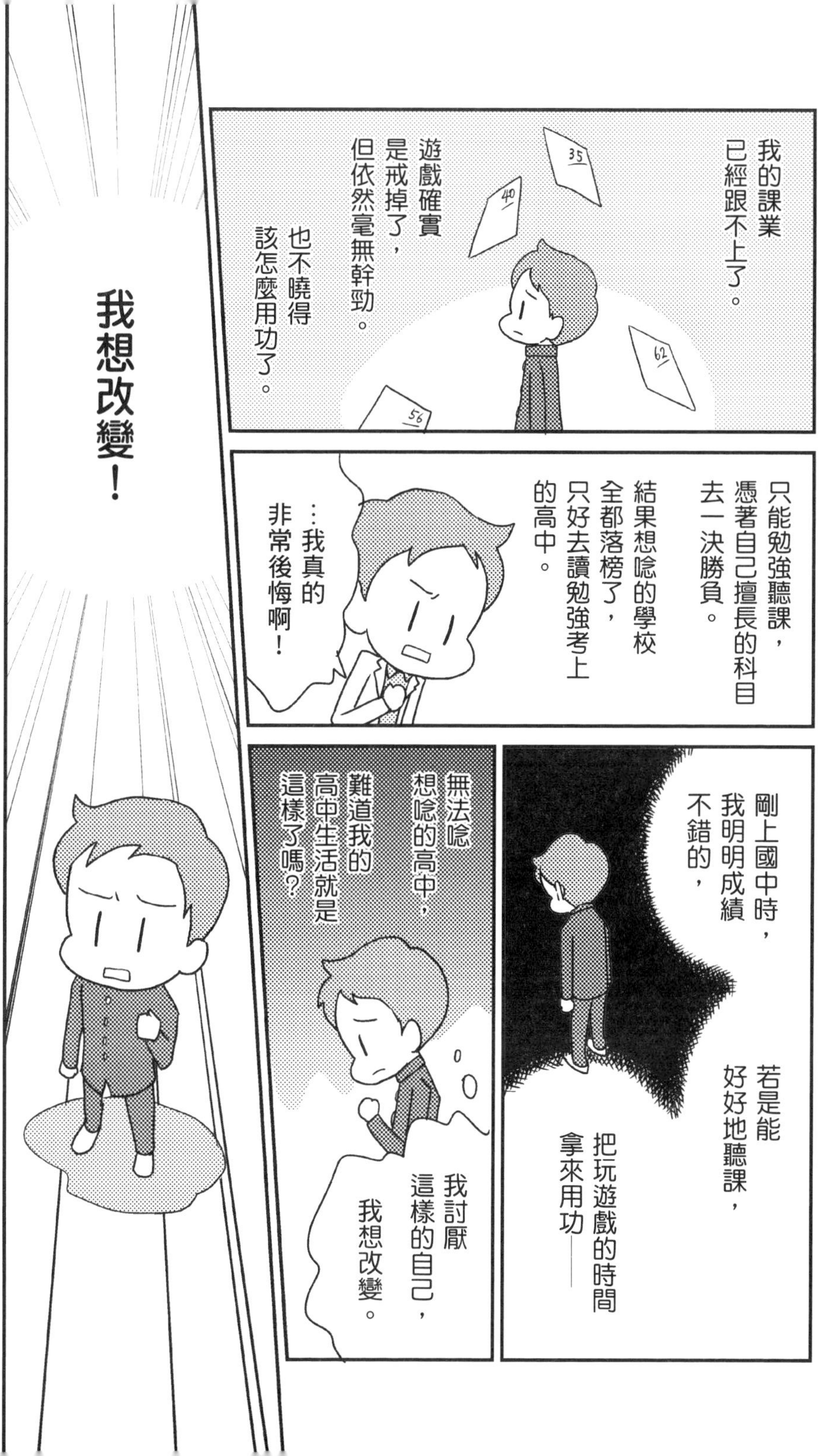
我的課業已經跟不上了。
35
40
62
56
遊戲確實是戒掉了，但依然毫無幹勁。
也不曉得該怎麼用功了。
只能勉強聽課，憑著自己擅長的科目去一決勝負。
結果想唸的學校全都落榜了，只好去讀勉強考上的高中。
…我真的非常後悔啊！
剛上國中時，我明明成績不錯的，
若是能好好地聽課，
把玩遊戲的時間拿來用功——
無法唸想唸的高中，
難道我的高中生活就是這樣了嗎？
我討厭這樣的自己，
我想改變。
我想改變！

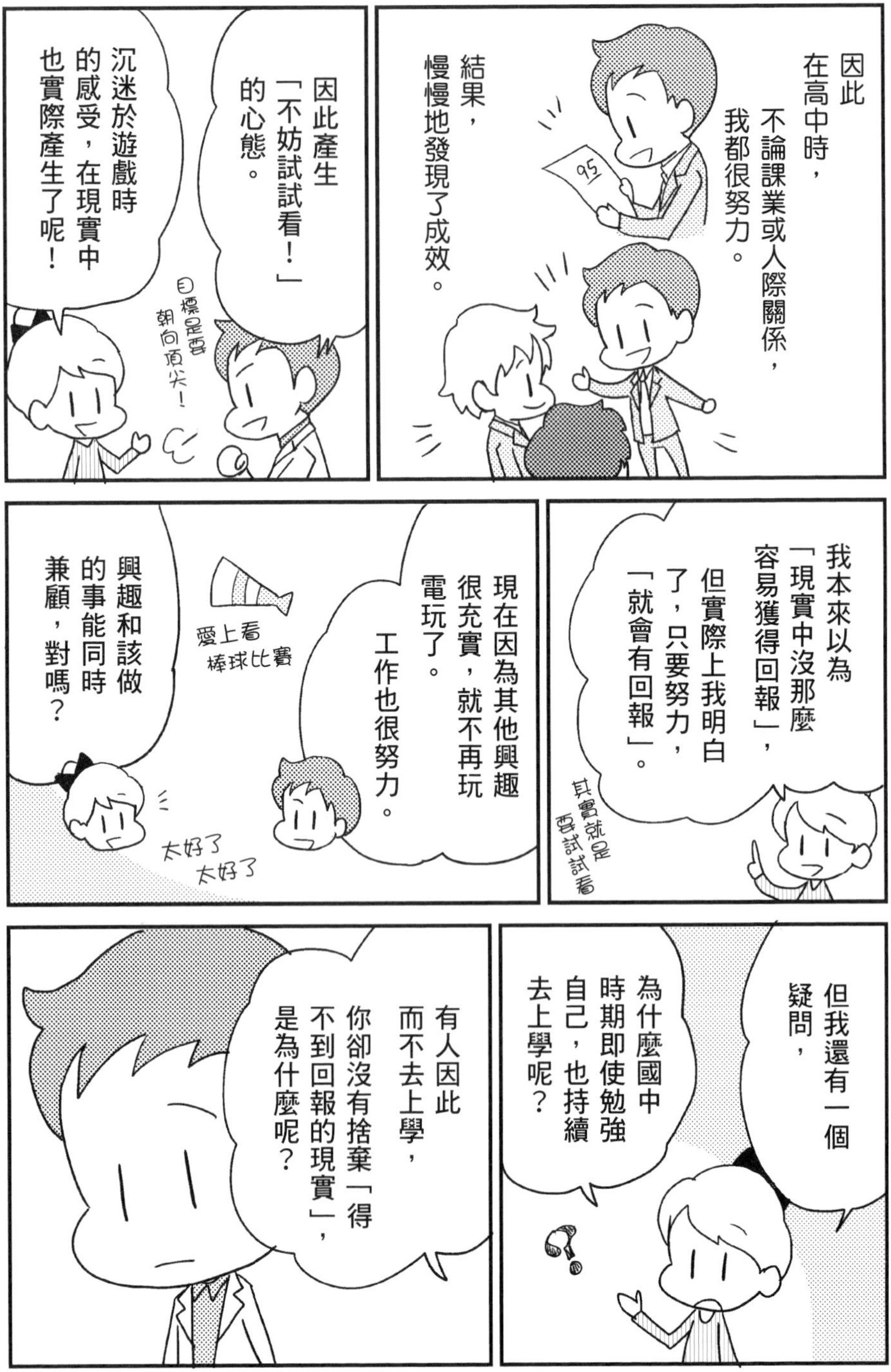
因此
在高中時，
不論課業或人際關係，
我都很努力。
95
結果，
慢慢地發現了成效。
因此產生
「不妨試試看！」
的心態。
目標是要朝向頂尖！
沉迷於遊戲時
的感受，在現實中
也實際產生了呢！
我本來以為
「現實中沒那麼
容易獲得回報」，
但實際上我明白
了，只要努力，
「就會有回報」。
其實就是要試試看
現在因為其他興趣
很充實，就不再玩
電玩了。
工作也很努力。
愛上看
棒球比賽
興趣和該做
的事能同時
兼顧，對嗎？
太好了
太好了
但我還有一個
疑問，
為什麼國中
時期即使勉強
自己，也持續
去上學呢？
有人因此
而不去上學，
你卻沒有捨棄「得
不到回報的現實」，
是為什麼呢？

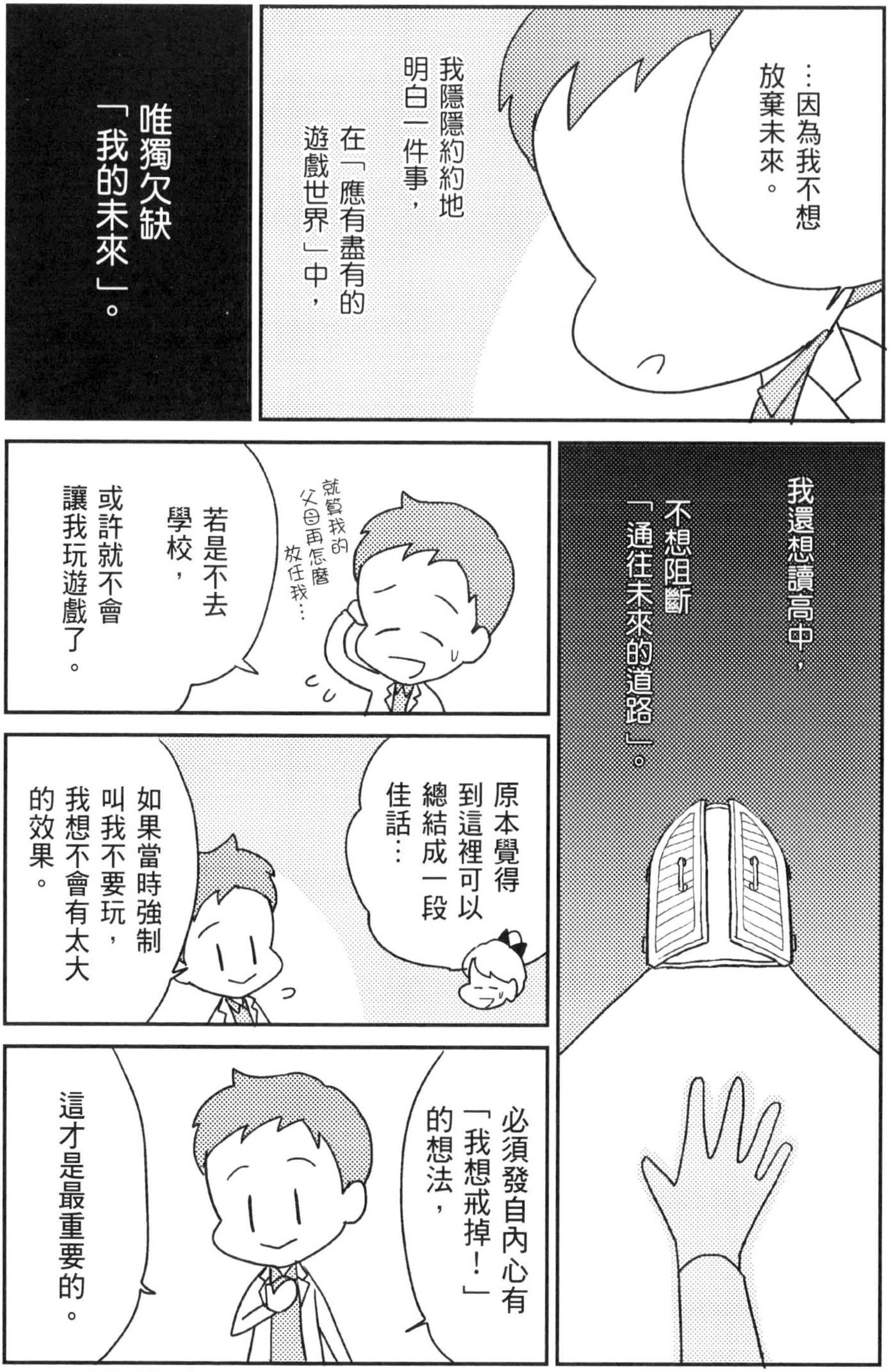
……因為我不想放棄未來。
我隱隱約約地明白一件事，在「應有盡有的遊戲世界」中，
唯獨欠缺「我的未來」。
我還想讀高中，不想阻斷「通往未來的道路」。
就算我的父母再怎麼放任我……
若是不去學校，或許就不會讓我玩遊戲了。
原本覺得到這裡可以總結成一段佳話……
如果當時強制叫我不要玩，我想不會有太大的效果。
必須發自內心有「我想戒掉！」的想法，
這才是最重要的。

※NAO先生的部落格「NAO部落格——二十年代多愁善感的幸福雜記」

大石醫生的叮嚀 Q&A①

Q

失去節制而「葬送」人生者與適度放鬆「享受」人生者之間的差異？

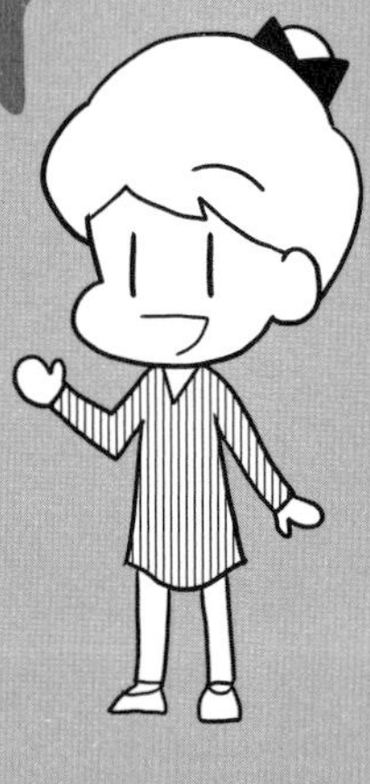

A

成癮症是腦部疾病，重要的是要盡早察覺。

相信大家都曾看過藝人因為酗酒，以致發生酒駕、暴力事件，或是因為濫用藥物被逮捕，以致葬送演藝生涯的新聞。當然，因為有失節制而「葬送人生」不單只會發生在演藝人員身上，也有可能發生於一般社會

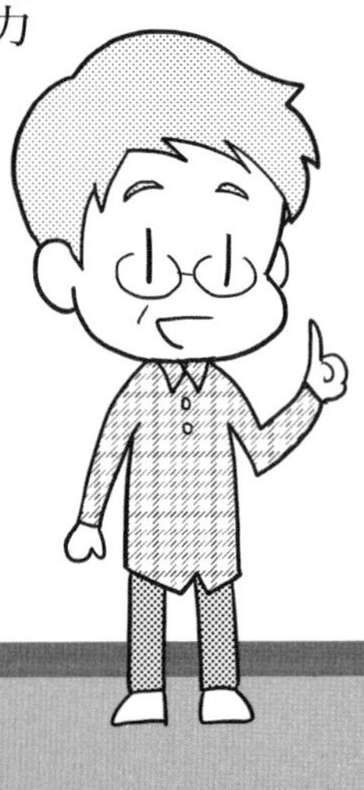

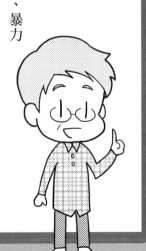

大眾身上。而且，不僅限於菸酒或藥物等過去我們所熟知的成癮問題，如今因網路、社群網站、社交遊戲成癮而滋生困擾的人也持續在增加。韓國與中國甚至報導了年輕人因為過度沉迷網路遊戲而死亡的事件，成癮顯然已經釀成一大社會問題。

或許有人在看到葬送人生的酗酒者的新聞後，會認為他們很愚蠢。**但成癮症其實是一種人無法自我控制的「腦部疾病」**。一旦成癮，腦部的「獎勵系統」迴路便會產生病變，導致患者只能思考眼前的事物，未來的種種都從腦中消失，無法自我克制。

拒絕承認的成癮症

話雖這麼說，但酒或電玩都能增添生活樂趣，而網路也是生活中不可或缺的工具。那麼，因為「失去節制而成癮」的人，和「運用自如而使人生更精彩」的人，他們之間到底有什麼差異呢？

關鍵差異就在於——**是否能夠及早自我察覺**。

所謂的「自我察覺」，是治療成癮的第一步。說得更具體一點，能夠「警覺有成癮的徵兆而打算戒掉」便是第一步。成癮症是一種「拒絕被承認的疾病」，通常當事人難以發現自己已經「處於成癮」的狀態。有很多人甚至直到被家人帶到醫院時，仍強烈地否認：「我並沒有上癮！」

我在二十八年間治療了形形色色的成癮症患者，**擺脫成癮症平均要花上兩年左右的時間，這兩年不光只是時間的問題，同時還需要金錢和周遭所提供的援助**（要擺脫成癮需要費盡千辛萬苦，汐街小姐在本書將成癮比喻為「泥沼」）。

因此，盡可能「及早」、「自行發現」便顯得格外重要。就如同癌症一般，越早期發現、越早開始治療，才越容易治癒——這是相同的道理。

但是，難以「自我覺察」卻是一大難關。大家都曾有過初次接觸網路的經驗，想必現在也都比剛接觸時，耗費了更多時間在網路上吧！但各位並不清楚自己究竟是從哪個時期開始增加的，不是嗎？酒癮也是相同的狀況，成癮是日積月累所形成的問題，並不會像感冒那般明顯地出現「咳嗽」、「發冷」、「頭痛」等症狀，因而難以察覺。

輕度成癮和成癮症的差別在於「是否造成社會生活障礙」

那麼，難以自我察覺的「成癮」，要以哪個分界點來判斷是否已經成為疾病了呢？各個成癮症都有不同的檢查項目，但其中的共通點就是**「是否造成社會生活障礙」**。不論是酒、網路或遊戲，因為對其上癮導致無法工作或上學的人，就可以被認為是成癮症（深陷泥沼）；相反的，雖然希望盡可能地戒掉，但還不至於對社會生活帶來障礙的情況，便可以說是「輕度成癮」。

雖然我在本文開頭使用「葬送人生」這樣聳動的詞，但其實就算真的染上成癮症，只要能在專業機構接受適當的治療，就有機會擺脫成癮症，重新找回自己的人生。只不過，過程必須耗費相當的心力，因此，我還是要再三強調，及早「自我察覺」是重要的關鍵。如同我們都知道癌症需要「早發現、早治療」，希望能有更多人了解「及早發現成癮症」的重要性。

第2章

戒掉
酒癮、
暴飲暴食

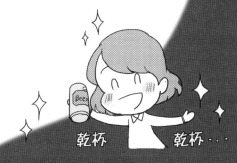

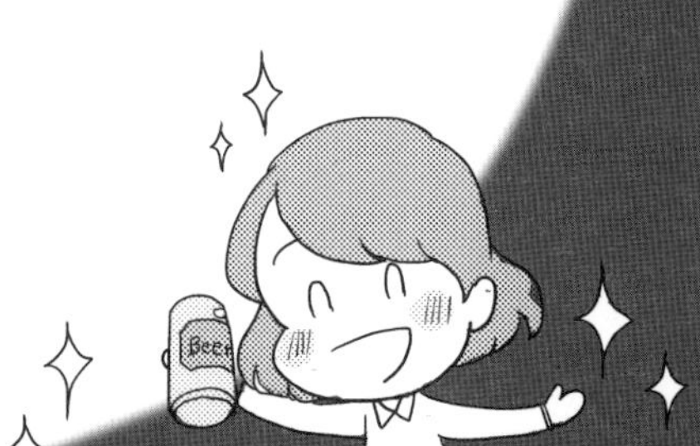

#5 #6

從 酒癮 水窪、泥沼 脫身者的經驗談

#7 #8

從 暴飲暴食 水窪、泥沼 脫身者的經驗談

大石醫生說，一旦重度酒精成癮，就只有「一輩子滴酒不沾」的選項。而如果是曾經有過「我可能喝太多了」或「我可能吃太多了」的時候，則還有其他的選項。

這一章是有關戒掉酒癮、暴飲暴食，重拾健康與家人的經驗談。

誰不希望這輩子都能夠享用美酒與美食，過上愉快的人生呢？

#5 水窪
每天都一定要喝酒的我，擺脫「酒癮」的原因

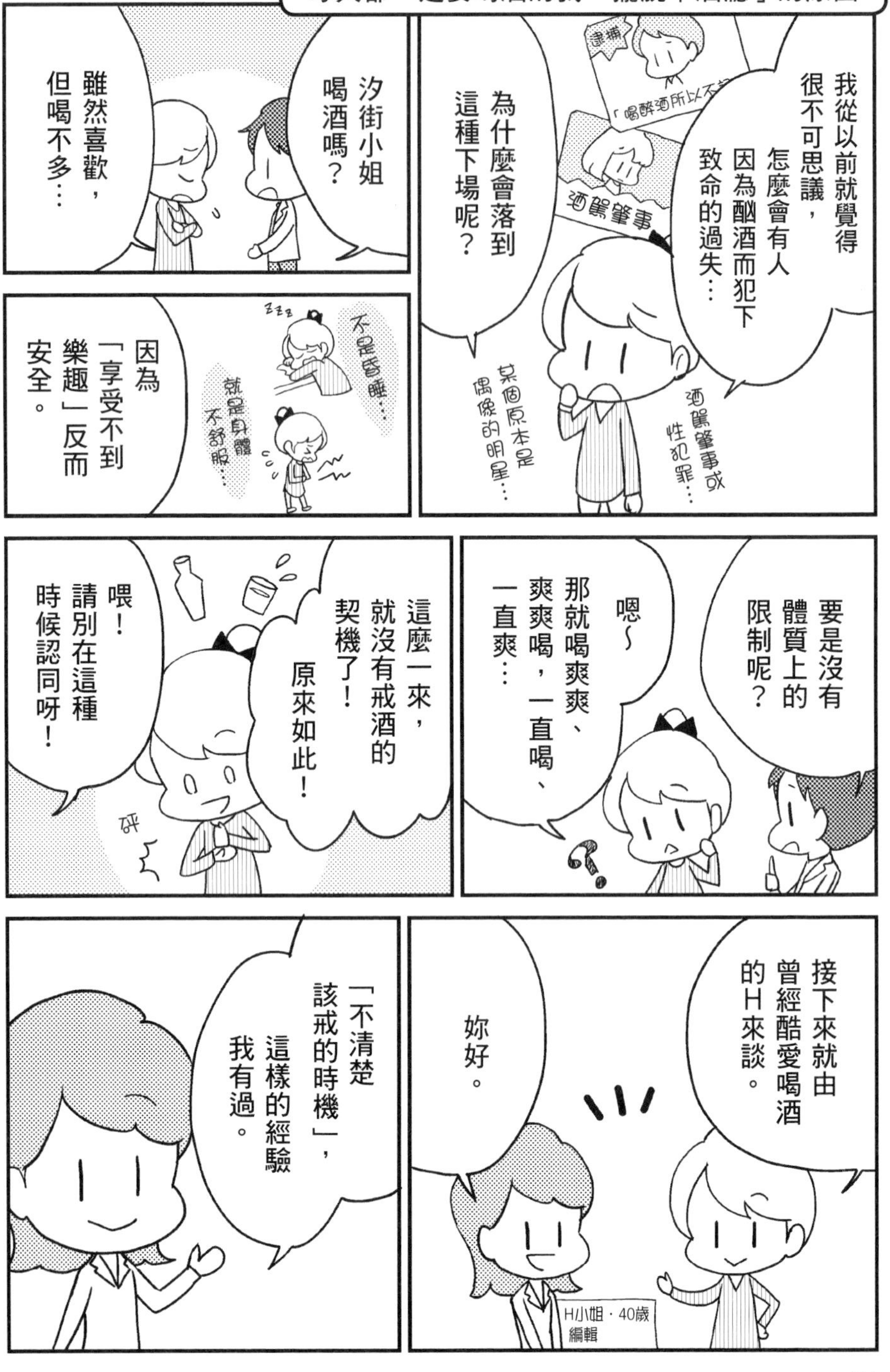

汐街小姐喝酒嗎？
雖然喜歡，但喝不多…
我從以前就覺得很不可思議，怎麼會有人因為酗酒而犯下致命的過失…
為什麼會落到這種下場呢？
逮捕
酒駕肇事
某個原本是偶像的明星…
酒駕肇事或性犯罪…
因為「享受不到樂趣」反而安全。
不是昏睡…
就是身體不舒服…
要是沒有體質上的限制呢？
嗯~
那就喝爽爽、爽爽喝，一直喝、一直爽…
這麼一來，就沒有戒酒的契機了！
原來如此！
喂！請別在這種時候認同呀！
砰
接下來就由曾經酷愛喝酒的H來談。
妳好。
H小姐・40歲
編輯
「不清楚該戒的時機」，這樣的經驗我有過。

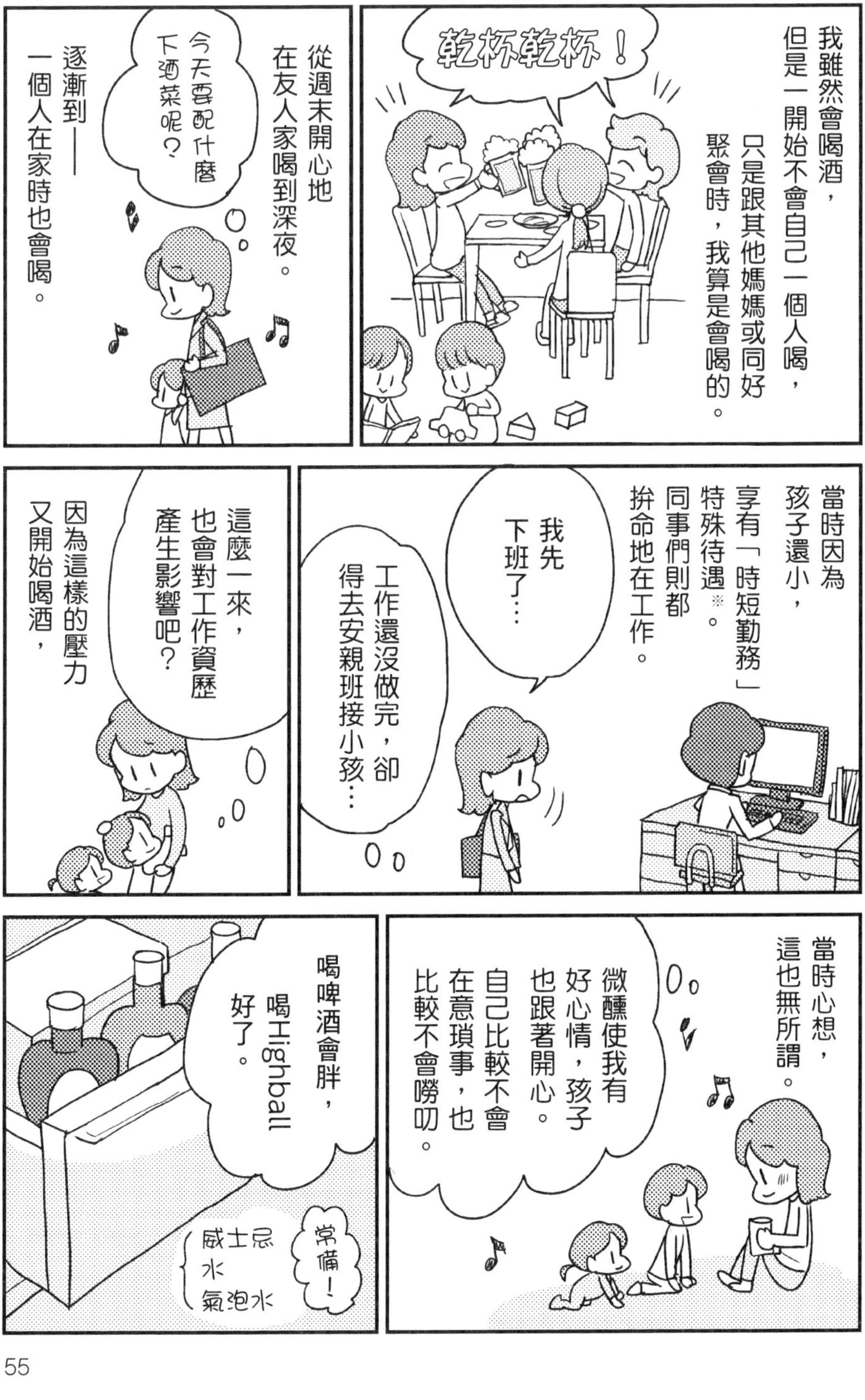
我雖然會喝酒，
但是一開始不會自己一個人喝，
只是跟其他媽媽或同好聚會時，我算是會喝的。
乾杯乾杯！
從週末開心地
在友人家喝到深夜。
今天要配什麼下酒菜呢？
逐漸到——
一個人在家時也會喝。
當時因為孩子還小，
享有「時短勤務」特殊待遇※。
同事們則都拚命地在工作。
我先下班了……
工作還沒做完，卻得去安親班接小孩……
這麼一來，也會對工作資歷產生影響吧？
因為這樣的壓力
又開始喝酒，
當時心想，
這也無所謂。
微醺使我有好心情，孩子也跟著開心。自己比較不會在意瑣事，也比較不會嘮叨。
喝啤酒會胖，
喝Highball好了。
常備！
威士忌
水
氣泡水

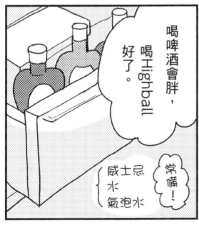

※日本婦女產後受惠的「時短勤務」措施，直到孩子滿三歲前，都可在四點前提早下班。

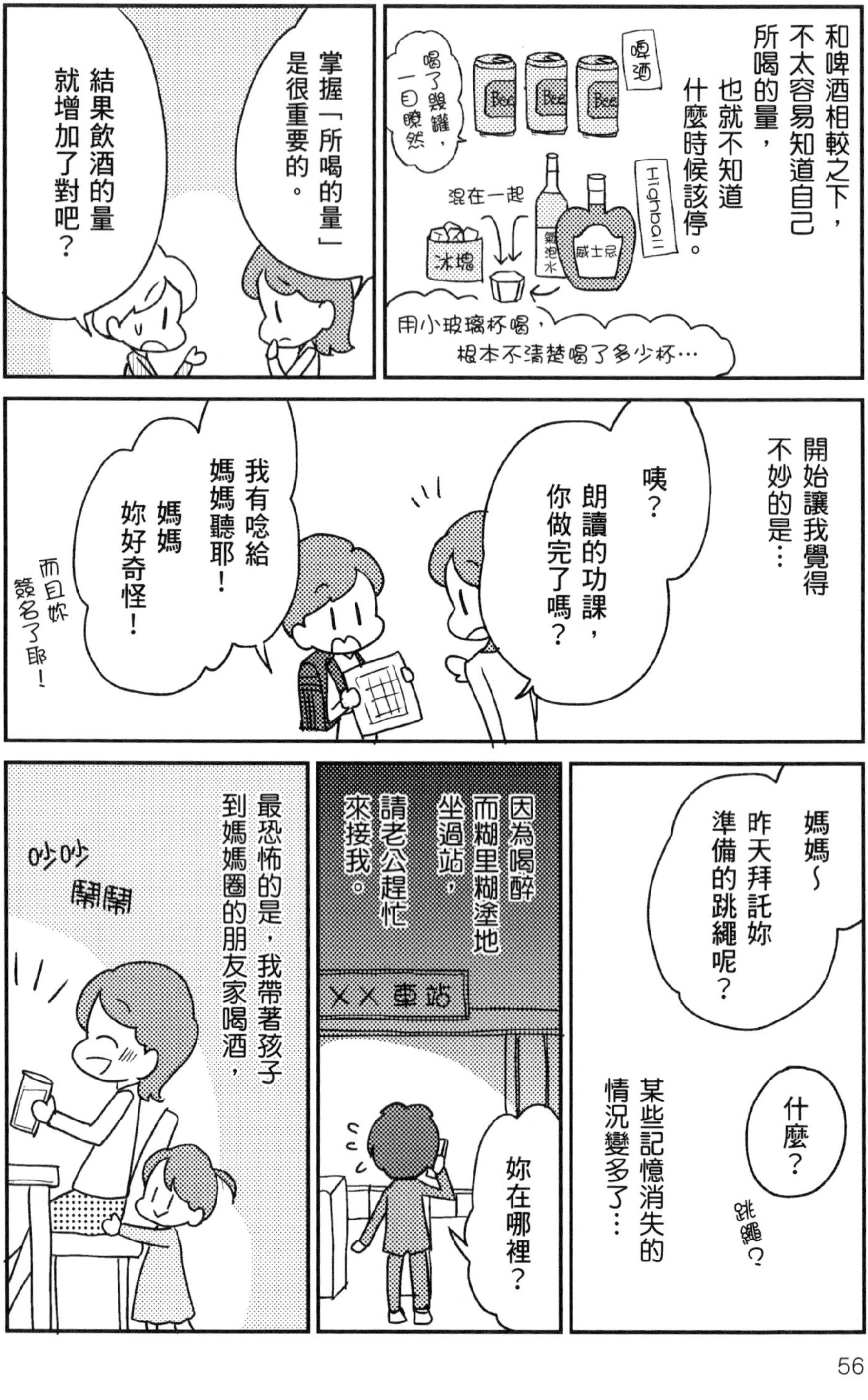
和啤酒相較之下，不太容易知道自己所喝的量，
也就不知道什麼時候該停。
啤酒
喝了幾罐，一目瞭然
Highball
混在一起
冰塊
氣泡水
威士忌
用小玻璃杯喝，根本不清楚喝了多少杯…
掌握「所喝的量」是很重要的。
結果飲酒的量就增加了對吧？
開始讓我覺得不妙的是…
咦？朗讀的功課，你做完了嗎？
我有唸給媽媽聽耶！
媽媽妳好奇怪！
而且妳簽名了耶！
媽媽～昨天拜託妳準備的跳繩呢？
什麼？
跳繩？
某些記憶消失的情況變多了…
因為喝醉而糊里糊塗地坐過站，請老公趕忙來接我。
××車站
妳在哪裡？
最恐怖的是，我帶著孩子到媽媽圈的朋友家喝酒，
吵吵
鬧鬧

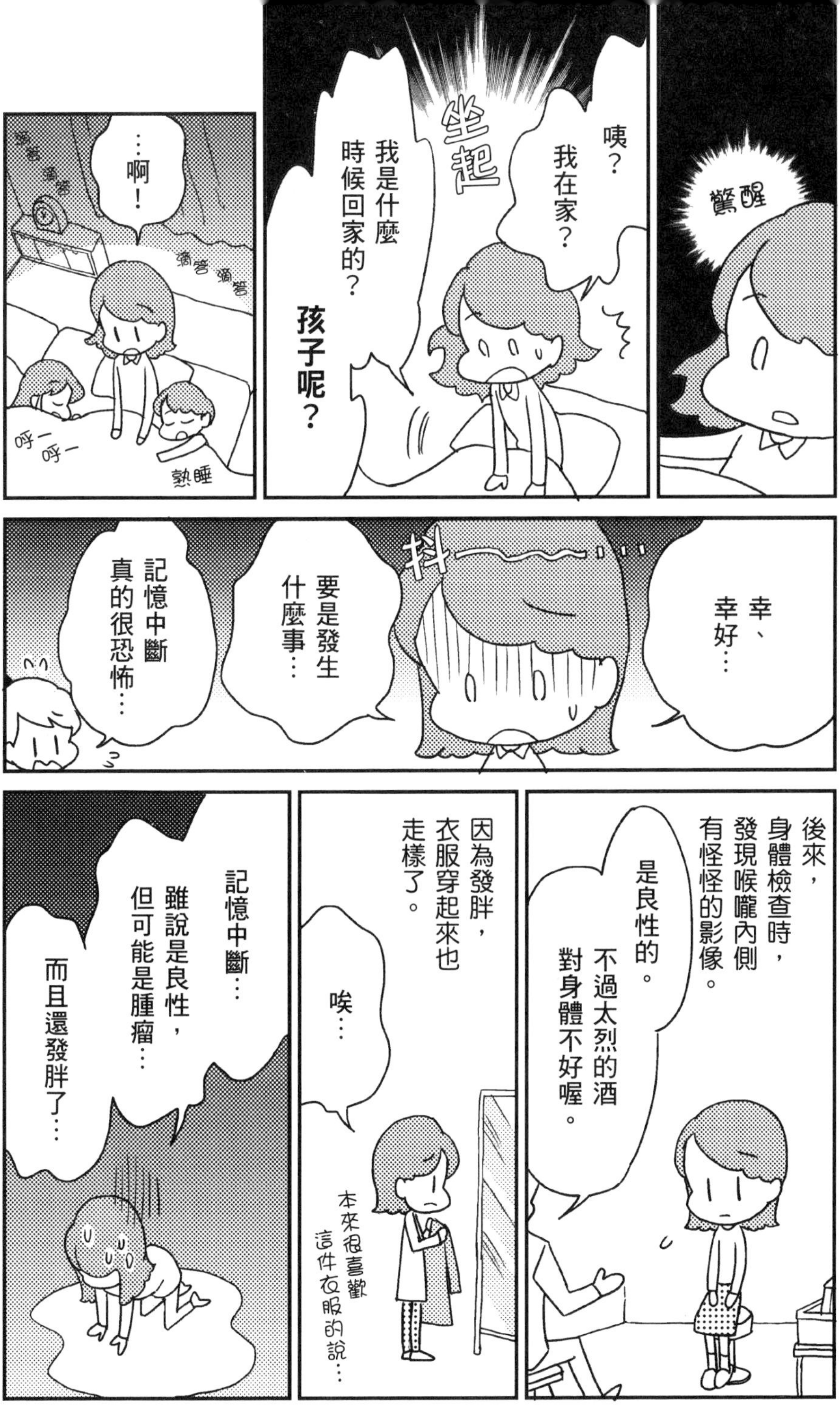

驚醒
咦？我在家？
坐起
我是什麼時候回家的？
孩子呢？
滴答滴答
……啊！
滴答滴答
呼— 呼—
熟睡
幸、幸好……
抖——……
要是發生什麼事……
記憶中斷真的很恐怖……
後來，身體檢查時，發現喉嚨內側有怪怪的影像。
是良性的。
不過太烈的酒對身體不好喔。
因為發胖，衣服穿起來也走樣了。
唉……
本來很喜歡這件衣服的說…
記憶中斷……
雖說是良性，但可能是腫瘤……
而且還發胖了……

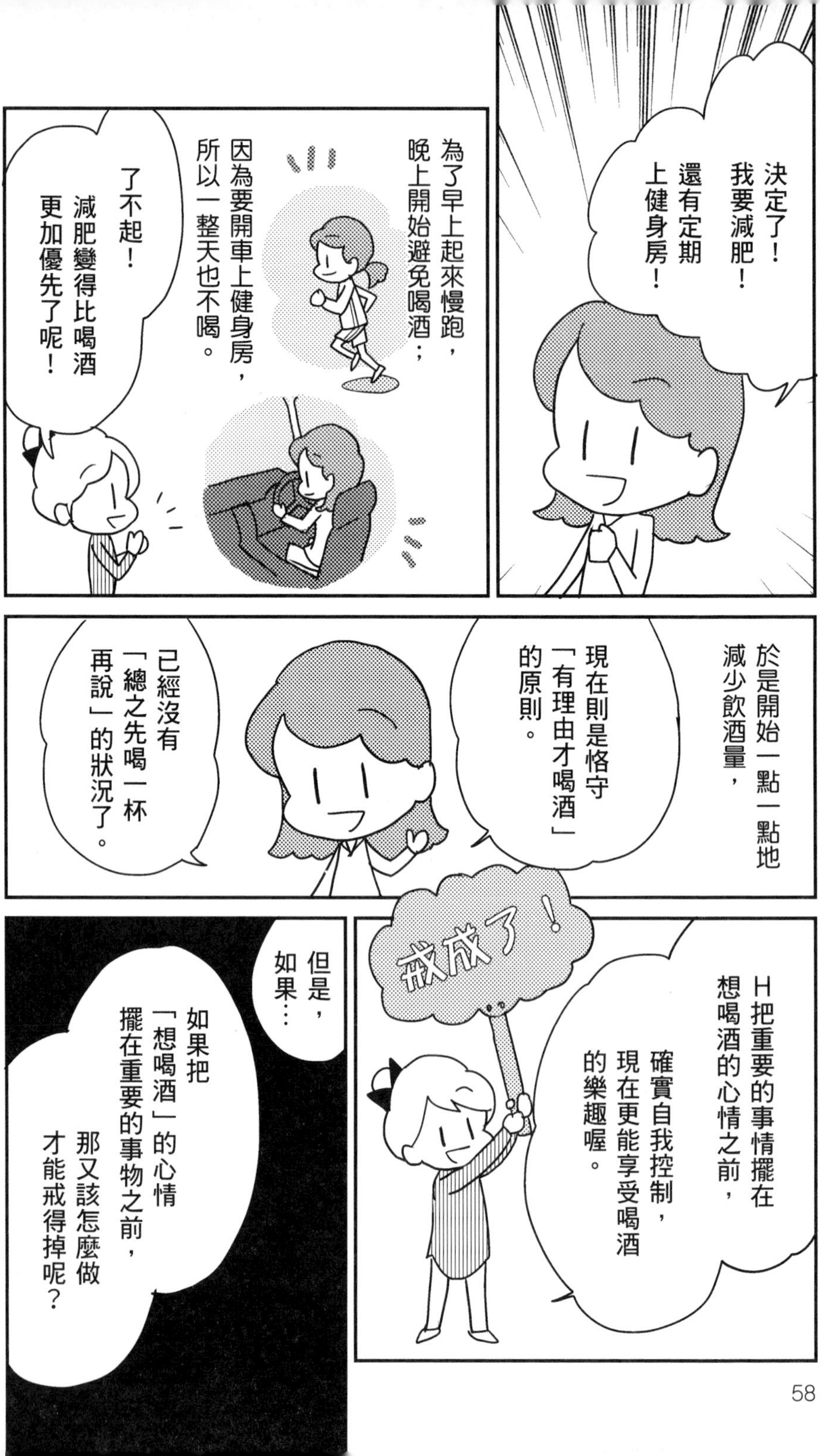
決定了！我要減肥！還有定期上健身房！
為了早上起來慢跑，晚上開始避免喝酒；
因為要開車上健身房，所以一整天也不喝。
了不起！減肥變得比喝酒更加優先了呢！
於是開始一點一點地減少飲酒量，
現在則是恪守「有理由才喝酒」的原則。
已經沒有「總之先喝一杯再說」的狀況了。
戒成了！
H把重要的事情擺在想喝酒的心情之前，
確實自我控制，現在更能享受喝酒的樂趣喔。
但是，如果…
如果把「想喝酒」的心情擺在重要的事物之前，
那又該怎麼做才能戒得掉呢？

#6 泥沼

沉浸在酒精中的我，成功「取回重要事物」的原因

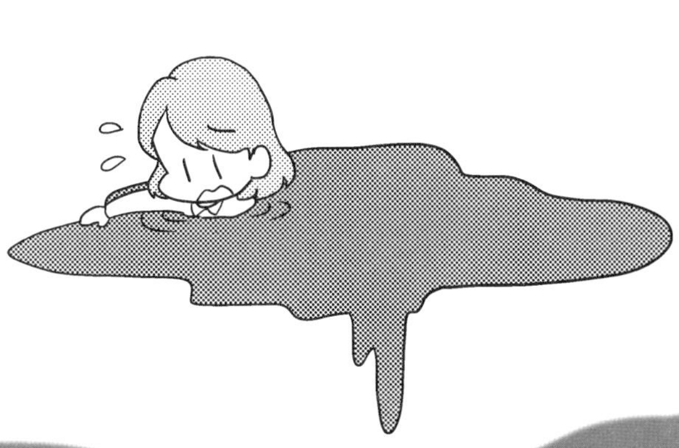

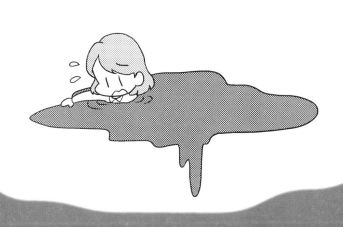

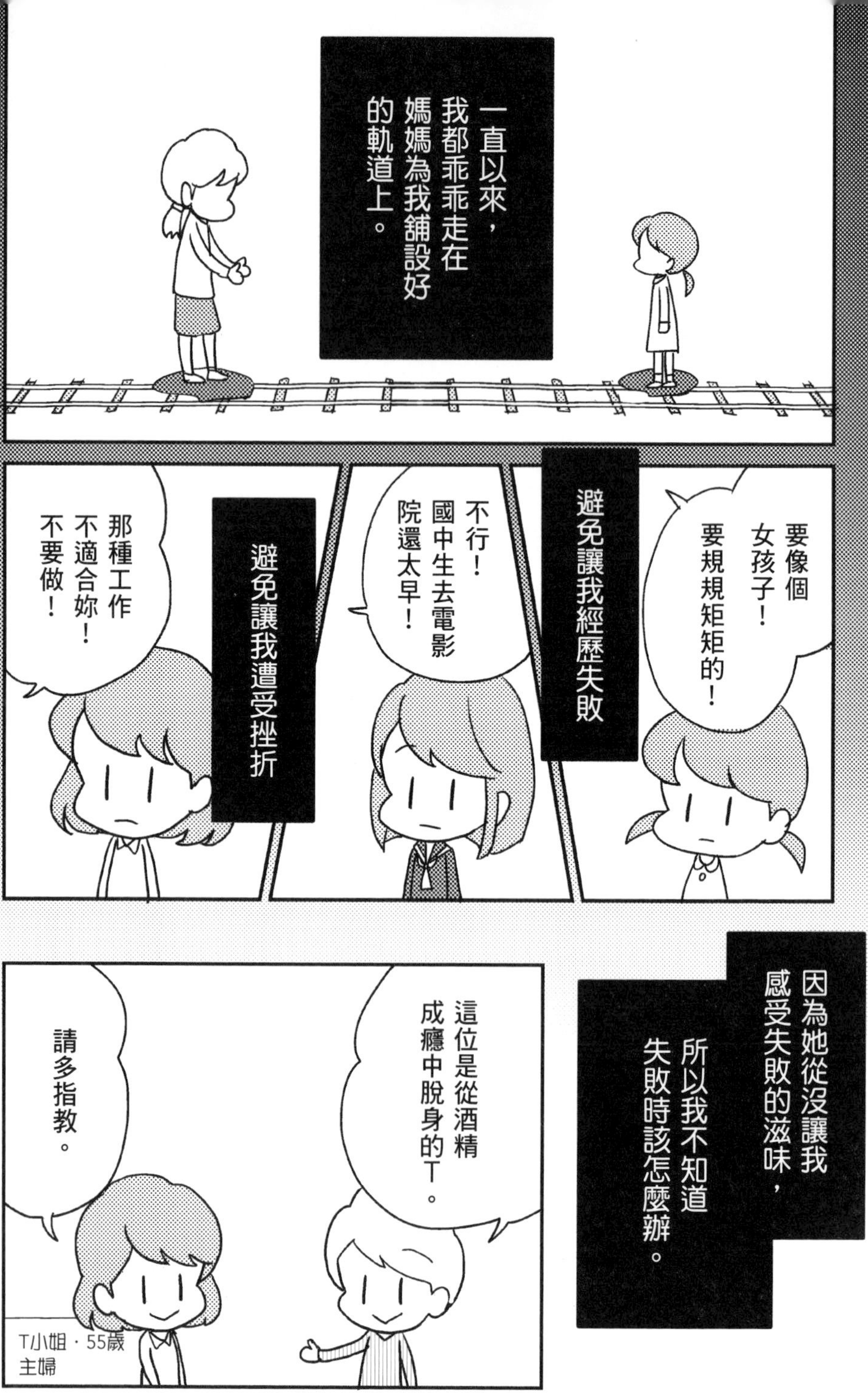
一直以來，我都乖乖走在媽媽為我舖設好的軌道上。
要像個女孩子！要規規矩矩的！
避免讓我經歷失敗
不行！國中生去電影院還太早！
避免讓我遭受挫折
那種工作不適合妳！不要做！
因為她從沒讓我感受失敗的滋味，
所以我不知道失敗時該怎麼辦。
這位是從酒精成癮中脫身的T。
請多指教。
T小姐・55歲
主婦

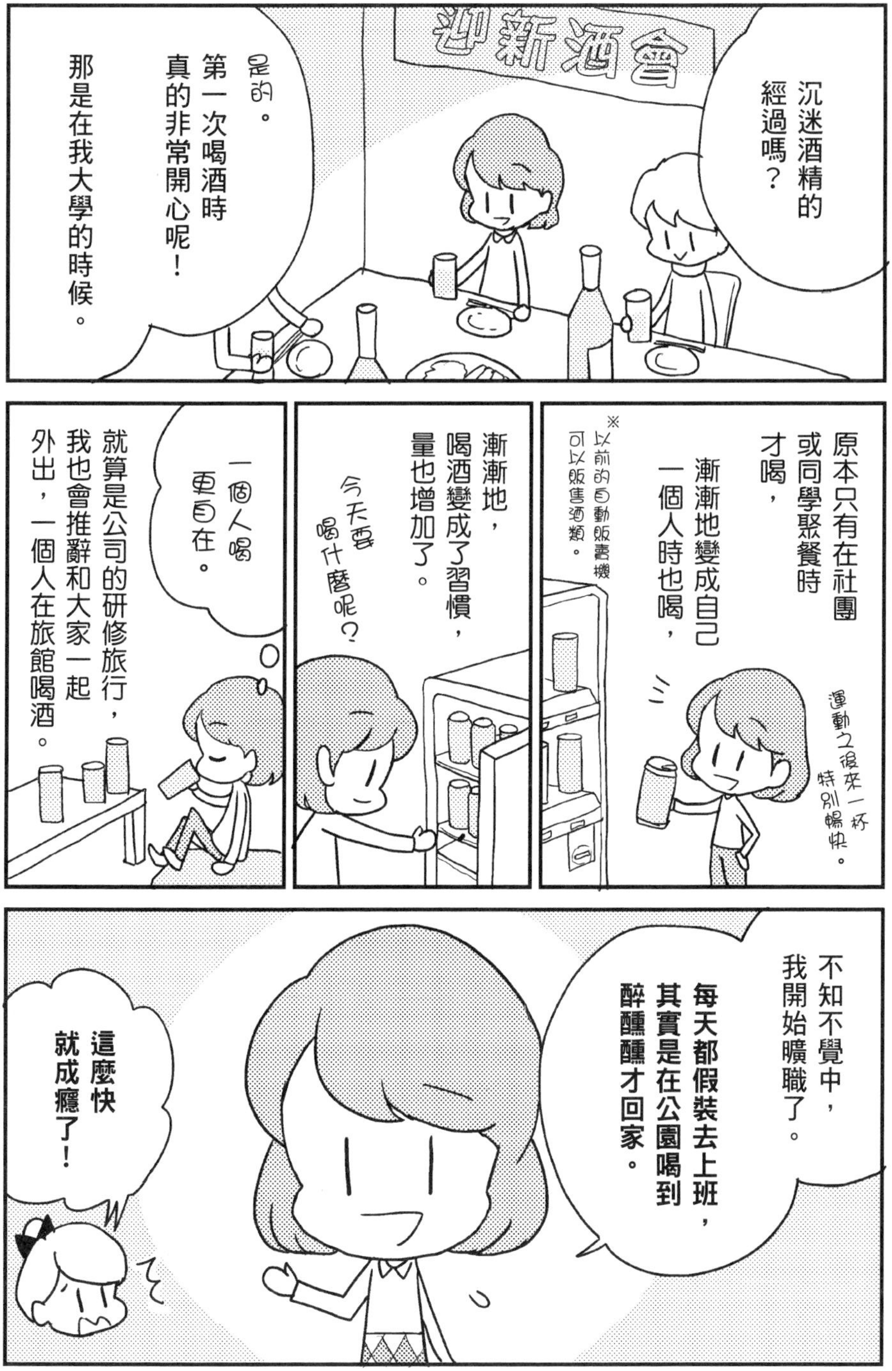
迎新酒會
沉迷酒精的經過嗎？
是的。
第一次喝酒時真的非常開心呢！
那是在我大學的時候。
原本只有在社團或同學聚餐時才喝，
漸漸地變成自己一個人時也喝，
運動之後來一杯特別暢快。
※以前的自動販賣機可以販售酒類。
漸漸地，喝酒變成了習慣，量也增加了。
今天要喝什麼呢？
就算是公司的研修旅行，我也會推辭和大家一起外出，一個人在旅館喝酒。
一個人喝更自在。
不知不覺中，我開始曠職了。
每天都假裝去上班，其實是在公園喝到醉醺醺才回家。
這麼快就成癮了！

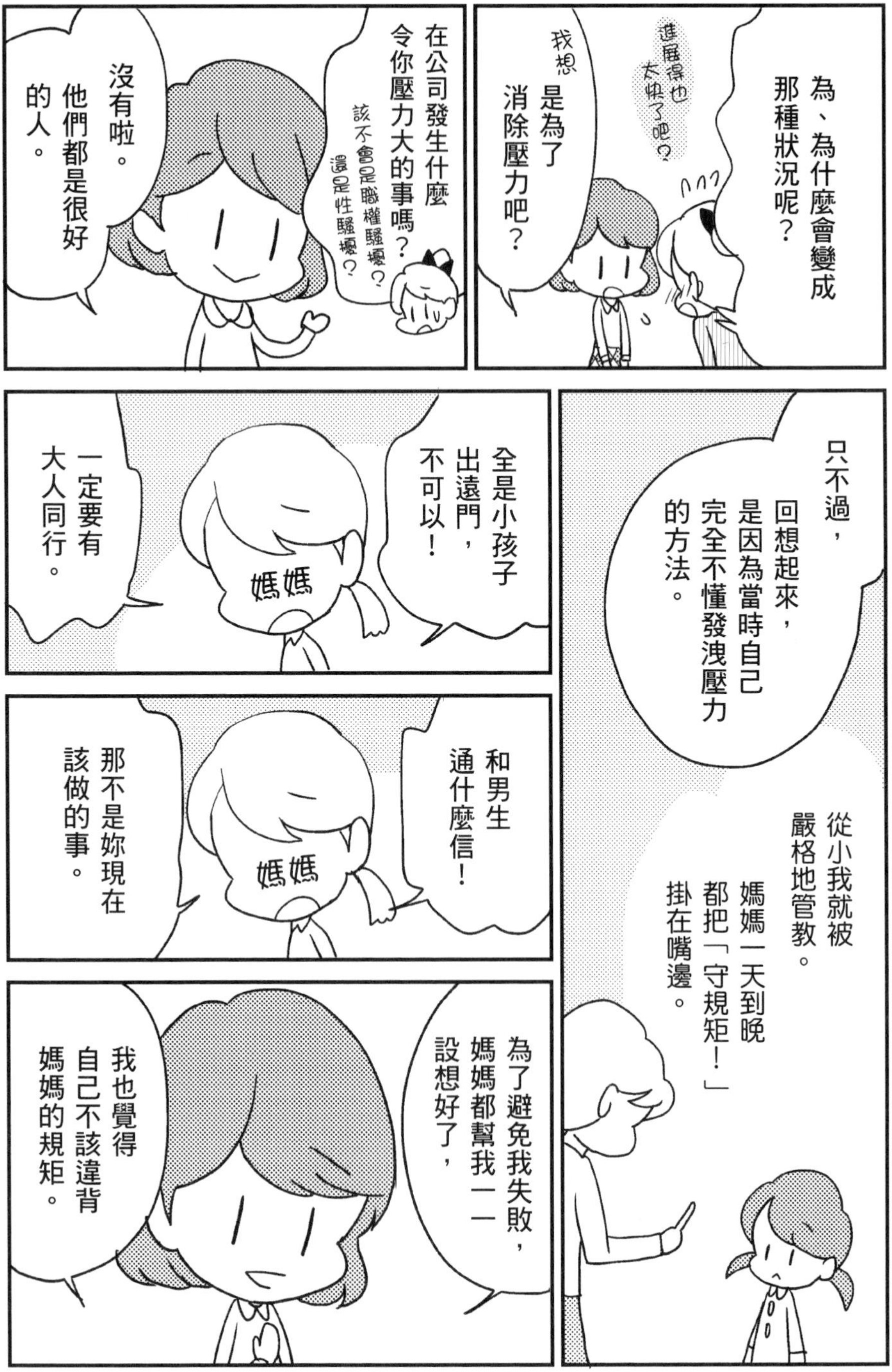
為、為什麼會變成那種狀況呢？
進展得也太快了吧？
我想是為了消除壓力吧？
在公司發生什麼令你壓力大的事嗎？
該不會是職權騷擾？還是性騷擾？
沒有啦。他們都是很好的人。
只不過，回想起來，是因為當時自己完全不懂發洩壓力的方法。
從小我就被嚴格地管教。
媽媽一天到晚都把「守規矩！」掛在嘴邊。
全是小孩子出遠門，不可以！
媽媽
一定要有大人同行。
和男生通什麼信！
媽媽
那不是妳現在該做的事。
為了避免我失敗，媽媽都幫我一一設想好了，
我也覺得自己不該違背媽媽的規矩。

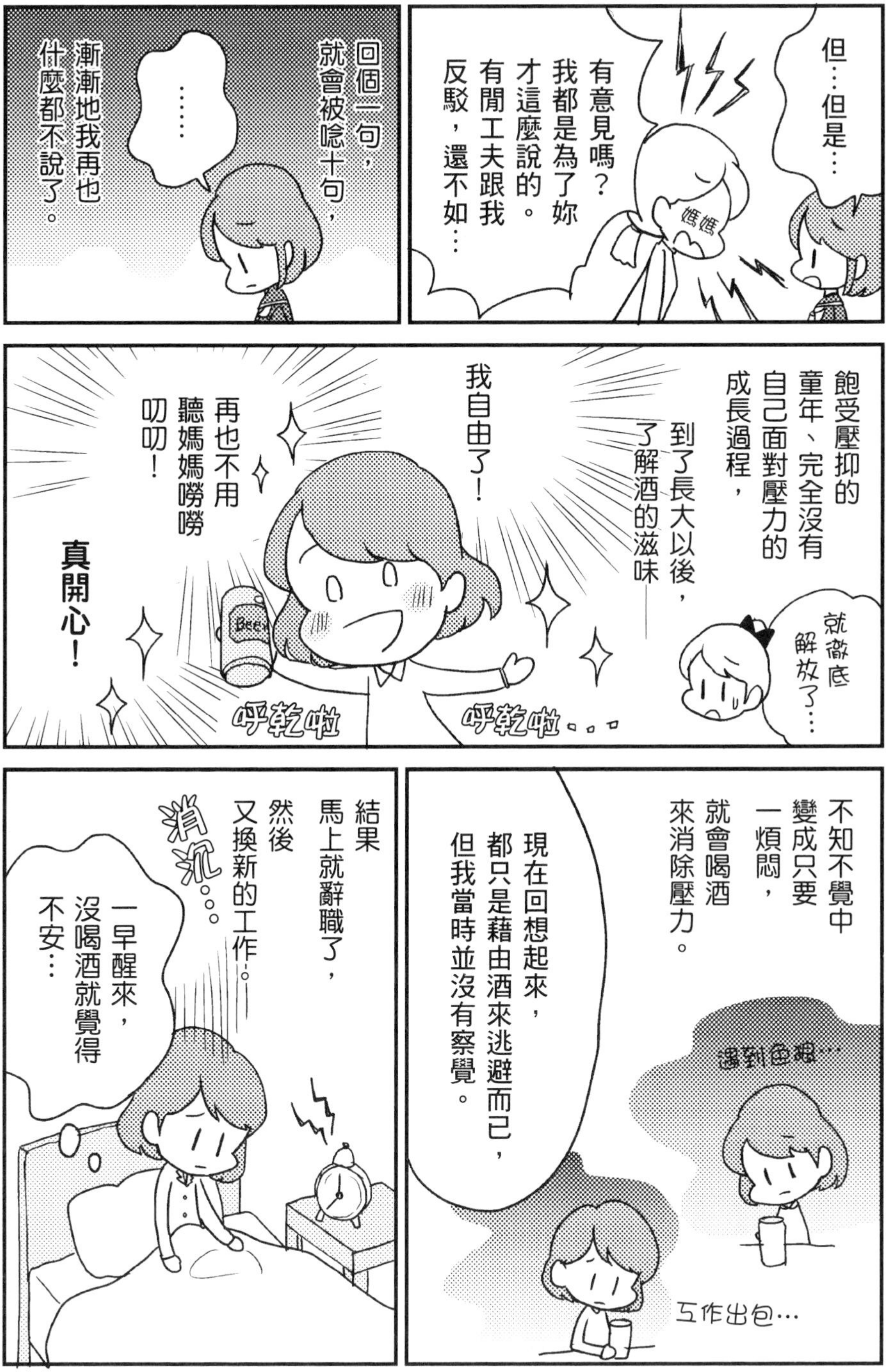
但…但是…
媽媽
有意見嗎？我都是為了妳才這麼說的。有閒工夫跟我反駁，還不如…
回個一句，就會被唸十句，
……
漸漸地我再也什麼都不說了。
飽受壓抑的童年、完全沒有自己面對壓力的成長過程，
到了長大以後，了解酒的滋味
就徹底解放了…
我自由了！
再也不用聽媽媽嘮嘮叨叨！
真開心！
Beer
呼乾啦
呼乾啦。。。
不知不覺中變成只要一煩悶，就會喝酒來消除壓力。
現在回想起來，都只是藉由酒來逃避而已，但我當時並沒有察覺。
遇到色狼…
工作出包…
結果馬上就辭職了，
然後又換新的工作。
消沉。。。
一早醒來，沒喝酒就覺得不安…

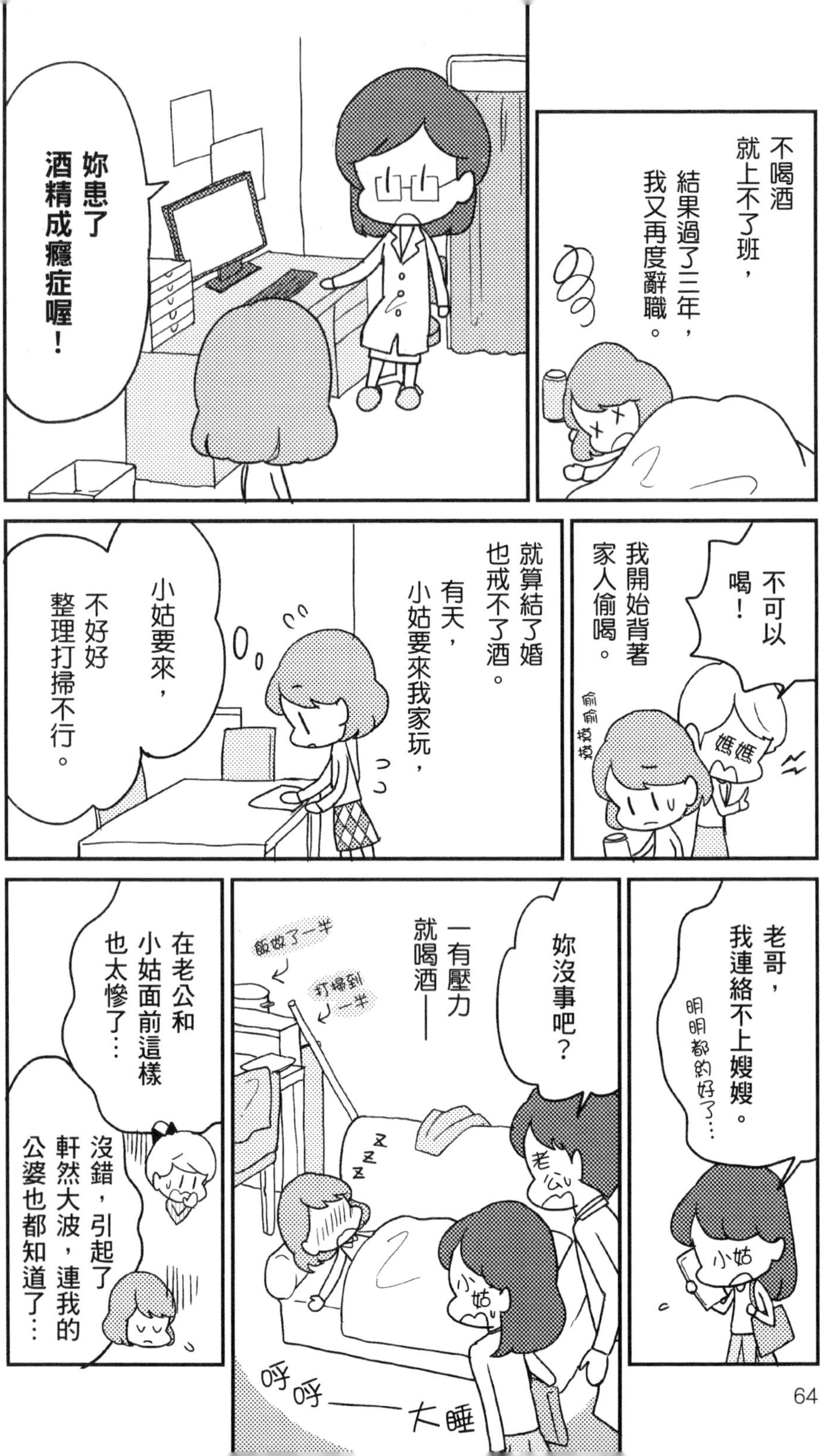
不喝酒
就上不了班，
結果過了三年，
我又再度辭職。
妳患了
酒精成癮症喔！
不可以
喝！
我開始背著
家人偷喝。
偷偷摸摸
媽媽
就算結了婚
也戒不了酒。
有天，
小姑要來我家玩，
小姑要來，
不好好
整理打掃不行。
老哥，
我連絡不上嫂嫂。
明明都約好了……
小姑
妳沒事吧？
一有壓力
就喝酒──
飯做了一半
打掃到一半
老公
小姑
呼呼──大睡
在老公和
小姑面前這樣
也太慘了…
沒錯，引起了
軒然大波，連我的
公婆也都知道了…

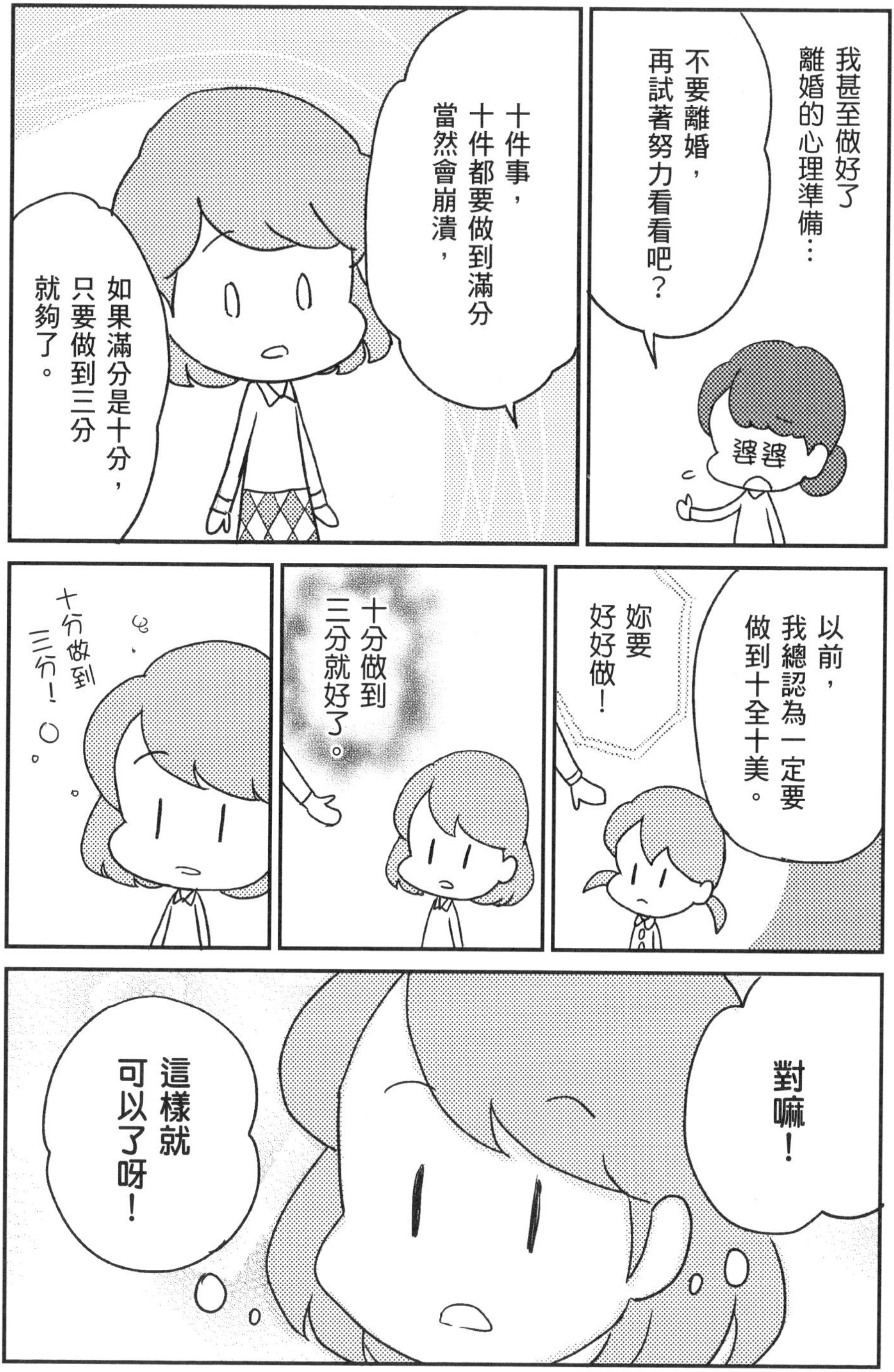
我甚至做好了離婚的心理準備…
不要離婚，再試著努力看看吧？
婆婆
十件事，十件都要做到滿分當然會崩潰，
如果滿分是十分，只要做到三分就夠了。
以前，我總認為一定要做到十全十美。
妳要好好做！
十分做到三分就好了。
十分做到三分！
對嘛！
這樣就可以了呀！

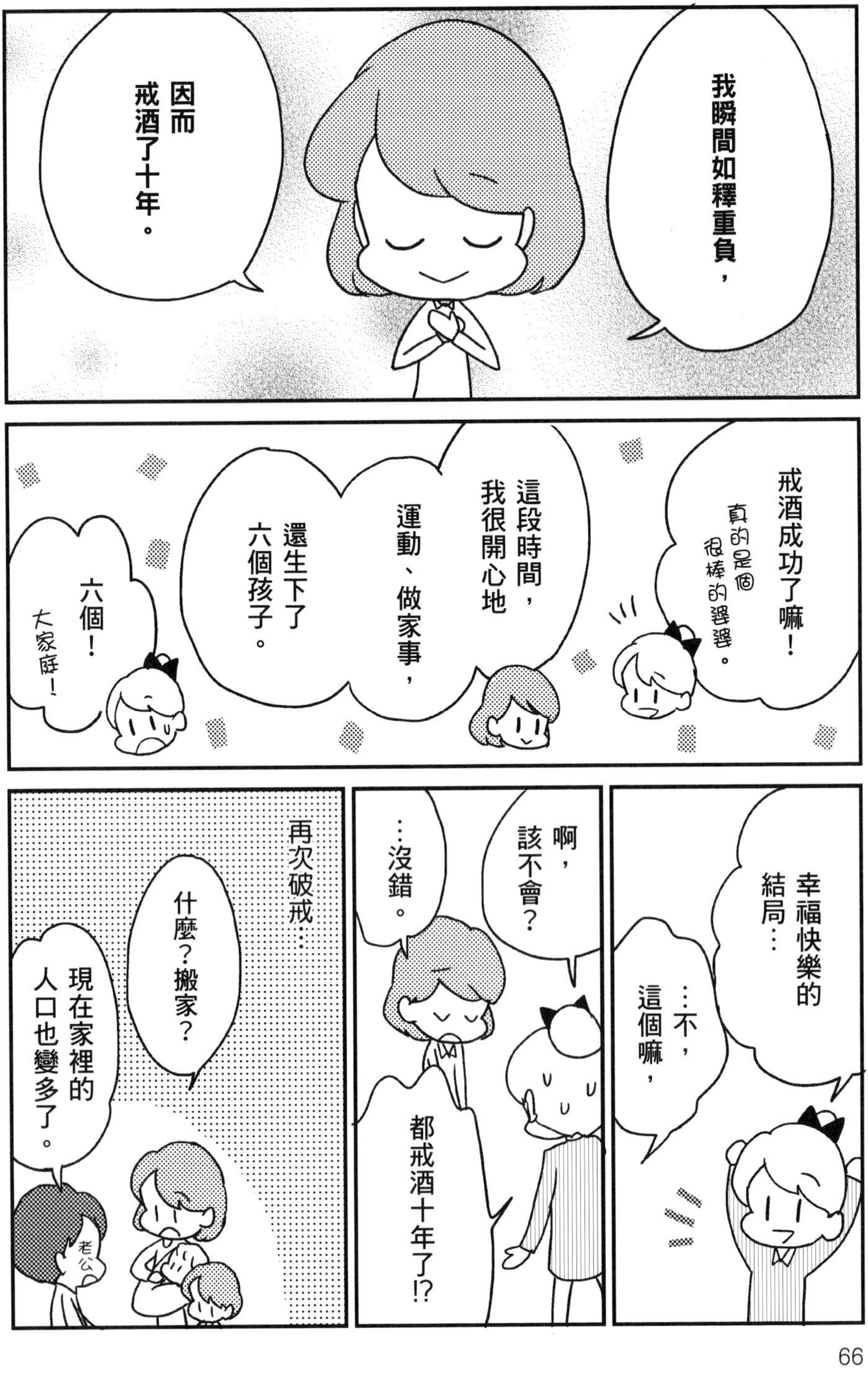
我瞬間如釋重負，
因而戒酒了十年。
戒酒成功了嘛！
真的是個很棒的婆婆。
這段時間，我很開心地運動、做家事，還生下了六個孩子。
六個！
大家庭！
幸福快樂的結局…
…不，這個嘛，
啊，該不會？
…沒錯。
都戒酒十年了!?
再次破戒…
什麼？搬家？
現在家裡的人口也變多了。
老公

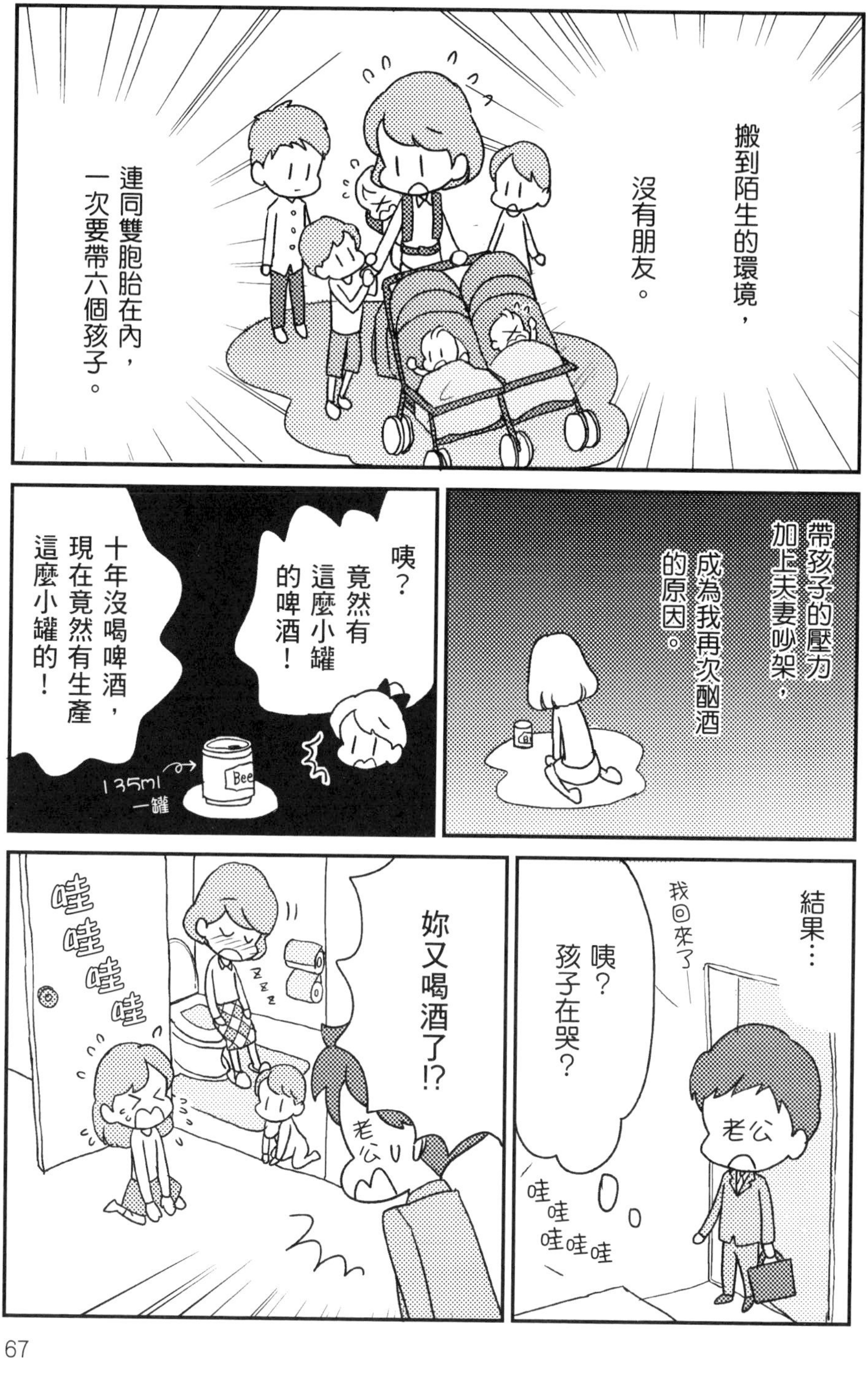
搬到陌生的環境，
沒有朋友。
連同雙胞胎在內，
一次要帶六個孩子。
帶孩子的壓力
加上夫妻吵架，
成為我再次酗酒
的原因。
咦？
竟然有
這麼小罐
的啤酒！
十年沒喝啤酒，
現在竟然有生產
這麼小罐的！
Bee
135ml
一罐
結果…
我回來了
咦？
孩子在哭？
老公
哇
哇
哇哇哇
妳又喝酒了!?
老公
哇
哇
哇
哇

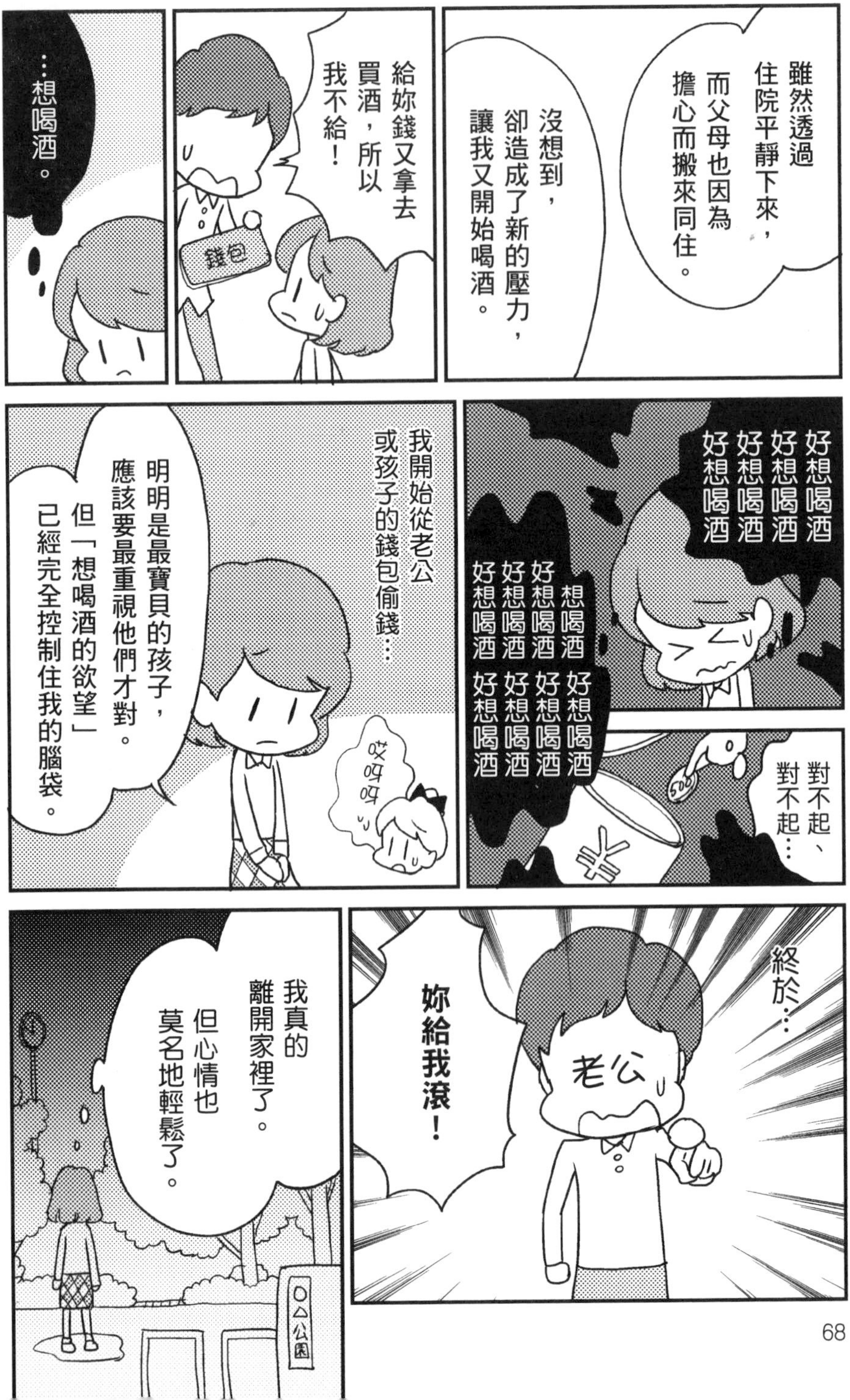
雖然透過住院平靜下來，而父母也因為擔心而搬來同住。
沒想到，卻造成了新的壓力，讓我又開始喝酒。
給妳錢又拿去買酒，所以我不給！
錢包
…想喝酒。
好想喝酒好想喝酒好想喝酒
想喝酒好想喝酒好想喝酒
好想喝酒好想喝酒好想喝酒好想喝酒
對不起、對不起…
我開始從老公或孩子的錢包偷錢…
明明是最寶貝的孩子，應該要最重視他們才對。但「想喝酒的欲望」已經完全控制住我的腦袋。
哎呀呀
終於…
老公
妳給我滾！
我真的離開家裡了。但心情也莫名地輕鬆了。
公園

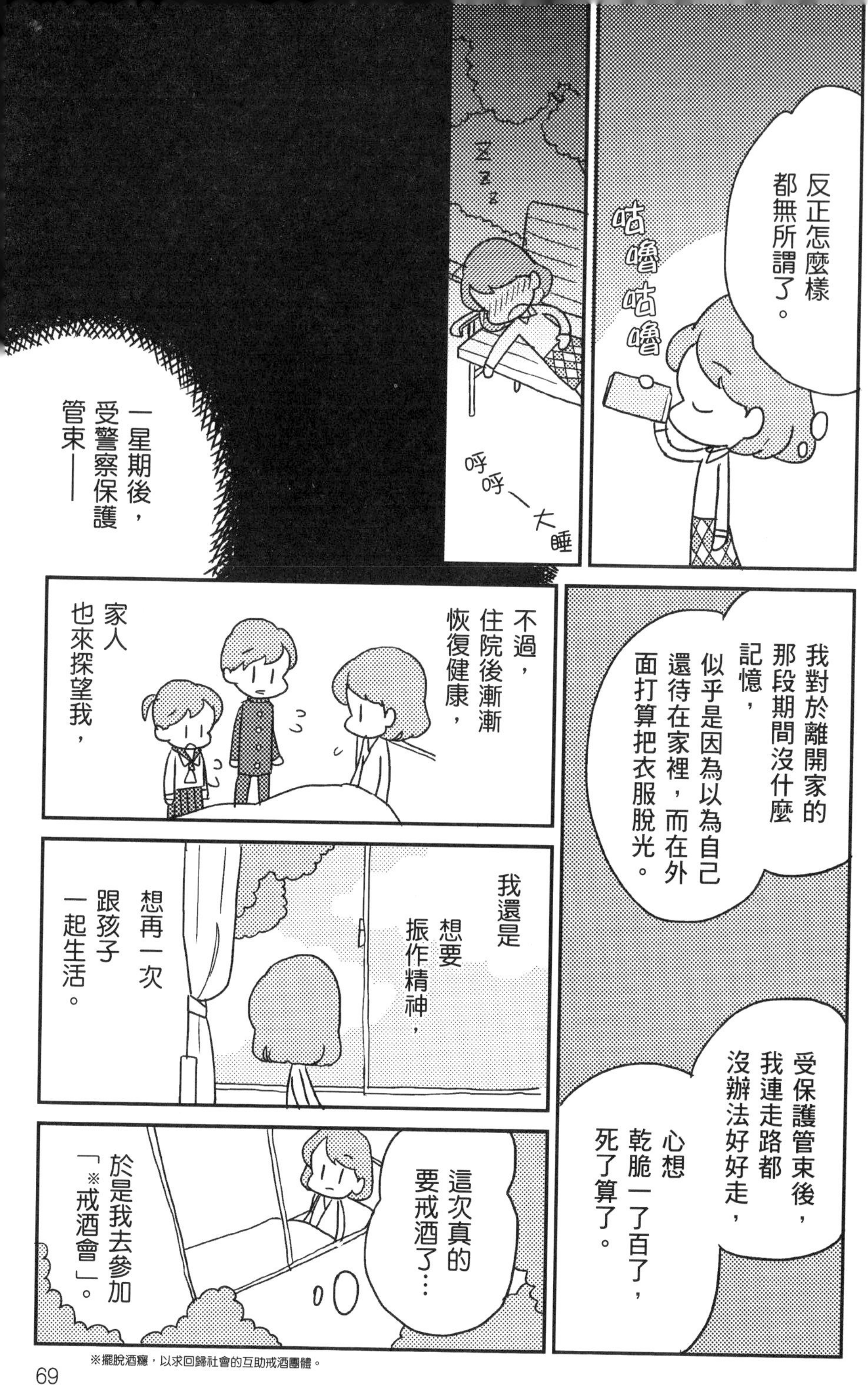
反正怎麼樣都無所謂了。
咕嚕咕嚕
ZZZ
呼呼—大睡
一星期後，受警察保護管束——
我對於離開家的那段期間沒什麼記憶，
似乎是因為以為自己還待在家裡，而在外面打算把衣服脫光。
受保護管束後，我連走路都沒辦法好好走，
心想乾脆一了百了，死了算了。
不過，住院後漸漸恢復健康，
家人也來探望我，
我還是
想要振作精神，
想再一次跟孩子一起生活。
這次真的要戒酒了……
於是我去參加「※戒酒會」。

※擺脫酒癮，以求回歸社會的互助戒酒團體。

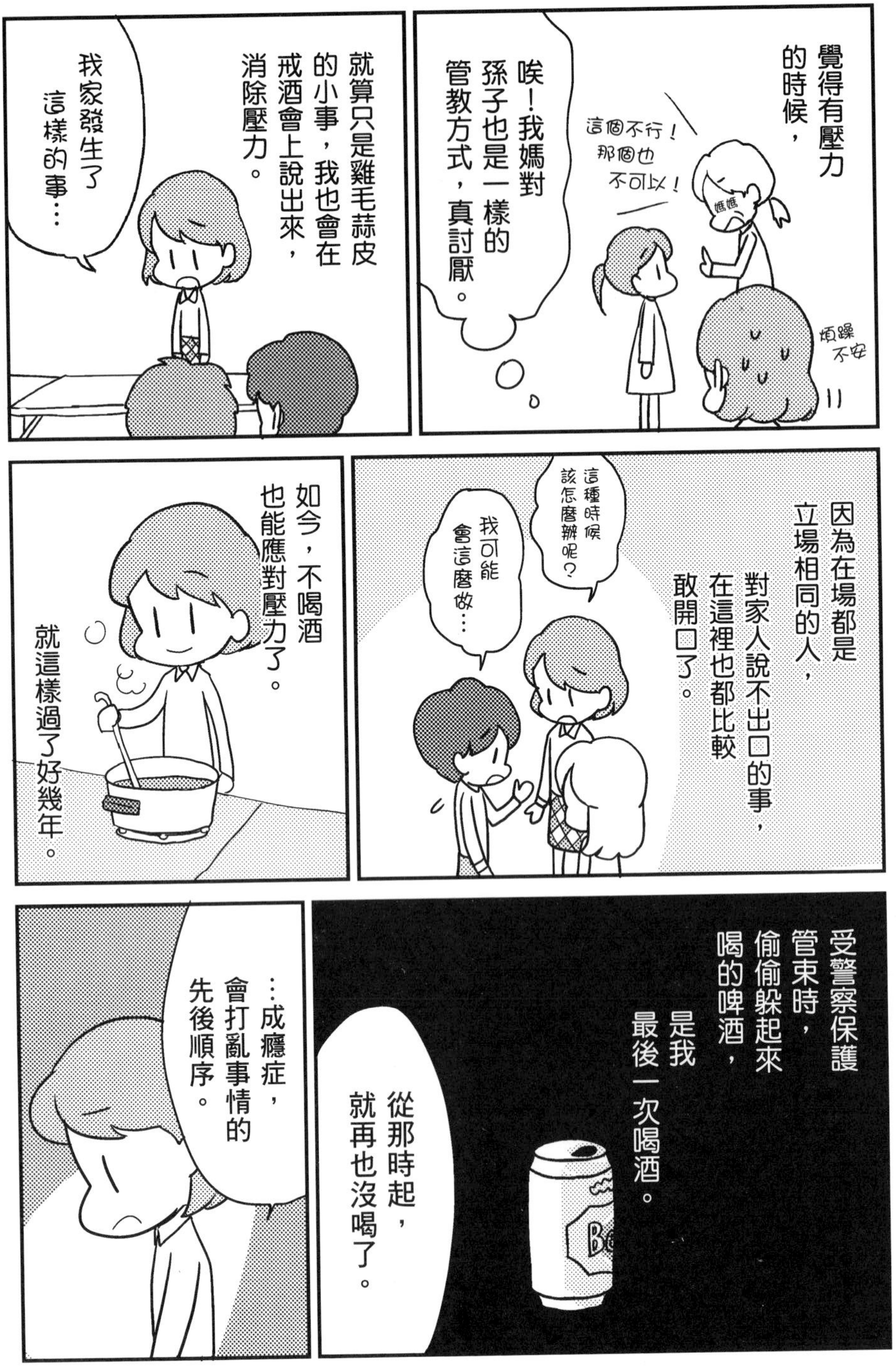
覺得有壓力的時候，
這個不行！那個也不可以！
媽媽
煩躁不安
唉！我媽對孫子也是一樣的管教方式，真討厭。
就算只是雞毛蒜皮的小事，我也會在戒酒會上說出來，消除壓力。
我家發生了這樣的事…
因為在場都是立場相同的人，對家人說不出口的事，在這裡也都比較敢開口了。
這種時候該怎麼辦呢？
我可能會這麼做…
如今，不喝酒也能應對壓力了。
就這樣過了好幾年。
受警察保護管束時，偷偷躲起來喝的啤酒，是我最後一次喝酒。
從那時起，就再也沒喝了。
…成癮症，會打亂事情的先後順序。

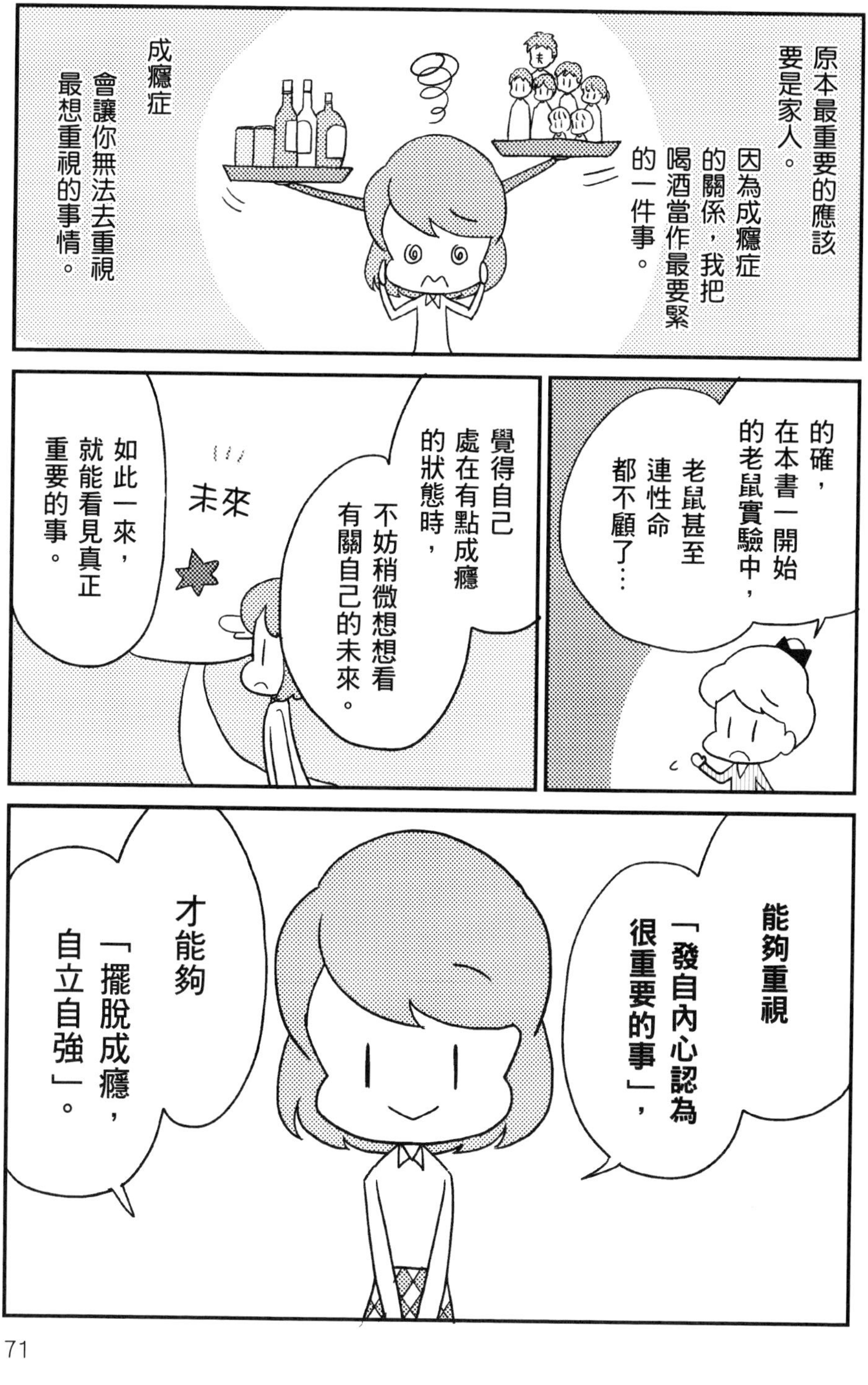
原本最重要的應該要是家人。
因為成癮症的關係，我把喝酒當作最要緊的一件事。
成癮症會讓你無法去重視最想重視的事情。
的確，在本書一開始的老鼠實驗中，老鼠甚至連性命都不顧了…
覺得自己處在有點成癮的狀態時，不妨稍微想想看有關自己的未來。
未來
如此一來，就能看見真正重要的事。
能夠重視「發自內心認為很重要的事」，
才能夠「擺脫成癮，自立自強」。

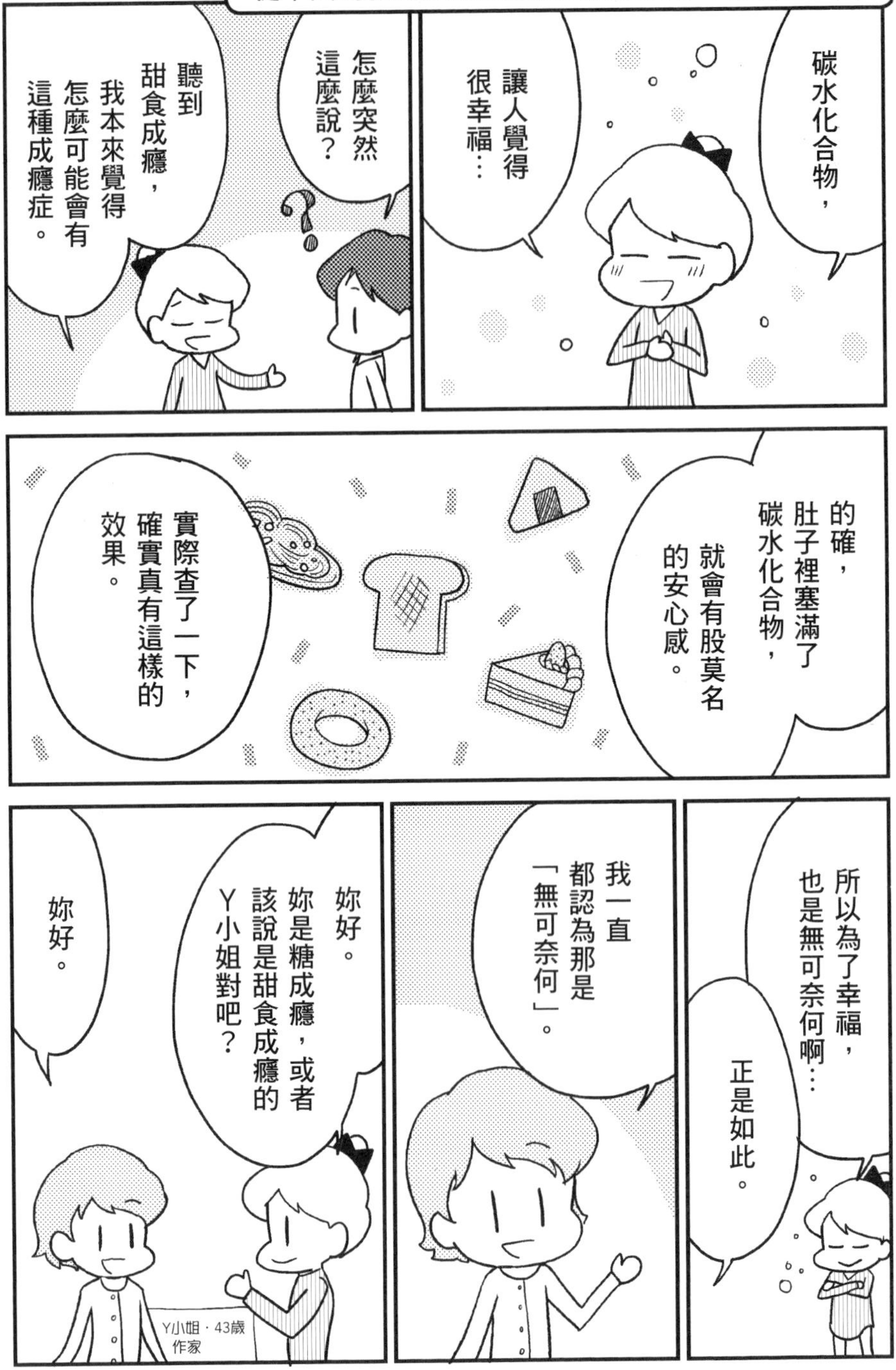
碳水化合物，
讓人覺得很幸福……
怎麼突然這麼說？
聽到甜食成癮，我本來覺得怎麼可能會有這種成癮症。
的確，肚子裡塞滿了碳水化合物，就會有股莫名的安心感。
實際查了一下，確實真有這樣的效果。
所以為了幸福，也是無可奈何啊……
正是如此。
我一直都認為那是「無可奈何」。
妳好。妳是糖成癮，或者該說是甜食成癮的Y小姐對吧？
妳好。
Y小姐・43歲
作家

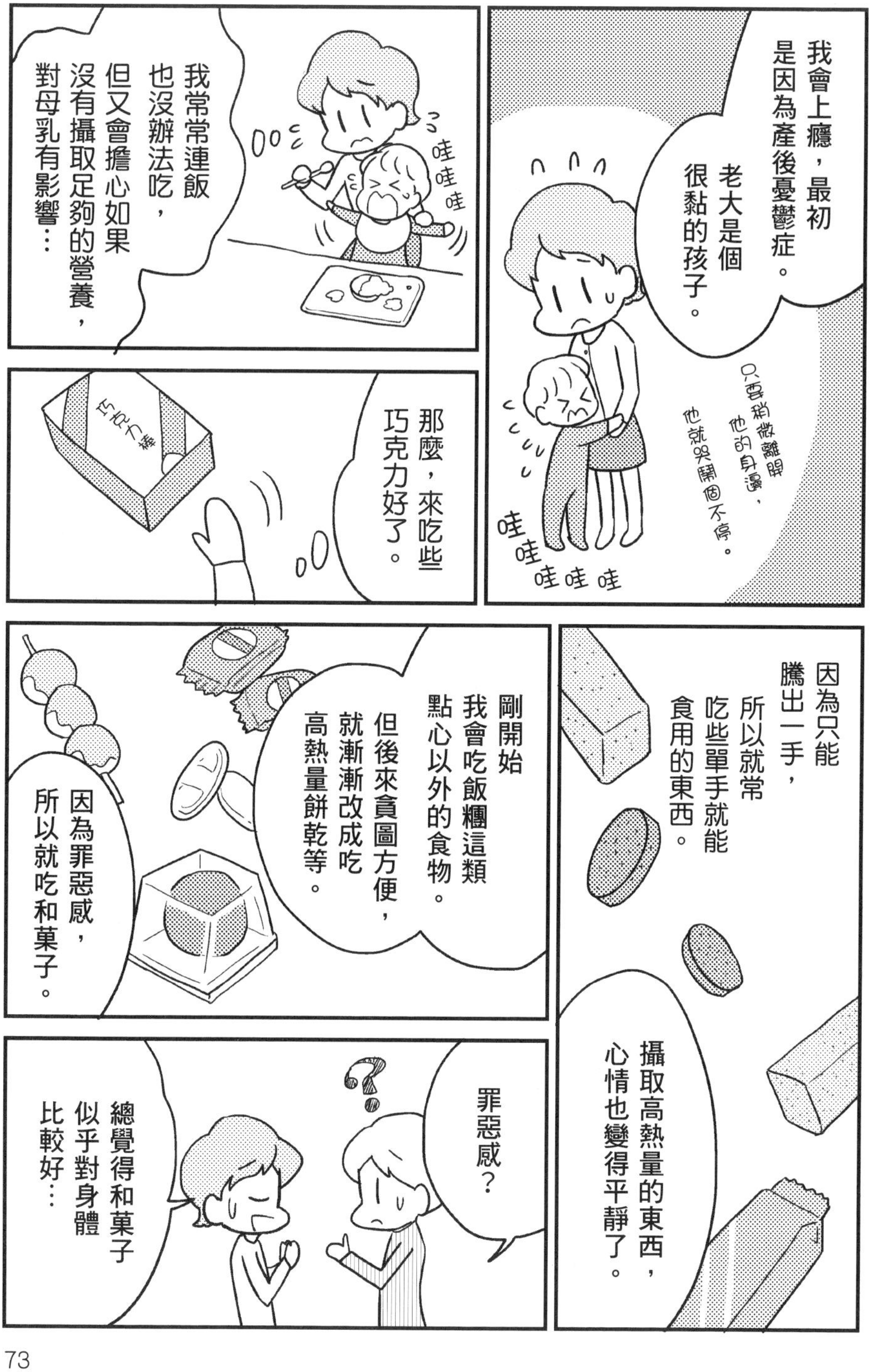
我會上癮，最初是因為產後憂鬱症。
老大是個很黏的孩子。
只要稍微離開他的身邊，他就哭鬧個不停。
哇哇哇哇哇
哇哇哇
我常常連飯也沒辦法吃，但又會擔心如果沒有攝取足夠的營養，對母乳有影響…
巧克力棒
那麼，來吃些巧克力好了。
因為只能騰出一手，所以就常吃些單手就能食用的東西。
攝取高熱量的東西，心情也變得平靜了。
剛開始我會吃飯糰這類點心以外的食物。
但後來貪圖方便，就漸漸改成吃高熱量餅乾等。
因為罪惡感，所以就吃和菓子。
罪惡感？
總覺得和菓子似乎對身體比較好…

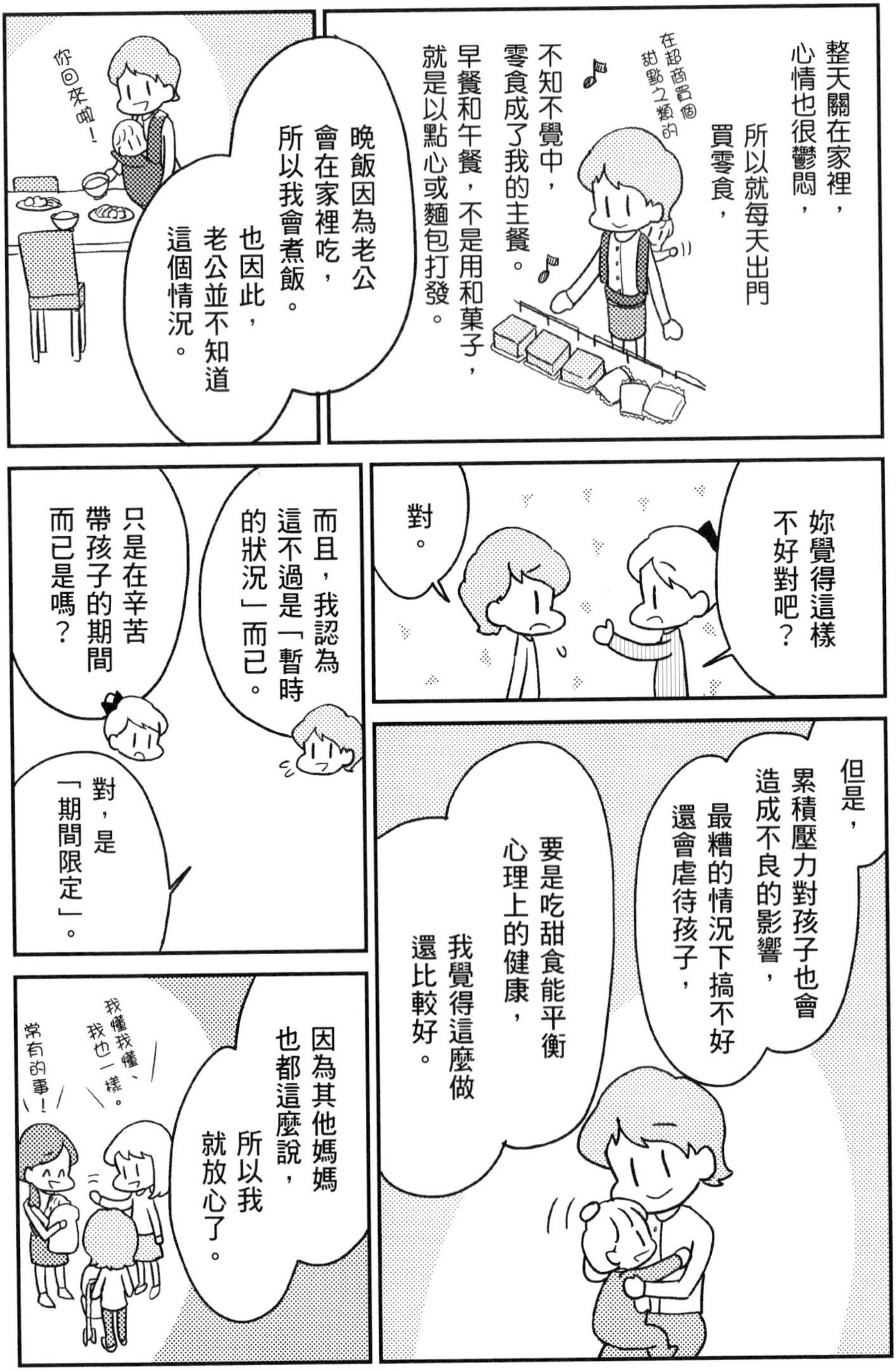
整天關在家裡，心情也很鬱悶，
所以就每天出門買零食，
在超商買個甜點之類的
不知不覺中，零食成了我的主餐。
早餐和午餐，不是用和菓子，就是以點心或麵包打發。
你回來啦！
晚飯因為老公會在家裡吃，所以我會煮飯。
也因此，老公並不知道這個情況。
妳覺得這樣不好對吧？
對。
而且，我認為這不過是「暫時的狀況」而已。
只是在辛苦帶孩子的期間而已是嗎？
對，是「期間限定」。
但是，累積壓力對孩子也會造成不良的影響，最糟的情況下搞不好還會虐待孩子，
要是吃甜食能平衡心理上的健康，
我覺得這麼做還比較好。
因為其他媽媽也都這麼說，
所以我就放心了。
我懂我懂、我也一樣。
常有的事！

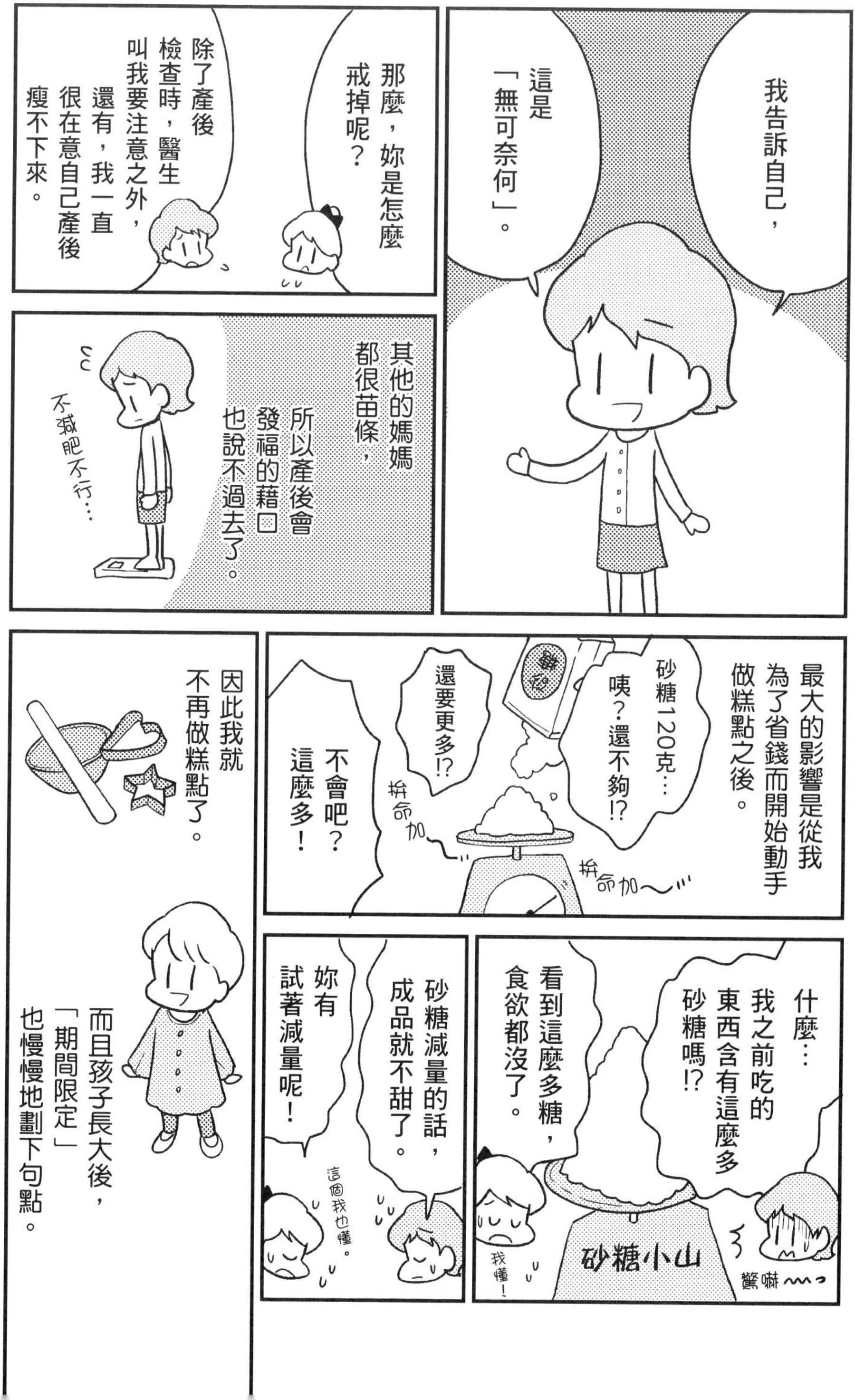
我告訴自己，
這是「無可奈何」。
那麼，妳是怎麼戒掉呢？
除了產後檢查時，醫生叫我要注意之外，
還有，我一直很在意自己產後瘦不下來。
其他的媽媽都很苗條，
所以產後會發福的藉口也說不過去了。
不減肥不行…
最大的影響是從我為了省錢而開始動手做糕點之後。
砂糖120克…
咦？還不夠!?
還要更多!?
不會吧？這麼多！
拚命加
拚命加～
什麼…我之前吃的東西含有這麼多砂糖嗎!?
看到這麼多糖，食欲都沒了。
驚嚇
砂糖小山
我懂！
砂糖減量的話，成品就不甜了。
妳有試著減量呢！
這個我也懂。
因此我就不再做糕點了。
而且孩子長大後，「期間限定」也慢慢地劃下句點。

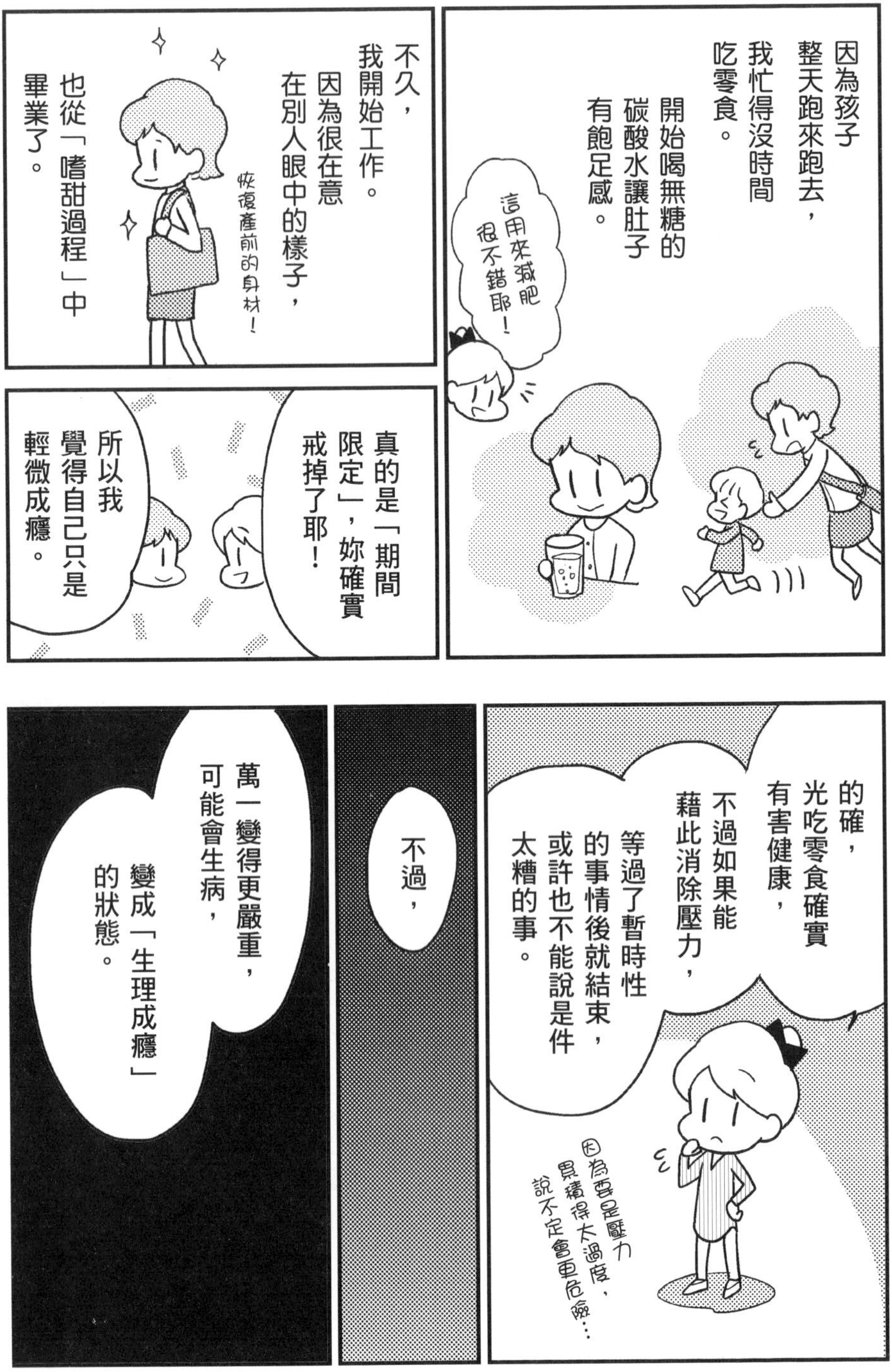
因為孩子整天跑來跑去，我忙得沒時間吃零食。
開始喝無糖的碳酸水讓肚子有飽足感。
這用來減肥很不錯耶！
不久，我開始工作。
因為很在意在別人眼中的樣子，
恢復產前的身材！
也從「嗜甜過程」中畢業了。
真的是「期間限定」，妳確實戒掉了耶！
所以我覺得自己只是輕微成癮。
的確，光吃零食確實有害健康，
不過如果能藉此消除壓力，
等過了暫時性的事情後就結束，或許也不能說是件太糟的事。
因為要是壓力累積得太過度，說不定會更危險……
不過，
萬一變得更嚴重，可能會生病，
變成「生理成癮」的狀態。

#8 泥沼

從「每天倦怠得想睡」到擺脫醣成癮症的原因

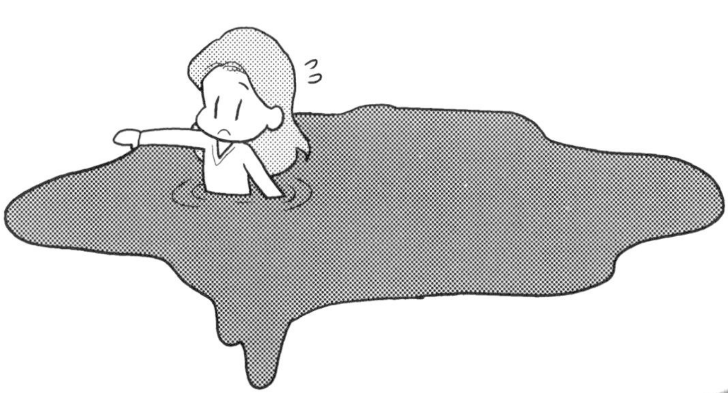

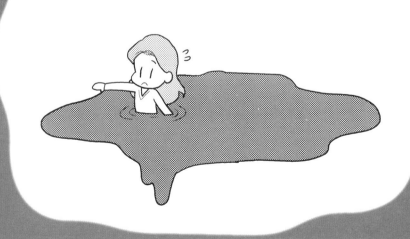

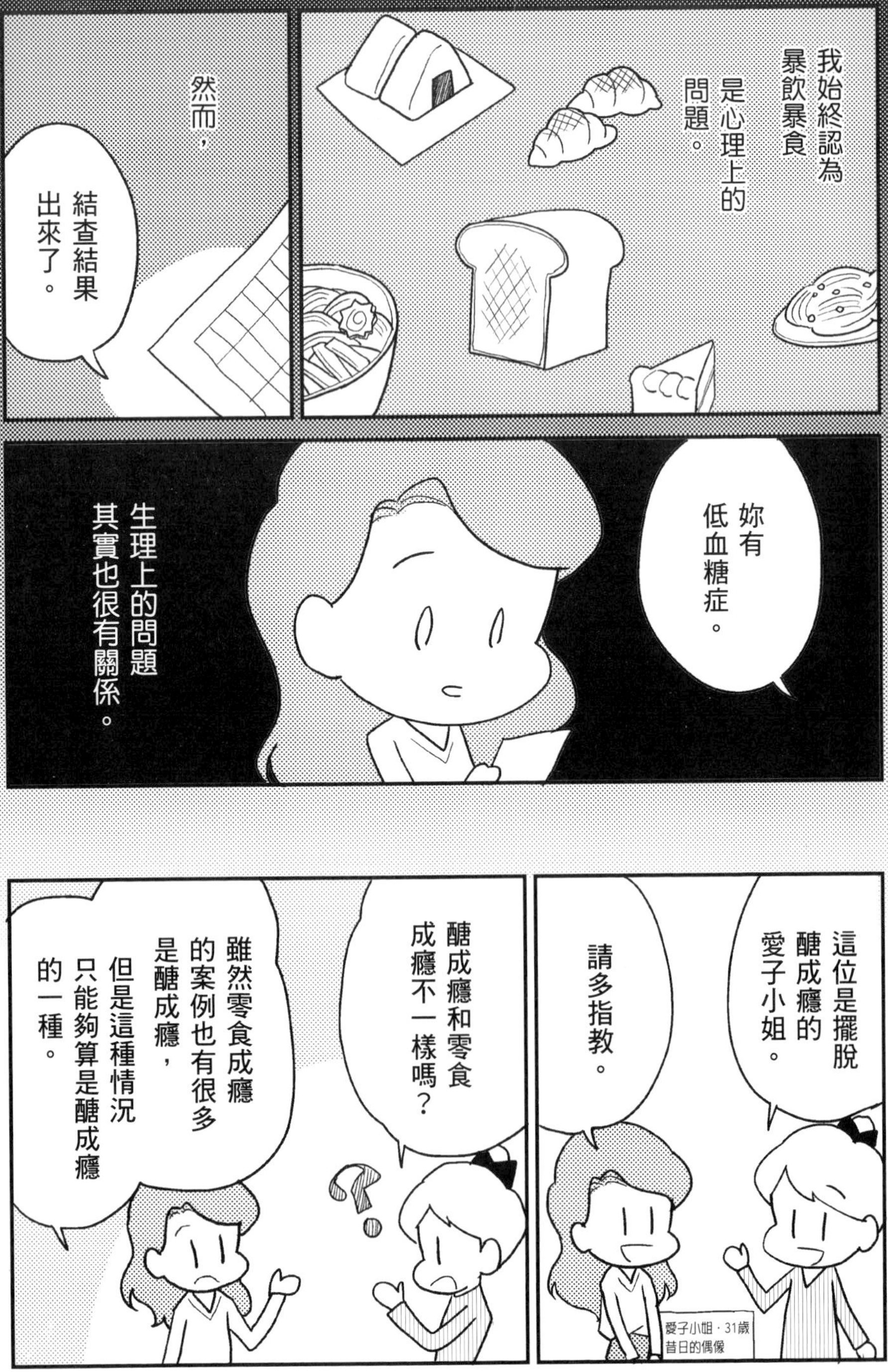
我始終認為暴飲暴食是心理上的問題。
然而，
結查結果出來了。
妳有低血糖症。
生理上的問題其實也很有關係。
這位是擺脫醣成癮的愛子小姐。
請多指教。
愛子小姐‧31歲
昔日的偶像
醣成癮和零食成癮不一樣嗎？
雖然零食成癮的案例也有很多是醣成癮，
但是這種情況只能夠算是醣成癮的一種。

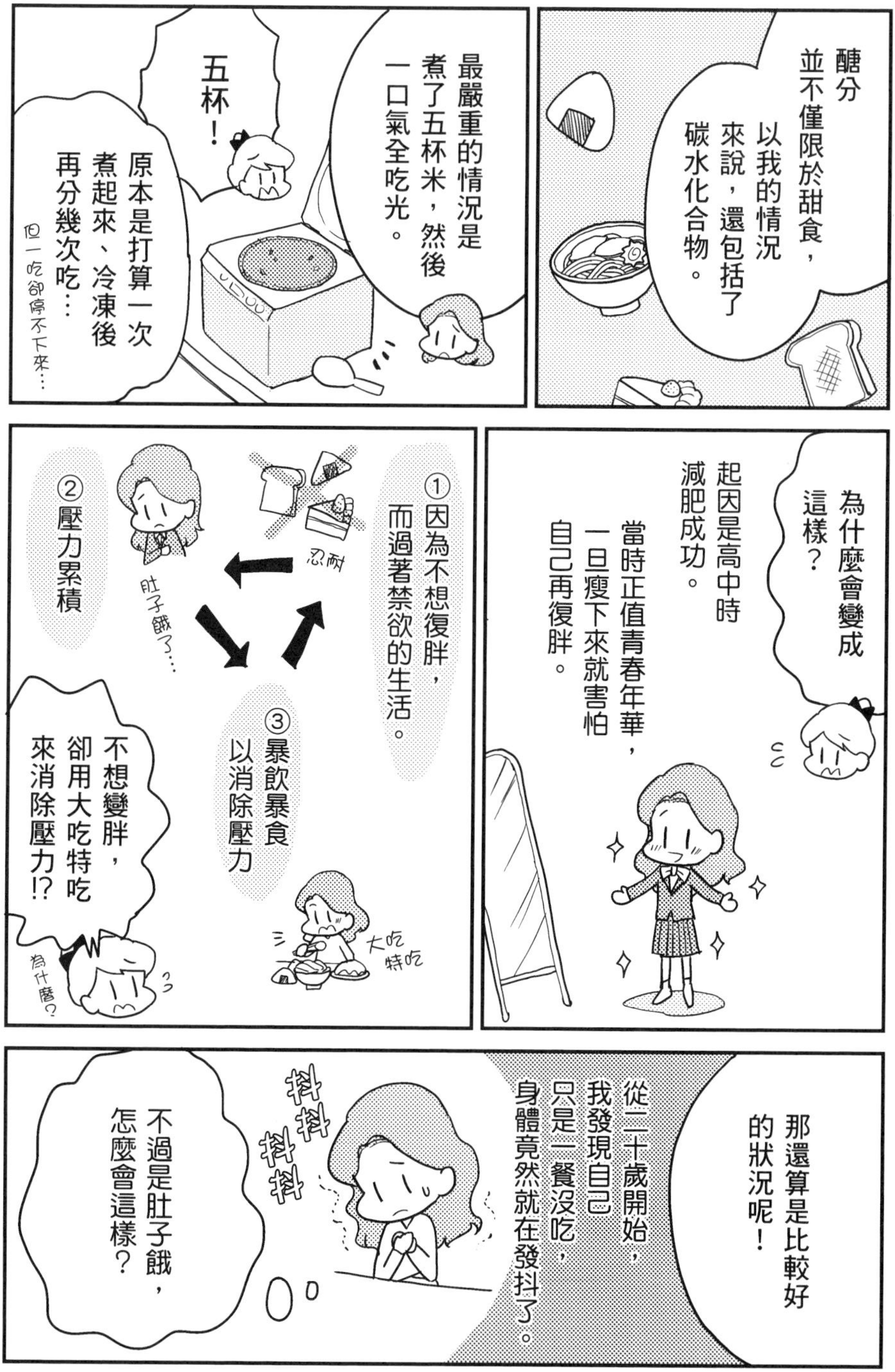
醣分並不僅限於甜食，以我的情況來說，還包括了碳水化合物。
最嚴重的情況是煮了五杯米，然後一口氣全吃光。
五杯！
原本是打算一次煮起來、冷凍後再分幾次吃…
但一吃卻停不下來…
為什麼會變成這樣？
起因是高中時減肥成功。
當時正值青春年華，一旦瘦下來就害怕自己再復胖。
①因為不想復胖，而過著禁欲的生活。
忍耐
②壓力累積
肚子餓了…
③暴飲暴食以消除壓力
大吃特吃
不想變胖，卻用大吃特吃來消除壓力!?
為什麼?
那還算是比較好的狀況呢！
從二十歲開始，我發現自己只是一餐沒吃，身體竟然就在發抖了。
抖抖抖
不過是肚子餓，怎麼會這樣？

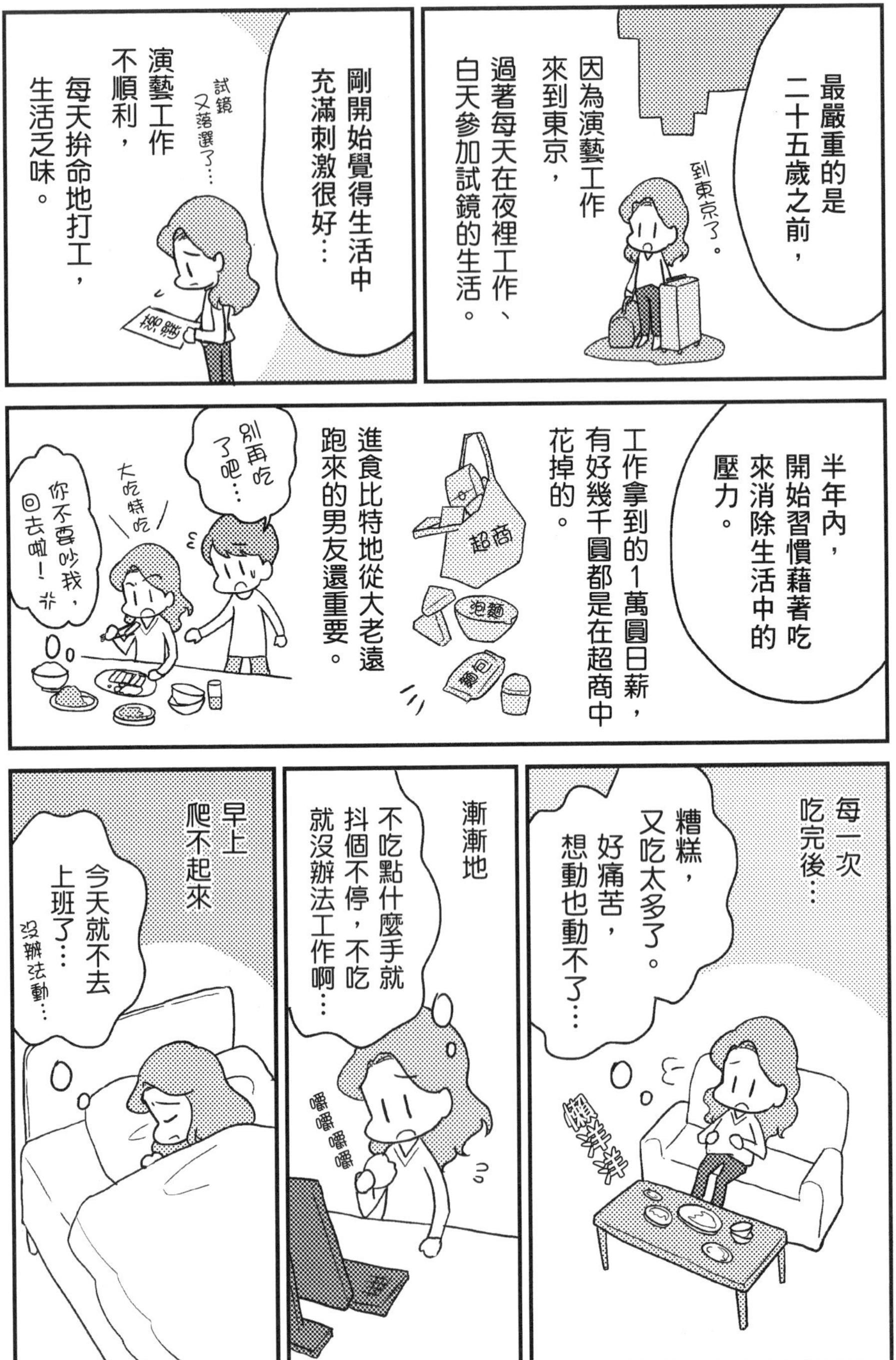
最嚴重的是二十五歲之前，
因為演藝工作來到東京，
過著每天在夜裡工作、白天參加試鏡的生活。
到東京了。
剛開始覺得生活中充滿刺激很好…
試鏡又落選了…
演藝工作不順利，
每天拚命地打工，
生活乏味。
半年內，開始習慣藉著吃來消除生活中的壓力。
工作拿到的1萬圓日薪，有好幾千圓都是在超商中花掉的。
超商
泡麵
進食比特地從大老遠跑來的男友還重要。
別再吃了吧…
大吃特吃
你不要吵我，回去啦！
每一次吃完後…
糟糕，又吃太多了。
好痛苦，想動也動不了…
漸漸地
不吃點什麼手就抖個不停，不吃就沒辦法工作啊…
嚼嚼嚼嚼
早上爬不起來
今天就不去上班了…
沒辦法動…

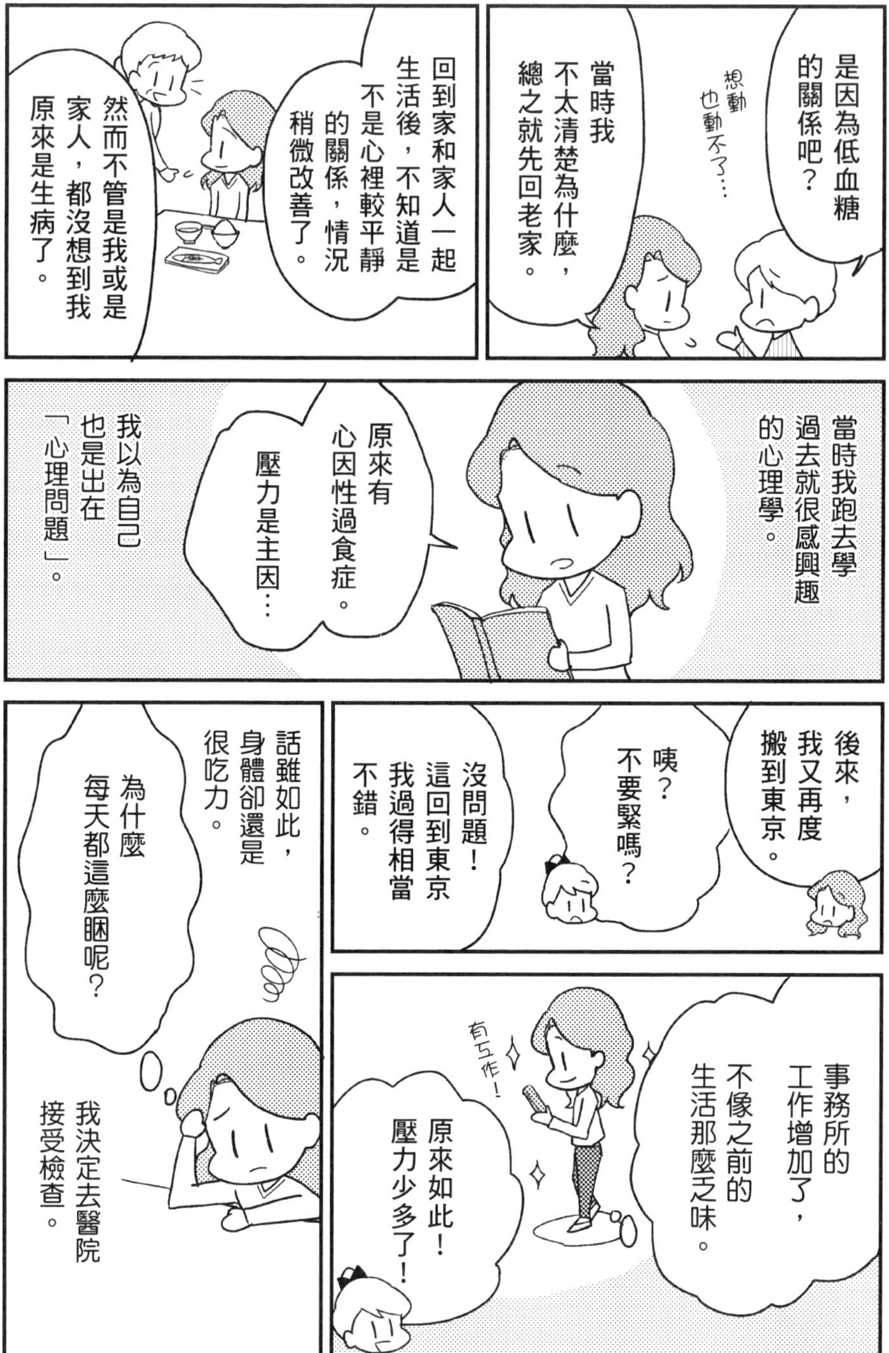
是因為低血糖的關係吧？
想動也動不了…
當時我不太清楚為什麼，總之就先回老家。
回到家和家人一起生活後，不知道是不是心裡較平靜的關係，情況稍微改善了。
然而不管是我或是家人，都沒想到我原來是生病了。
當時我跑去學過去就很感興趣的心理學。
原來有心因性過食症。壓力是主因…
我以為自己也是出在「心理問題」。
後來，我又再度搬到東京。
咦？不要緊嗎？
沒問題！這回到東京我過得相當不錯。
事務所的工作增加了，不像之前的生活那麼乏味。
有工作！
原來如此！壓力少多了！
話雖如此，身體卻還是很吃力。
為什麼每天都這麼睏呢？
我決定去醫院接受檢查。

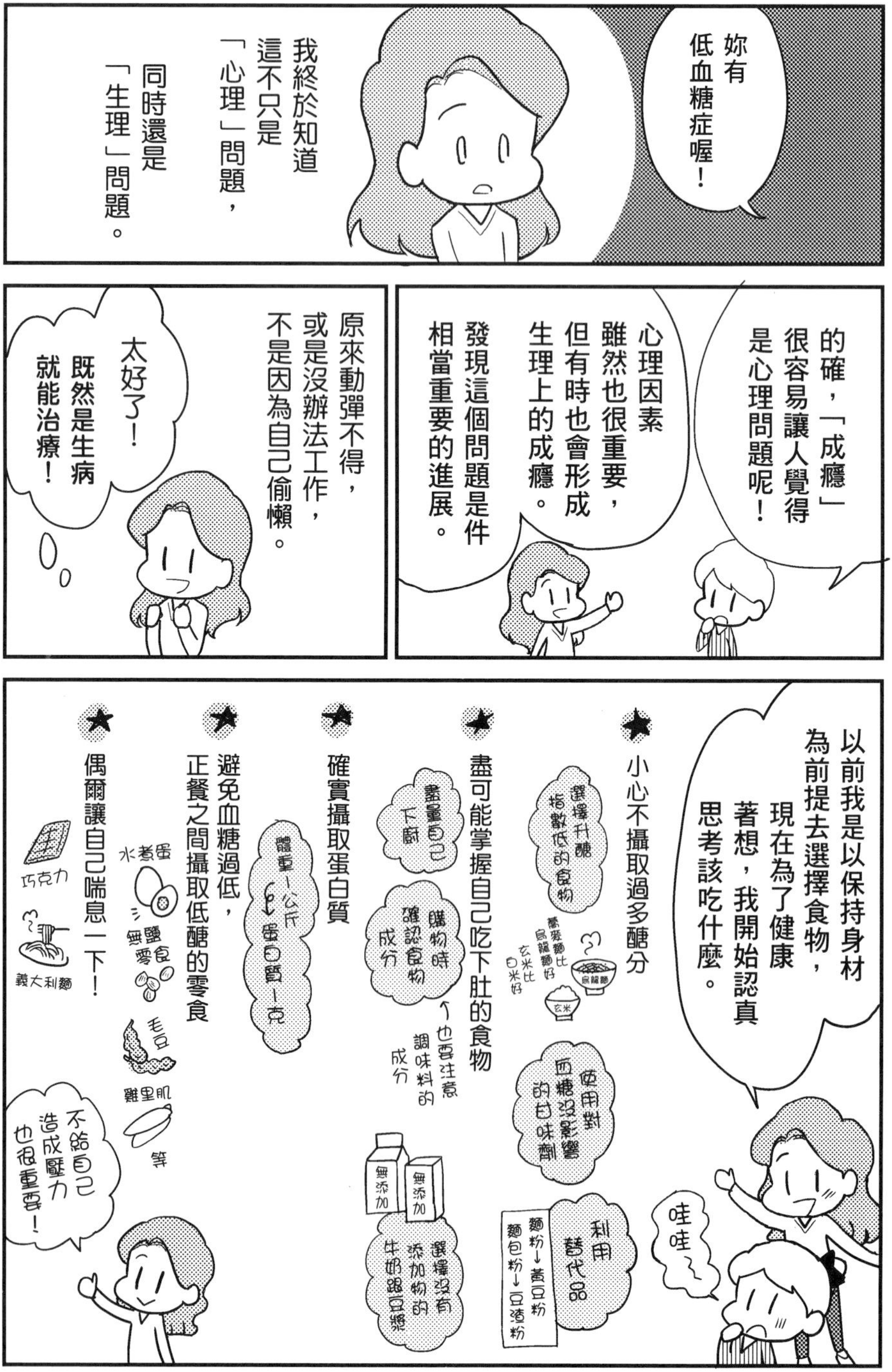
妳有低血糖症喔！
我終於知道這不只是「心理」問題，同時還是「生理」問題。
的確，「成癮」很容易讓人覺得是心理問題呢！
心理因素雖然也很重要，但有時也會形成生理上的成癮。發現這個問題是件相當重要的進展。
原來動彈不得，或是沒辦法工作，不是因為自己偷懶。
太好了！既然是生病就能治療！
以前我是以保持身材為前提去選擇食物，現在為了健康著想，我開始認真思考該吃什麼。
★小心不攝取過多醣分
選擇升醣指數低的食物
蕎麥麵比烏龍麵好
玄米比白米好
烏龍麵
玄米
使用對血糖沒影響的甘味劑
★盡可能掌握自己吃下肚的食物
盡量自己下廚
購物時確認食物成分
↑也要注意調味料的成分
無添加
無添加
選擇沒有添加物的牛奶跟豆漿
利用替代品
麵粉→黃豆粉
麵包粉→豆渣粉
哇哇～
★確實攝取蛋白質
體重1公斤→蛋白質1克
★避免血糖過低，正餐之間攝取低醣的零食
水煮蛋
無鹽零食
毛豆
雞里肌
等
★偶爾讓自己喘息一下！
巧克力
義大利麵
不給自己造成壓力也很重要！

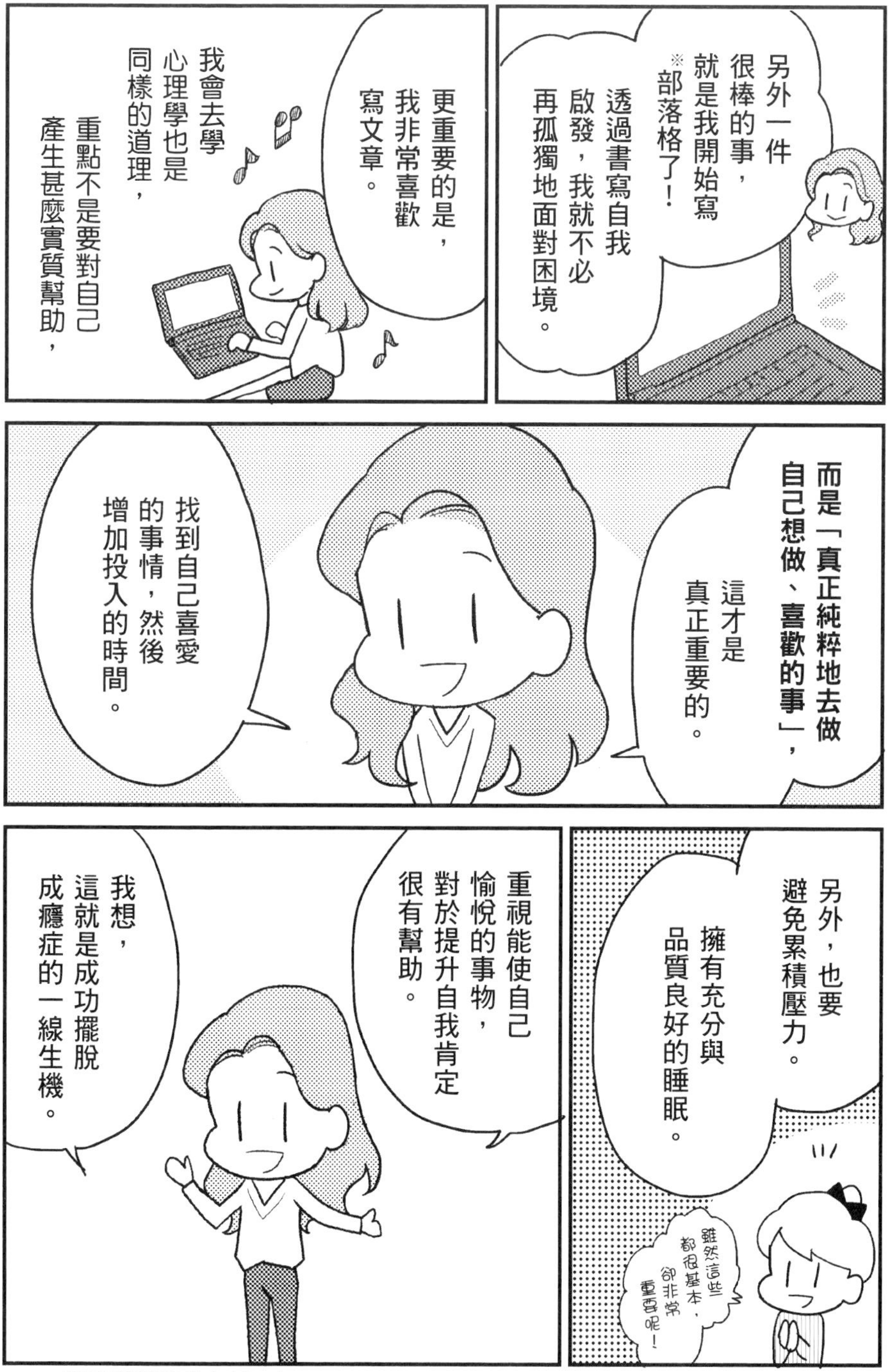
另外一件很棒的事，就是我開始寫※部落格了！
透過書寫自我啟發，我就不必再孤獨地面對困境。
更重要的是，我非常喜歡寫文章。
我會去學心理學也是同樣的道理，
重點不是要對自己產生甚麼實質幫助，
而是「真正純粹地去做自己想做、喜歡的事」，
這才是真正重要的。
找到自己喜愛的事情，然後增加投入的時間。
另外，也要避免累積壓力。
擁有充分與品質良好的睡眠。
雖然這些都很基本，卻非常重要呢！
重視能使自己愉悅的事物，對於提升自我肯定很有幫助。
我想，這就是成功擺脫成癮症的一線生機。

※愛子小姐的部落格 Aiko's philosophy

大石醫生的叮嚀Q&A②

Q

成癮症患者的腦袋，究竟在想什麼呢？

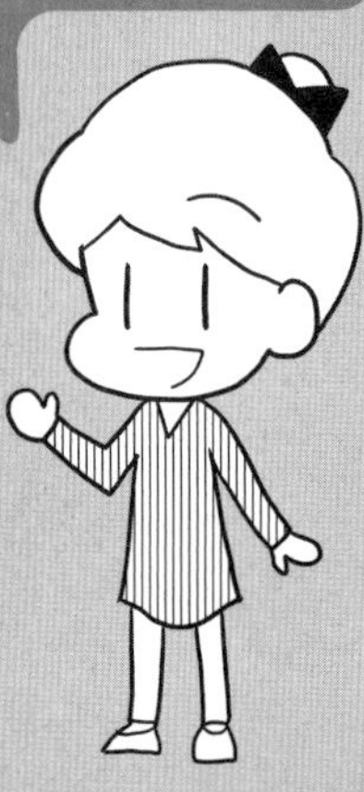

A

「人類腦」VS「動物腦」

人腦可分為「人類腦」及「動物腦」。「人類腦」位於額葉，是負責思考的腦。像是一邊想著：「要去東京車站」，一邊搭上電車，便是額葉所引起的作用。

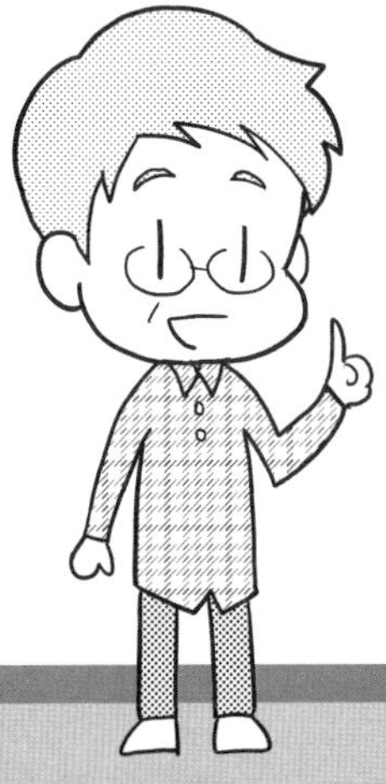

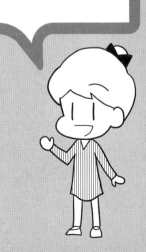

另一方面，「動物腦」位於稱為舊皮質的位置，負責生存欲求相關的部分。「想吃」、「想睡」、「想做愛」等欲望，都是舊皮質所產生的作用。

所謂的**成癮症，就是當人的「動物腦」經常勝過「人類腦」的狀態**。想著「要戒掉」，就是人類腦正在思考著「要戒掉什麼習慣、想成為什麼樣子」的狀態，而若是無法勝過動物腦的欲求時，就會產生「又忍不住破戒了……」的狀況。

成癮症的治療和減肥很類似

因為「動物腦」時常占上風，而導致的成癮症該怎麼治療呢？

成癮症無法像其他疾病以「手術」或「藥劑」等手段來治療。就像肥胖的人即使想減肥，也無法透過手術或服藥就立刻瘦下來。

首先希望各位了解——**人腦很健忘**。下定決心要從今天開始戒掉，然後就成功戒掉的成癮症患者，據我所知幾乎不存在。即使下定決心：「我要戒！」但這樣的心情若是置之不理，就會漸漸變淡。明明決定：「今年絕對要瘦下來！」卻又在不知不覺間，輸給誘惑，體重計上的數字幾乎沒變…想必有很多人都曾有過類似的經驗。我們在醫院會**要求成癮症患者，每週或每月一次固定回診，就是希望他們不要忘了想戒掉的決心**。

當患者發現自己犯了成癮症，「想戒掉」時，人類腦便處於強烈作用的狀態。所以為了不要讓他們忘記這樣的決心，便會要求他們到醫院回診。只要來到醫院，見到其他即將擺脫成癮症的人，就更能產生「我也要更努力」的想法。

比方說，「明明想減肥，卻會忍不住吃甜食」（輕微醣成癮）的人，在房間放眼所及的地方，貼上理想體型的照片來提醒自己；或是像曾經很流行的「筆記瘦身法」，也都是藉由每天量體重，來自我警惕「不要忘記」、「一定要瘦下來」的減肥法。

成癮症的治療大致可分為兩種

要求成癮症患者固定回診，除了藉此提醒患者不要忘記「想戒的決心」這個目的，當然也要進行具體的治療方式。我對來醫院的成癮症患者，進行的治療方法大致可區分為以下兩種。

①認知行為療法　②條件反射控制法

①「認知行為療法」是一種影響「人類腦」的治療方式。這個方法是去理解自己對事物的掌握度（認知），以改變不良習慣，也常運用在憂鬱症的治療上。②「條件反射控制法」是針對「動物腦」製造出剎車機制的治療法。這個方法不僅針對酒癮、藥物濫用、忍不住順手牽羊的竊盜癖，對色狼等也都有效果。

對於還沒有嚴重到需要來醫院治療的輕微成癮患者而言，①「認知行為療法」的思考方法便非常具有參考價值，在下一章的Q＆A中，我會具體地說明。

第3章

戒掉
購物成癮、
賭博成癮

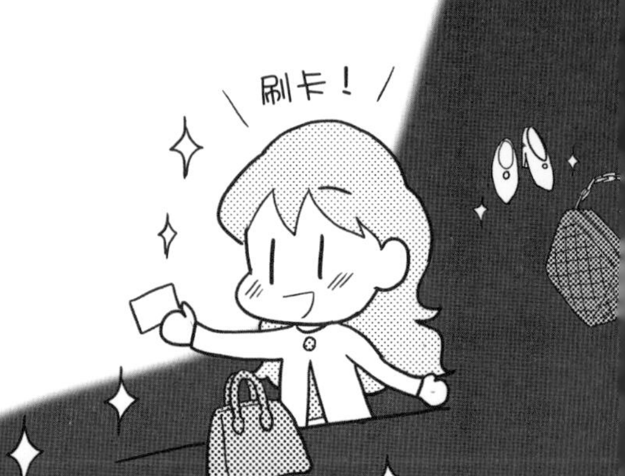

#9　#10

從 **購物成癮** 水窪、泥沼 脫身者的經驗談

#11　#12

從 **賭博成癮** 水窪、泥沼 脫身者的經驗談

賭博成癮或購物成癮的人，不僅會失去相當多的金錢，甚至會發現，獲得的根本不是自己真正想要的…

根據二〇一七年厚生勞動省的調查，日本全國疑似有賭博成癮的人，竟然就超過了三百二十萬人。購物成癮也因為網路購物的普及而增加，為此而至醫院接受治療的人也持續增加。

你是否曾因為購物，使得心情變得很嗨，感覺煩人的事情全都暫時拋到腦後的經驗呢？當這些購買行為一再反覆，無法自我控制時，購買什麼物品彷彿已不再重要，反而是「購物」這個行為成了真正的目的——這就是購物成癮。

各位是否都能將錢確實地使用在對自己真正重要的事物上呢？

#9 水窪
從「為兩噸垃圾付房租」到擺脫購物成癮的原因

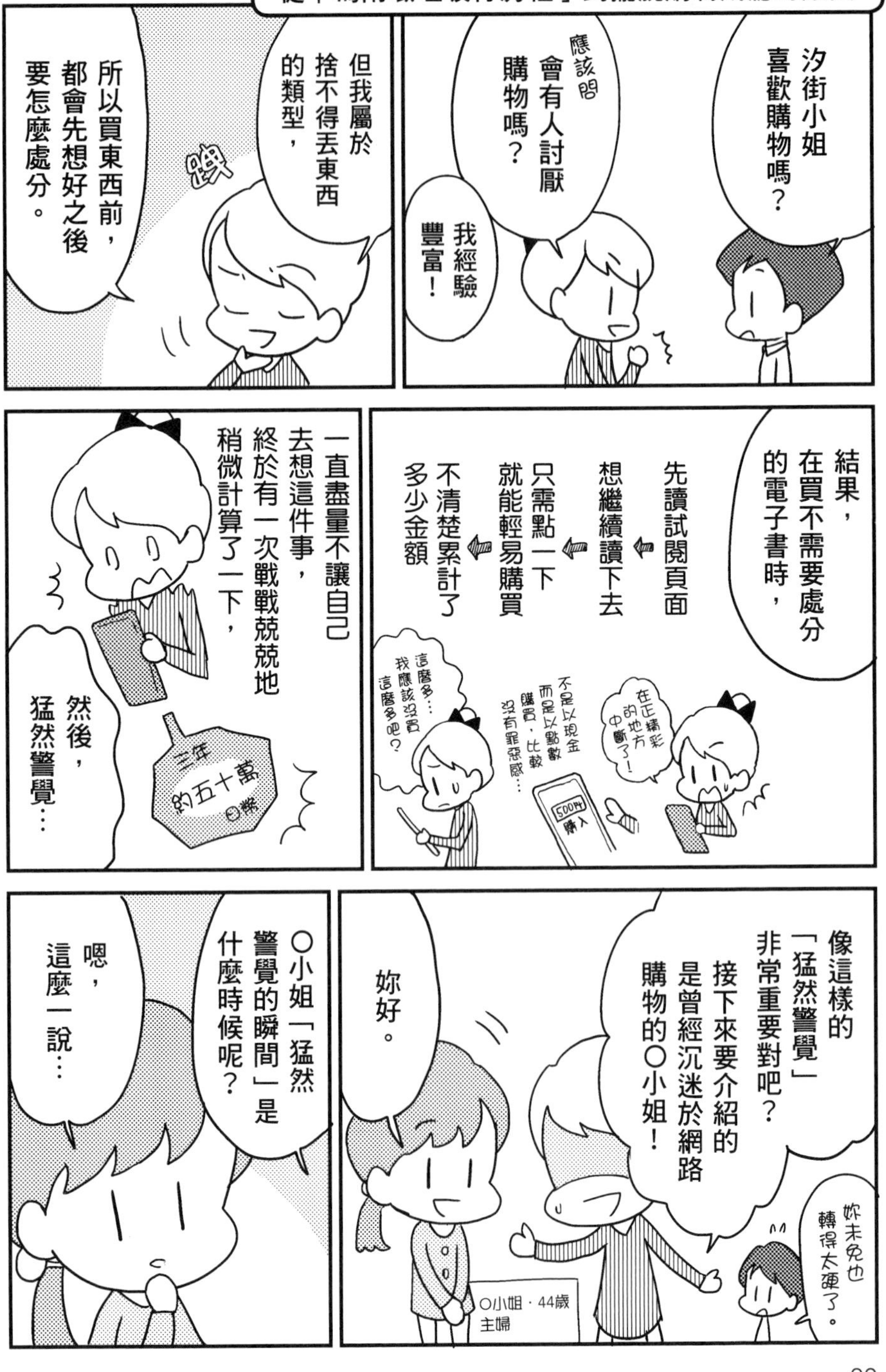
汐街小姐喜歡購物嗎？
應該問會有人討厭購物嗎？
我經驗豐富！
但我屬於捨不得丟東西的類型，
所以買東西前，都會先想好之後要怎麼處分。
結果，在買不需要處分的電子書時，
先讀試閱頁面
想繼續讀下去
只需點一下就能輕易購買
不清楚累計了多少金額
在正精彩的地方中斷了！
不是以現金而是以點數購買，比較沒有罪惡感…
500円
購入
這麼多…我應該沒買這麼多吧？
一直盡量不讓自己去想這件事，終於有一次戰戰兢兢地稍微計算了一下，
三年 約五十萬 日幣
然後，猛然警覺…
像這樣的「猛然警覺」非常重要對吧？
接下來要介紹的是曾經沉迷於網路購物的○小姐！
妳未免也轉得太硬了。
妳好。
○小姐・44歲
主婦
○小姐「猛然警覺的瞬間」是什麼時候呢？
嗯，這麼一說…

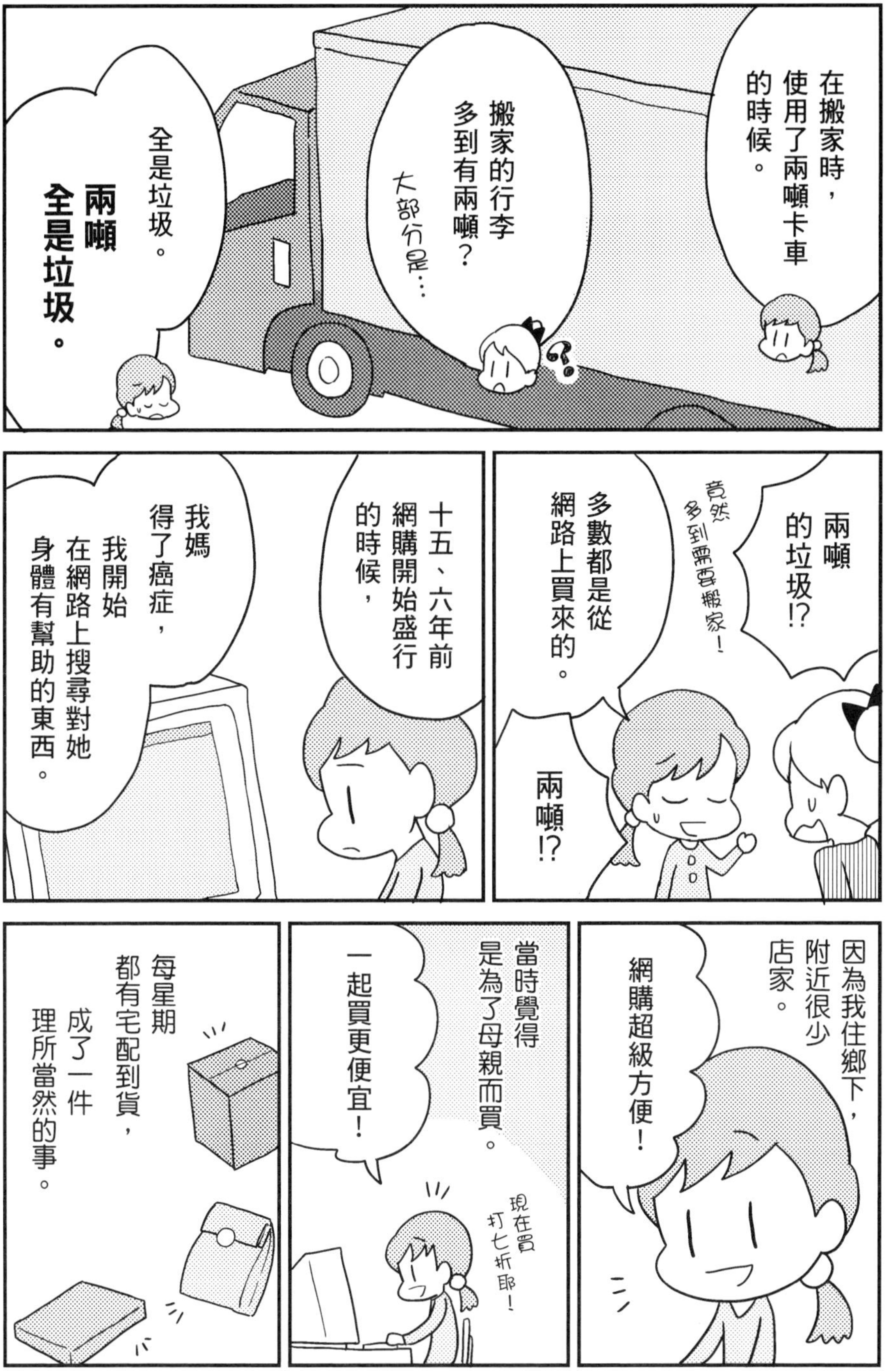
在搬家時，使用了兩噸卡車的時候。
搬家的行李多到有兩噸？
大部分是…
全是垃圾。
兩噸全是垃圾。
兩噸的垃圾!?
竟然多到需要搬家！
多數都是從網路上買來的。
兩噸!?
十五、六年前網購開始盛行的時候，
我媽得了癌症，我開始在網路上搜尋對她身體有幫助的東西。
因為我住鄉下，附近很少店家。
網購超級方便！
當時覺得是為了母親而買。
一起買更便宜！
現在買打七折耶！
每星期都有宅配到貨，成了一件理所當然的事。

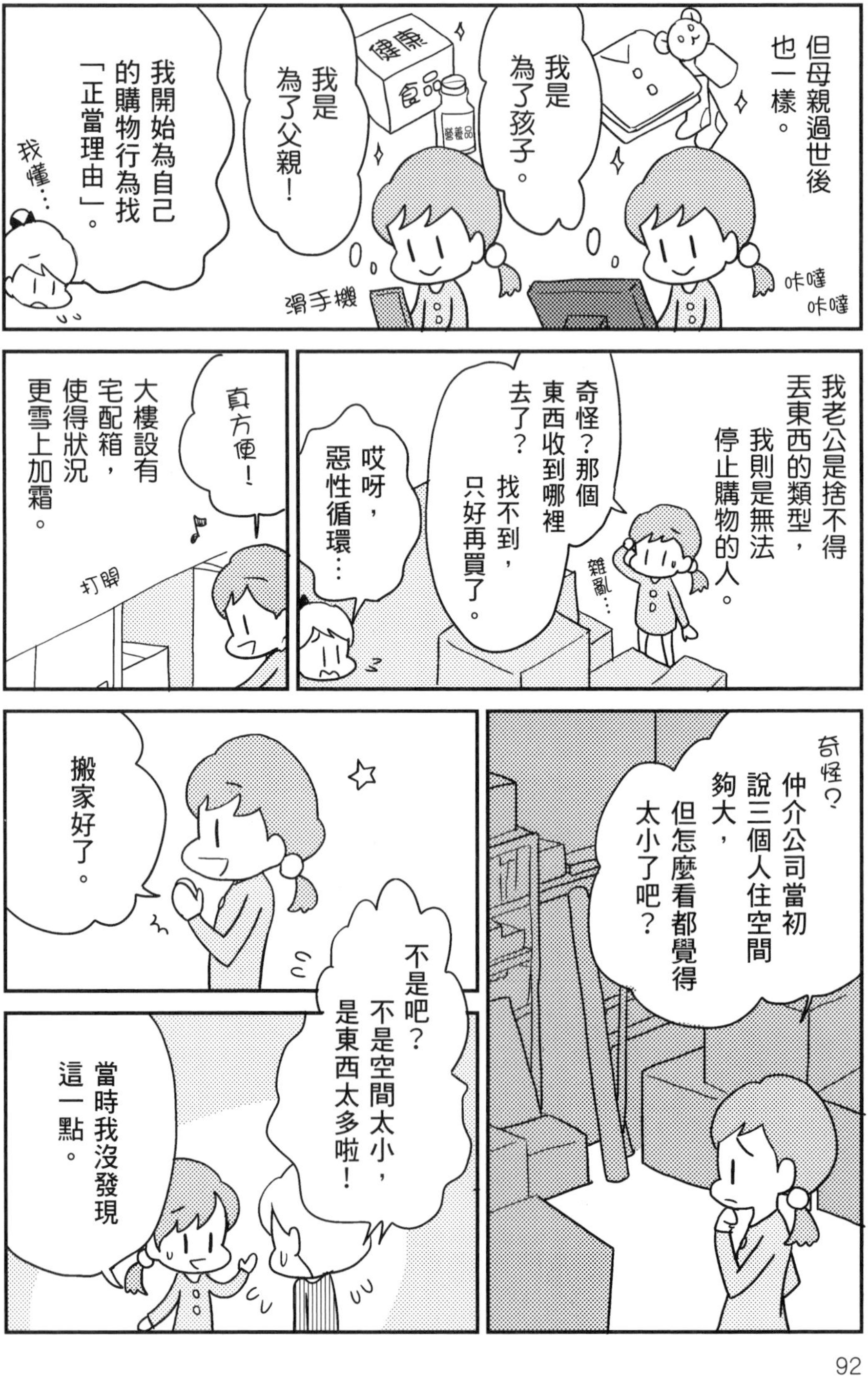
但母親過世後也一樣。
我是為了孩子。
咔噠咔噠
我是為了父親！
滑手機
我開始為自己的購物行為找「正當理由」。
我懂……
我老公是捨不得丟東西的類型，我則是無法停止購物的人。
雜亂……
奇怪？那個東西收到哪裡去了？找不到，只好再買了。
哎呀，惡性循環……
大樓設有宅配箱，使得狀況更雪上加霜。
真方便！
打開
奇怪？仲介公司當初說三個人住空間夠大，但怎麼看都覺得太小了吧？
搬家好了。
不是吧？不是空間太小，是東西太多啦！
當時我沒發現這一點。

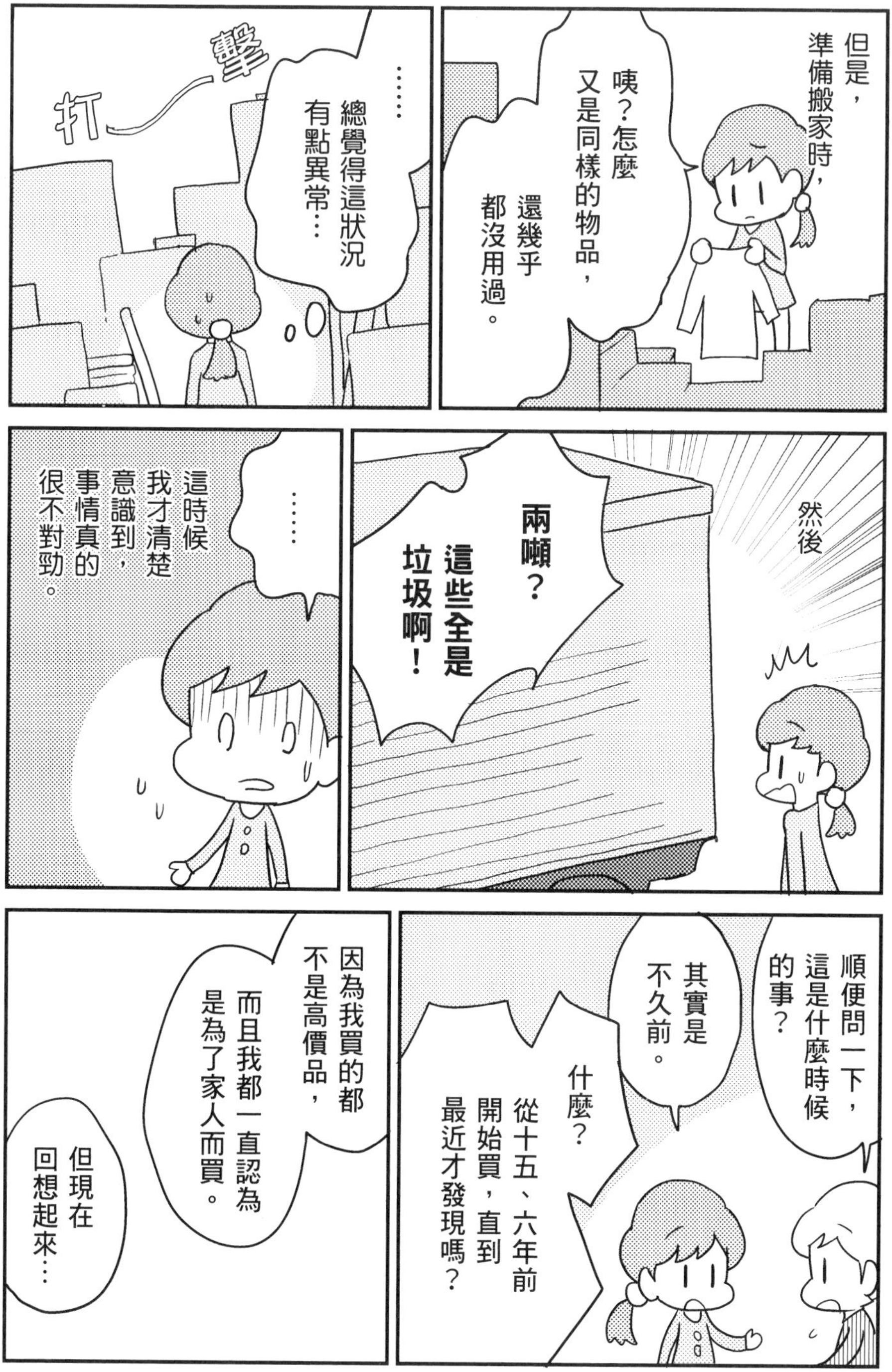
但是，準備搬家時，
咦？怎麼又是同樣的物品，還幾乎都沒用過。
打擊
……總覺得這狀況有點異常…
然後
兩噸？這些全是垃圾啊！
……
這時候我才清楚意識到，事情真的很不對勁。
順便問一下，這是什麼時候的事？
其實是不久前。
什麼？從十五、六年前開始買，直到最近才發現嗎？
因為我買的都不是高價品，
而且我都一直認為是為了家人而買。
但現在回想起來…

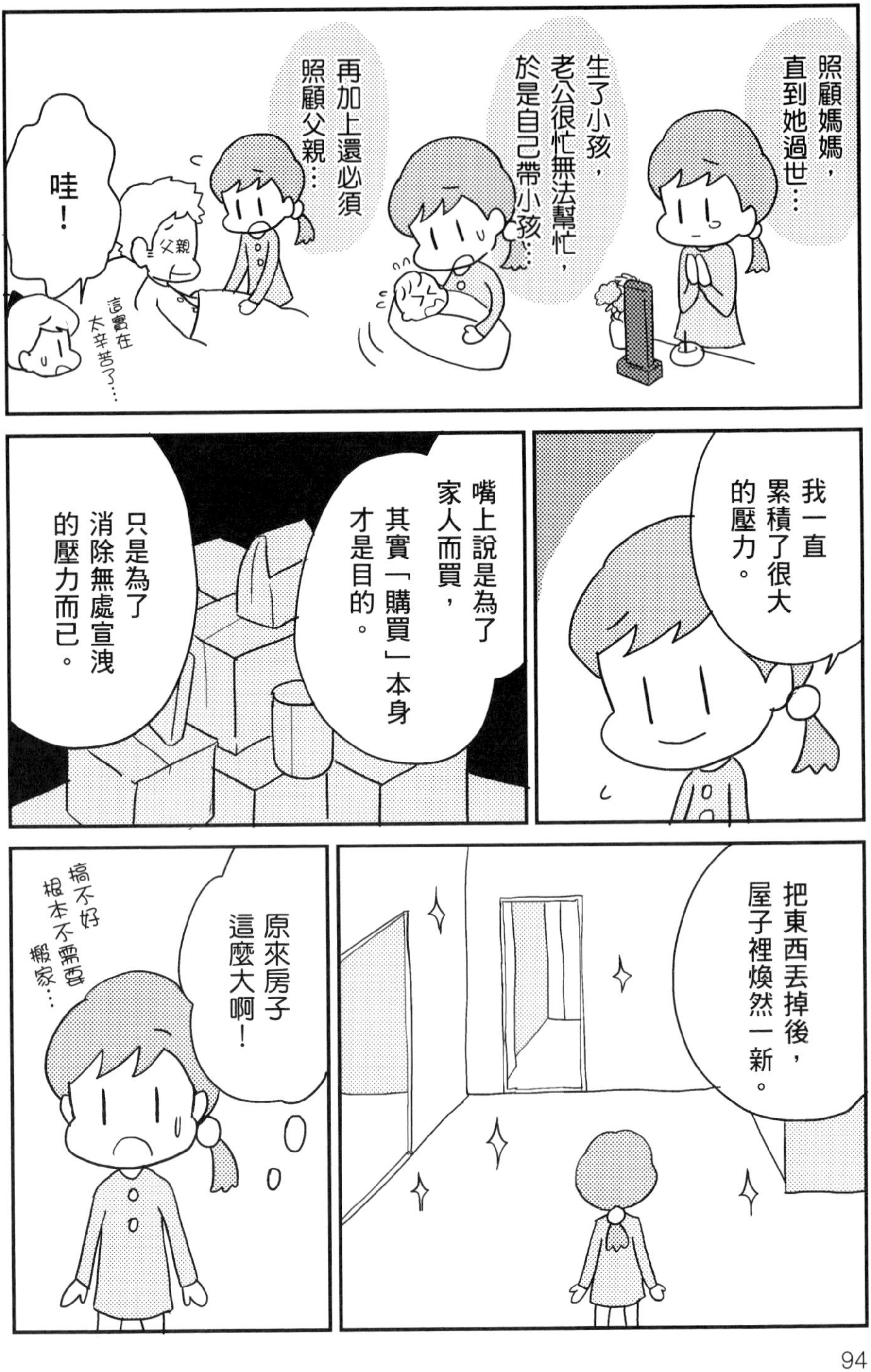
照顧媽媽，
直到她過世⋯⋯
生了小孩，
老公很忙無法幫忙，
於是自己帶小孩⋯⋯
再加上還必須
照顧父親⋯⋯
父親
哇！
這實在
太辛苦了⋯⋯
我一直
累積了很大
的壓力。
嘴上說是為了
家人而買，
其實「購買」本身
才是目的。
只是為了
消除無處宣洩
的壓力而已。
把東西丟掉後，
屋子裡煥然一新。
原來房子
這麼大啊！
搞不好
根本不需要
搬家⋯⋯

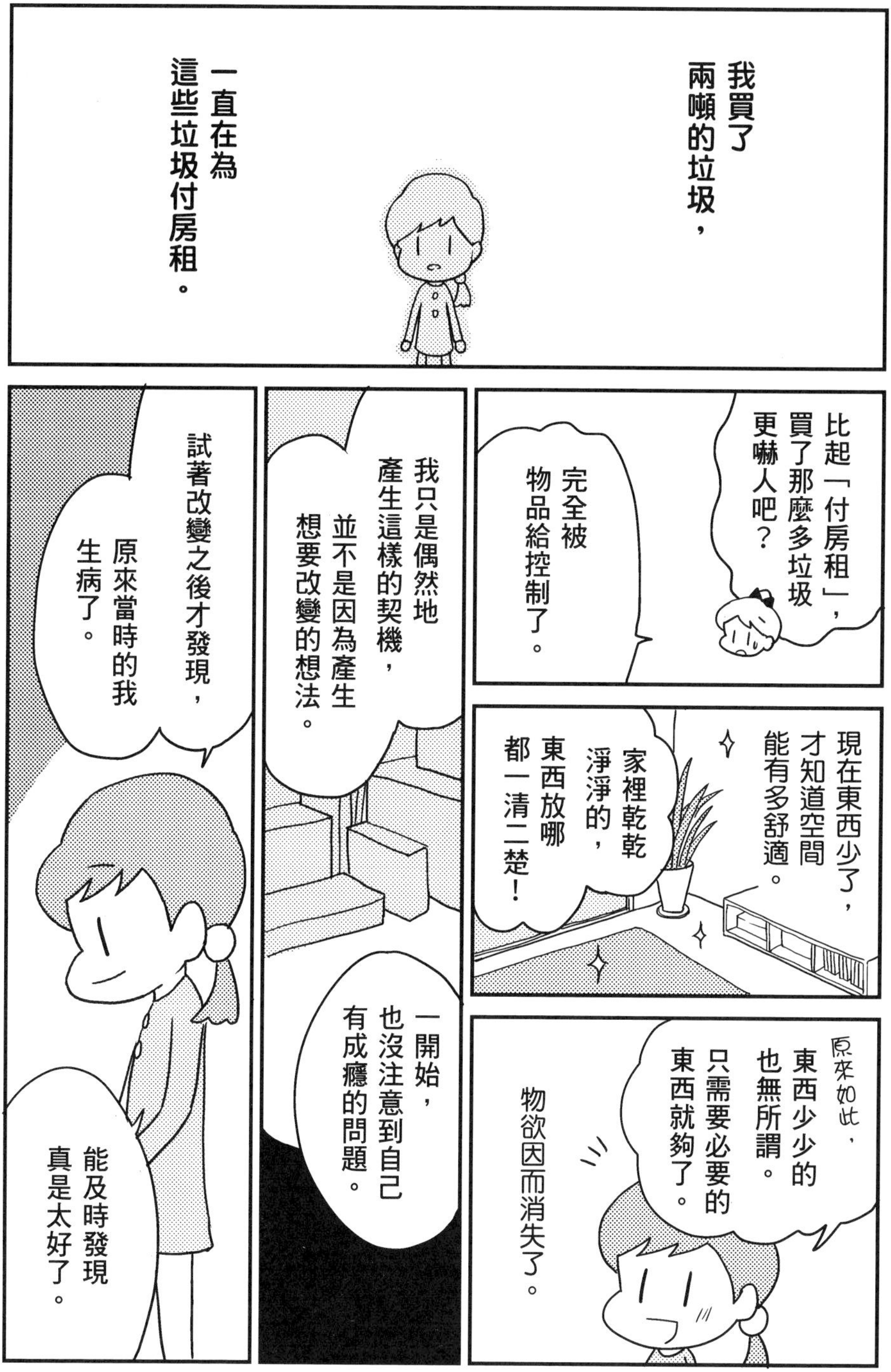
我買了兩噸的垃圾，
一直在為這些垃圾付房租。
比起「付房租」，買了那麼多垃圾更嚇人吧？
完全被物品給控制了。
現在東西少了，才知道空間能有多舒適。
家裡乾乾淨淨的，東西放哪都一清二楚！
原來如此，東西少少的也無所謂。只需要必要的東西就夠了。
物欲因而消失了。
我只是偶然地產生這樣的契機，並不是因為產生想要改變的想法。
一開始，也沒注意到自己有成癮的問題。
試著改變之後才發現，
原來當時的我生病了。
能及時發現真是太好了。

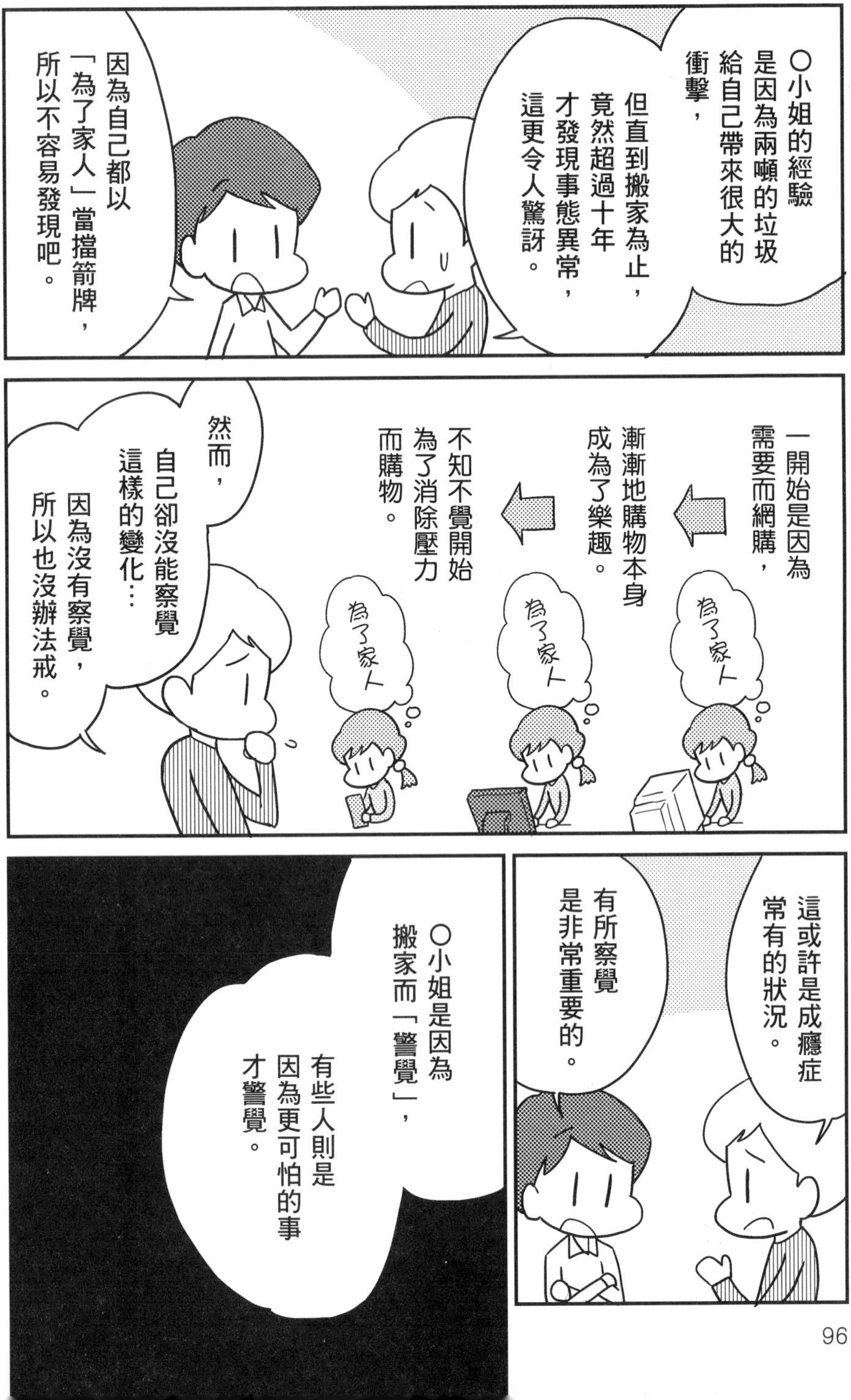
○小姐的經驗是因為兩噸的垃圾給自己帶來很大的衝擊，
但直到搬家為止，竟然超過十年才發現事態異常，這更令人驚訝。
因為自己都以「為了家人」當擋箭牌，所以不容易發現吧。
一開始是因為需要而網購，
漸漸地購物本身成為了樂趣。
不知不覺開始為了消除壓力而購物。
為了家人
為了家人
為了家人
然而，
自己卻沒能察覺這樣的變化…
因為沒有察覺，所以也沒辦法戒。
這或許是成癮症常有的狀況。
有所察覺是非常重要的。
○小姐是因為搬家而「警覺」，
有些人則是因為更可怕的事才警覺。

#10 泥沼

曾因購物成癮「負債兩百萬」，如今終於能有存款的原因

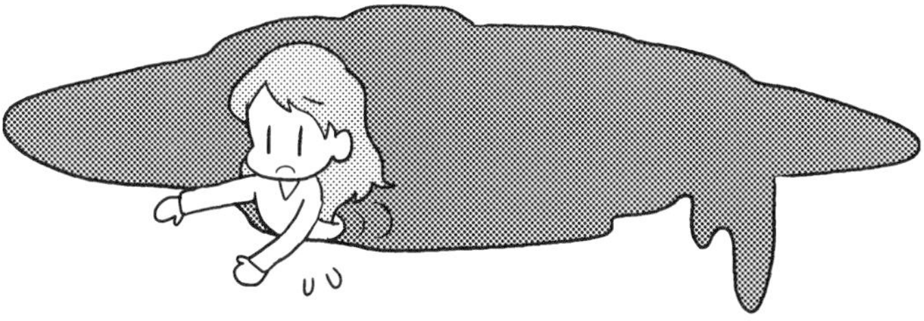

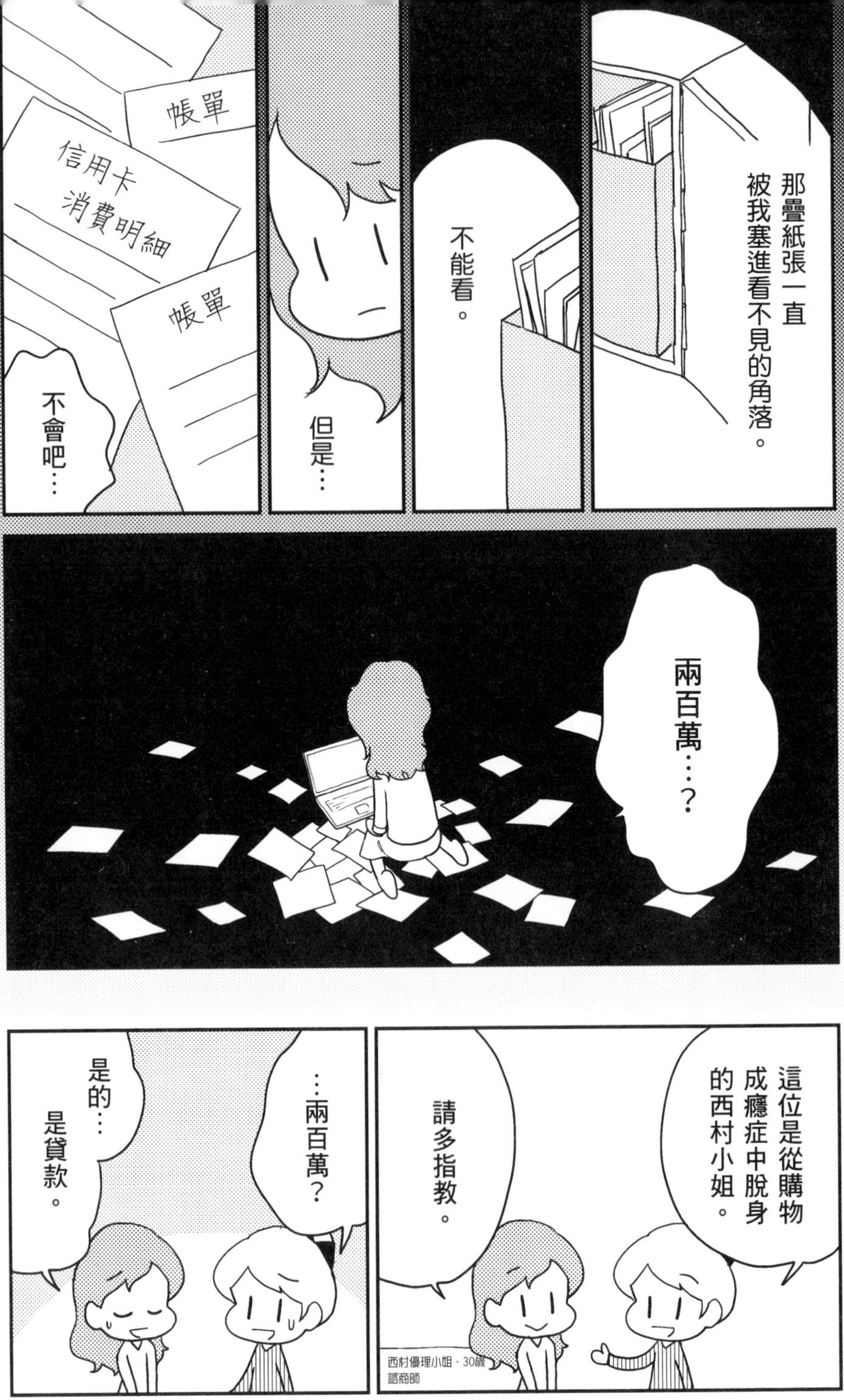
那疊紙張一直被我塞進看不見的角落。
不能看。
但是…
帳單
信用卡消費明細
帳單
不會吧…
兩百萬…？
這位是從購物成癮症中脫身的西村小姐。
請多指教。
西村優理小姐・30歲
諮商師
…兩百萬？
是的…是貸款。

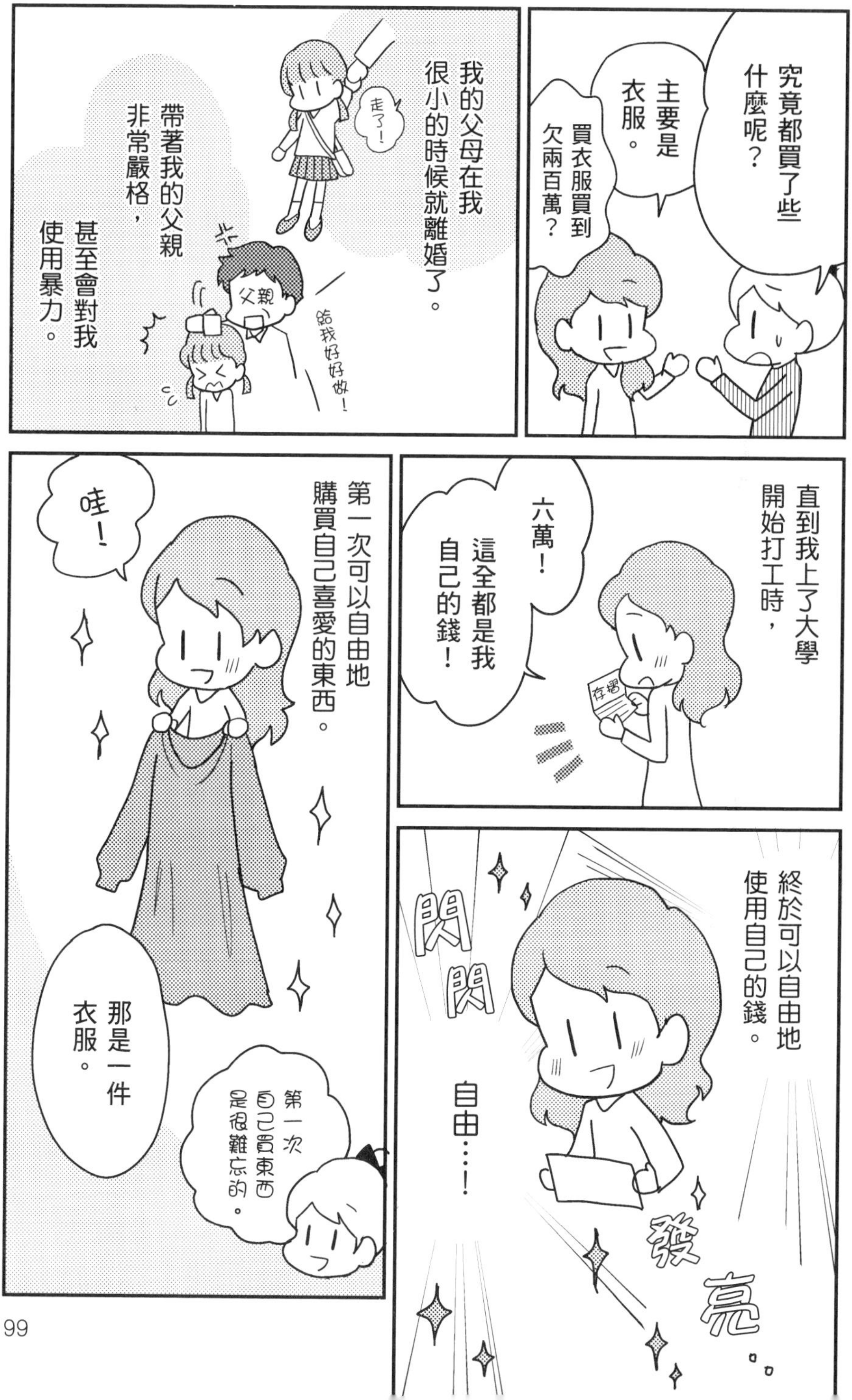
究竟都買了些什麼呢？
主要是衣服。
買衣服買到欠兩百萬？
我的父母在我很小的時候就離婚了。
走了！
帶著我的父親非常嚴格，
甚至會對我使用暴力。
父親
給我好好做！
直到我上了大學開始打工時，
六萬！
這全都是我自己的錢！
存摺
第一次可以自由地購買自己喜愛的東西。
哇！
那是一件衣服。
第一次自己買東西是很難忘的。
終於可以自由地使用自己的錢。
閃閃
自由……！
發亮。

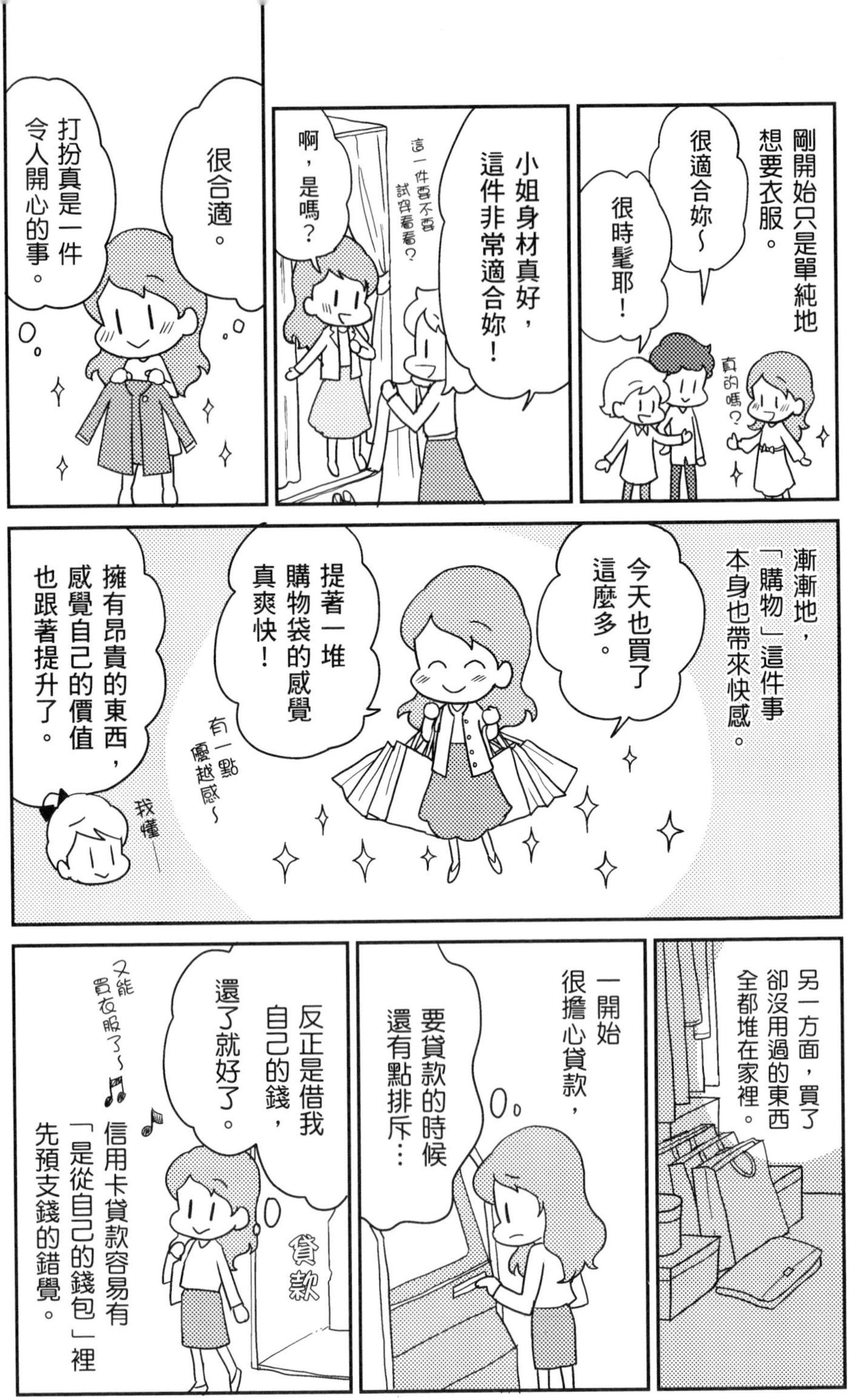

剛開始只是單純地想要衣服。
很適合妳～
很時髦耶！
真的嗎？
小姐身材真好，這件非常適合妳！
這一件要不要試穿看看？
啊，是嗎？
很合適。
打扮真是一件令人開心的事。
漸漸地，「購物」這件事本身也帶來快感。
今天也買了這麼多。
提著一堆購物袋的感覺真爽快！
有一點優越感～
擁有昂貴的東西，感覺自己的價值也跟著提升了。
我懂──
另一方面，買了卻沒用過的東西全都堆在家裡。
一開始很擔心貸款，
要貸款的時候還有點排斥…
反正是借我自己的錢，還了就好了。
貸款
又能買衣服了～
信用卡貸款容易有「是從自己的錢包」裡先預支錢的錯覺。

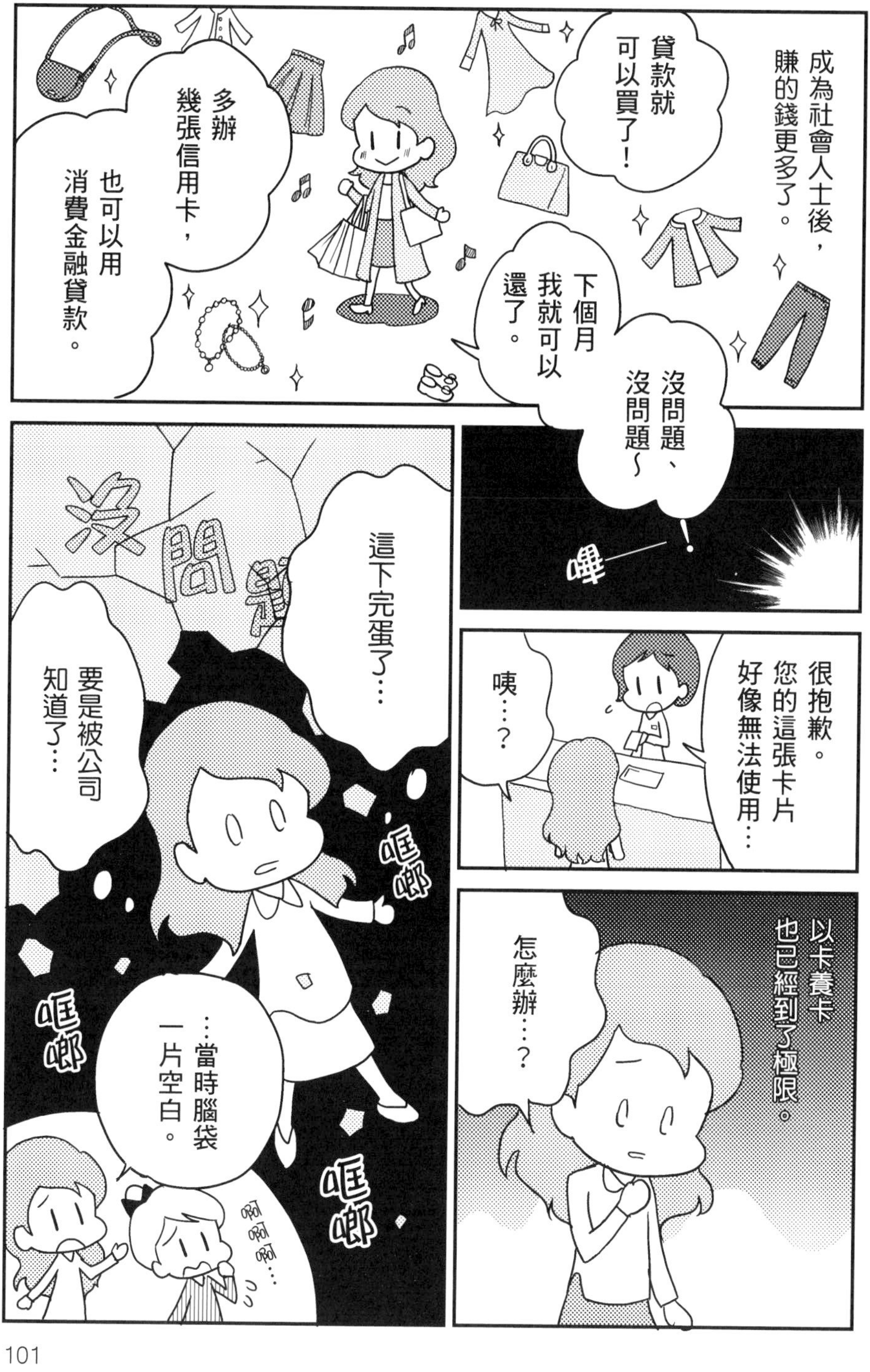
成為社會人士後，賺的錢更多了。
貸款就可以買了！
下個月我就可以還了。
多辦幾張信用卡，
也可以用消費金融貸款。
沒問題、沒問題～
嗶
！
很抱歉。您的這張卡片好像無法使用…
咦…？
以卡養卡也已經到了極限。
怎麼辦…？
沒問題
這下完蛋了…
要是被公司知道了…
哐啷
哐啷
哐啷
…當時腦袋一片空白。
啊啊啊……

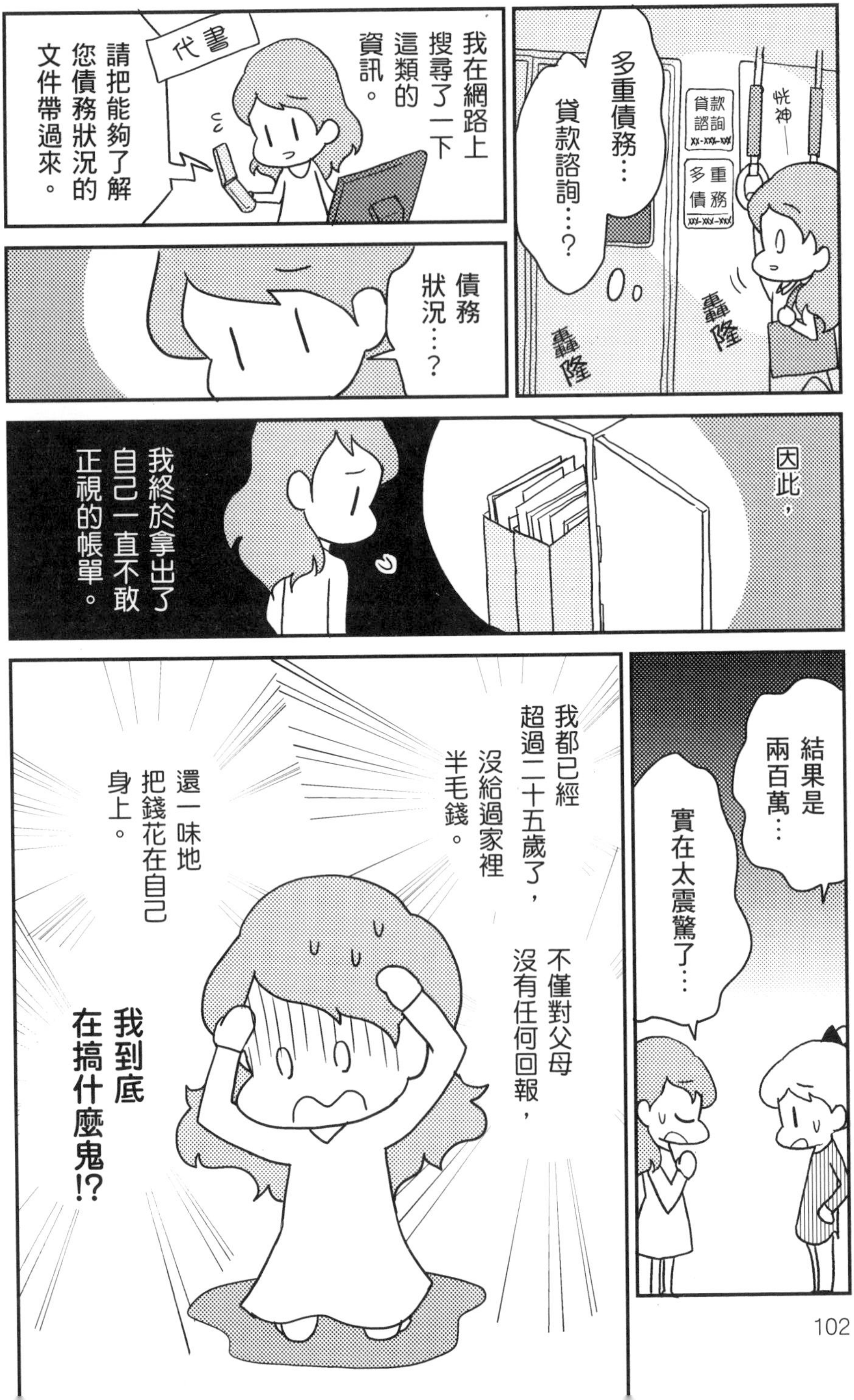
多重債務…
貸款諮詢…？
貸款諮詢 xx-xxx-xxx
多重債務 xxx-xxx-xxx
恍神
轟隆
轟隆
我在網路上搜尋了一下這類的資訊。
代書
請把能夠了解您債務狀況的文件帶過來。
債務狀況…？
因此，
我終於拿出了自己一直不敢正視的帳單。
結果是兩百萬…
實在太震驚了…。
我都已經超過二十五歲了，
沒給過家裡半毛錢。
還一味地把錢花在自己身上。
不僅對父母沒有任何回報，
我到底在搞什麼鬼!?

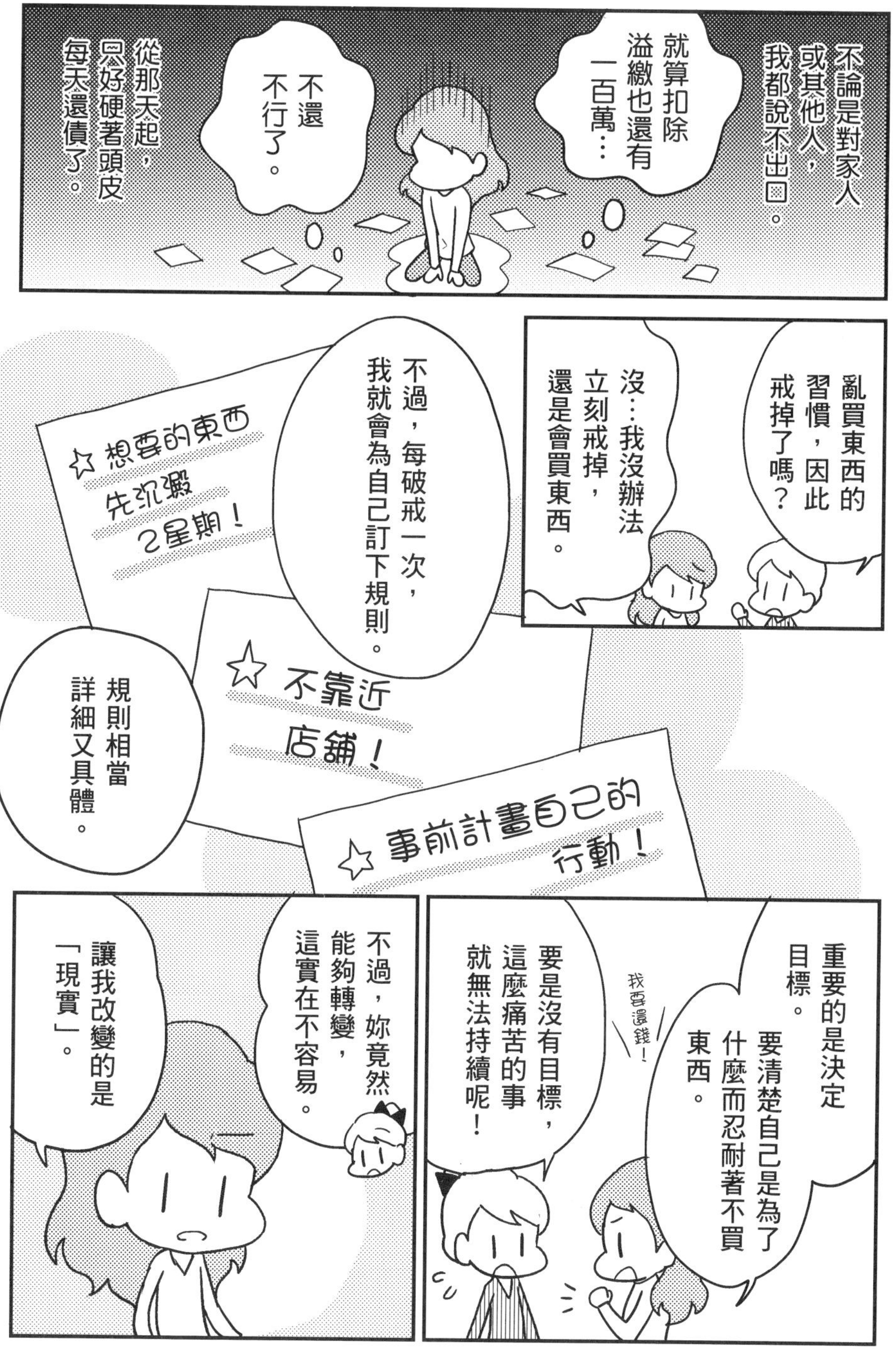
不論是對家人或其他人，我都說不出口。
就算扣除溢繳也還有一百萬…
不還不行了。
從那天起，只好硬著頭皮每天還債了。
亂買東西的習慣，因此戒掉了嗎？
沒…我沒辦法立刻戒掉，還是會買東西。
不過，每破戒一次，我就會為自己訂下規則。
☆想要的東西先沉澱2星期！
☆不靠近店鋪！
☆事前計畫自己的行動！
規則相當詳細又具體。
重要的是決定目標。
要清楚自己是為了什麼而忍耐著不買東西。
我要還錢！
要是沒有目標，這麼痛苦的事就無法持續呢！
不過，妳竟然能夠轉變，這實在不容易。
讓我改變的是「現實」。

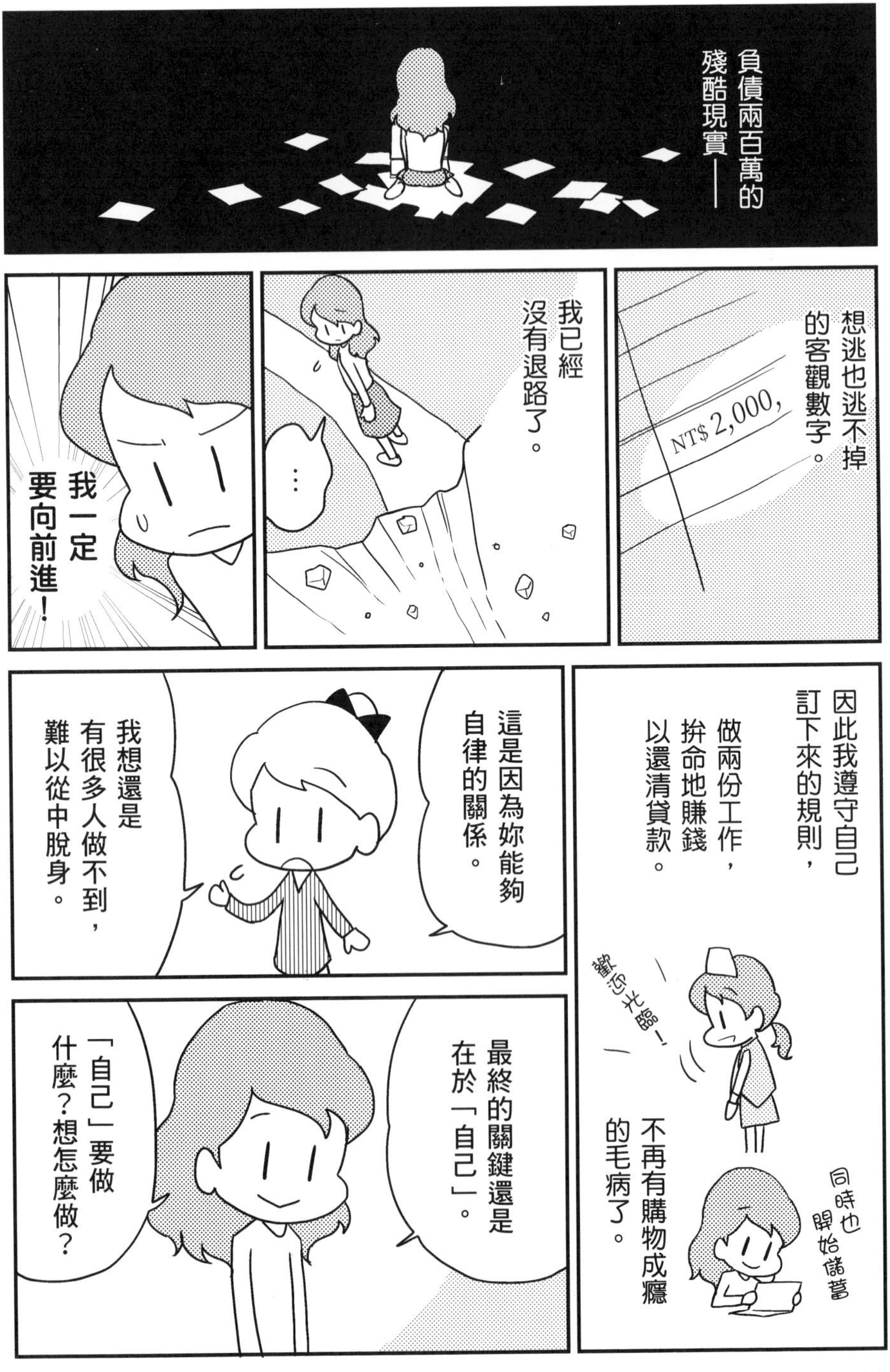
負債兩百萬的殘酷現實——
想逃也逃不掉的客觀數字。
NT$2,000,
我已經沒有退路了。
…
我一定要向前進！
因此我遵守自己訂下來的規則，
做兩份工作，拚命地賺錢以還清貸款。
歡迎光臨！
不再有購物成癮的毛病了。
同時也開始儲蓄
這是因為妳能夠自律的關係。
我想還是有很多人做不到，難以從中脫身。
最終的關鍵還是在於「自己」。
「自己」要做什麼？想怎麼做？

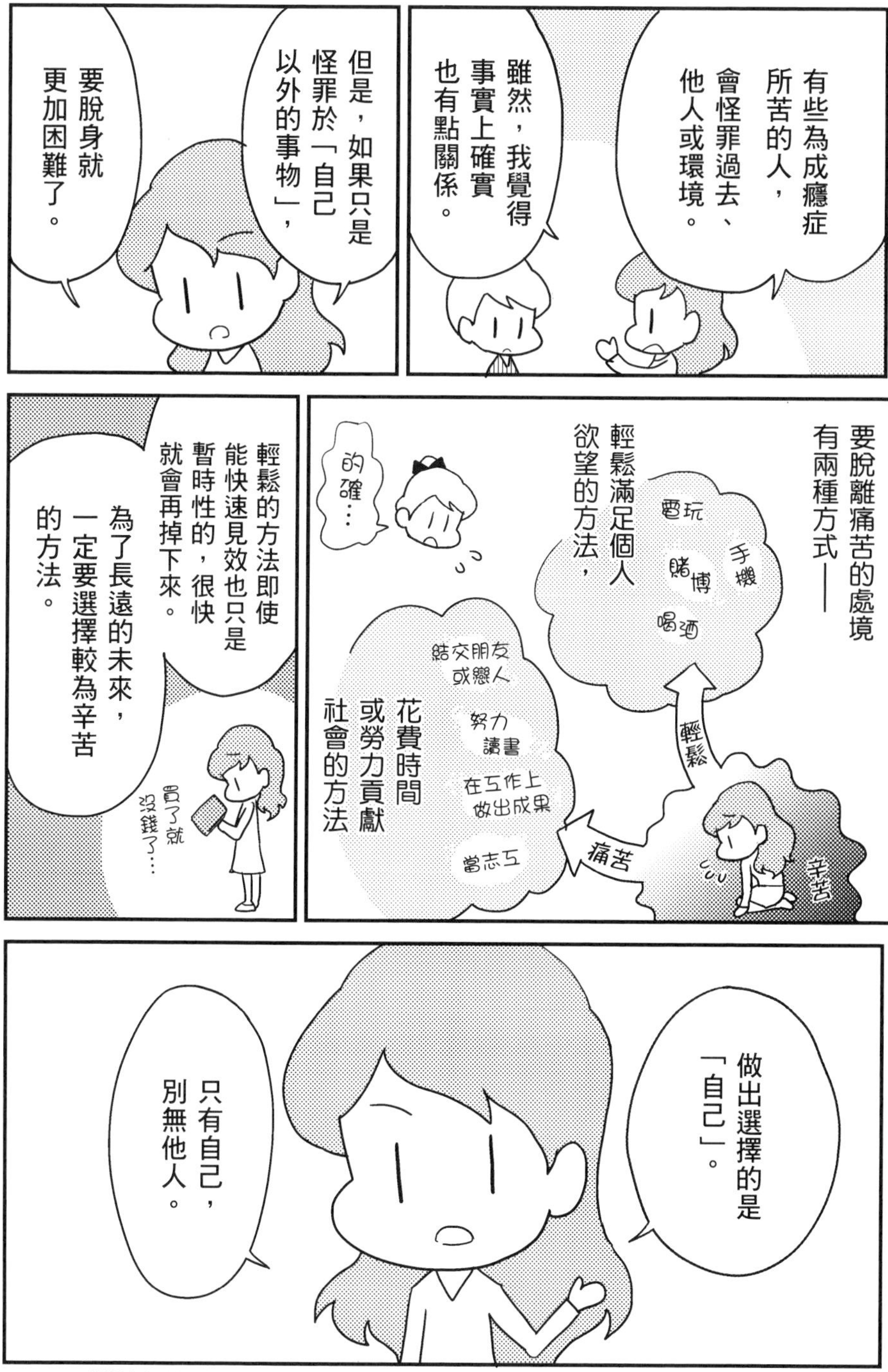
有些為成癮症所苦的人，會怪罪過去、他人或環境。
雖然，我覺得事實上確實也有點關係。
但是，如果只是怪罪於「自己以外的事物」，
要脫身就更加困難了。
要脫離痛苦的處境有兩種方式——
輕鬆滿足個人欲望的方法，
電玩
手機
賭博
喝酒
輕鬆
的確……
花費時間或勞力貢獻社會的方法
結交朋友或戀人
努力讀書
在工作上做出成果
當志工
痛苦
辛苦
輕鬆的方法即使能快速見效也只是暫時性的，很快就會再掉下來。
為了長遠的未來，一定要選擇較為辛苦的方法。
買了就沒錢了……
做出選擇的是「自己」。
只有自己，別無他人。

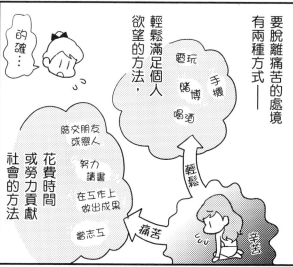

※詳情請參考西村小姐著作《這次絕對要做一個「存得了錢的女人」67條守則》。

#11 水窪 再也不賭的原因

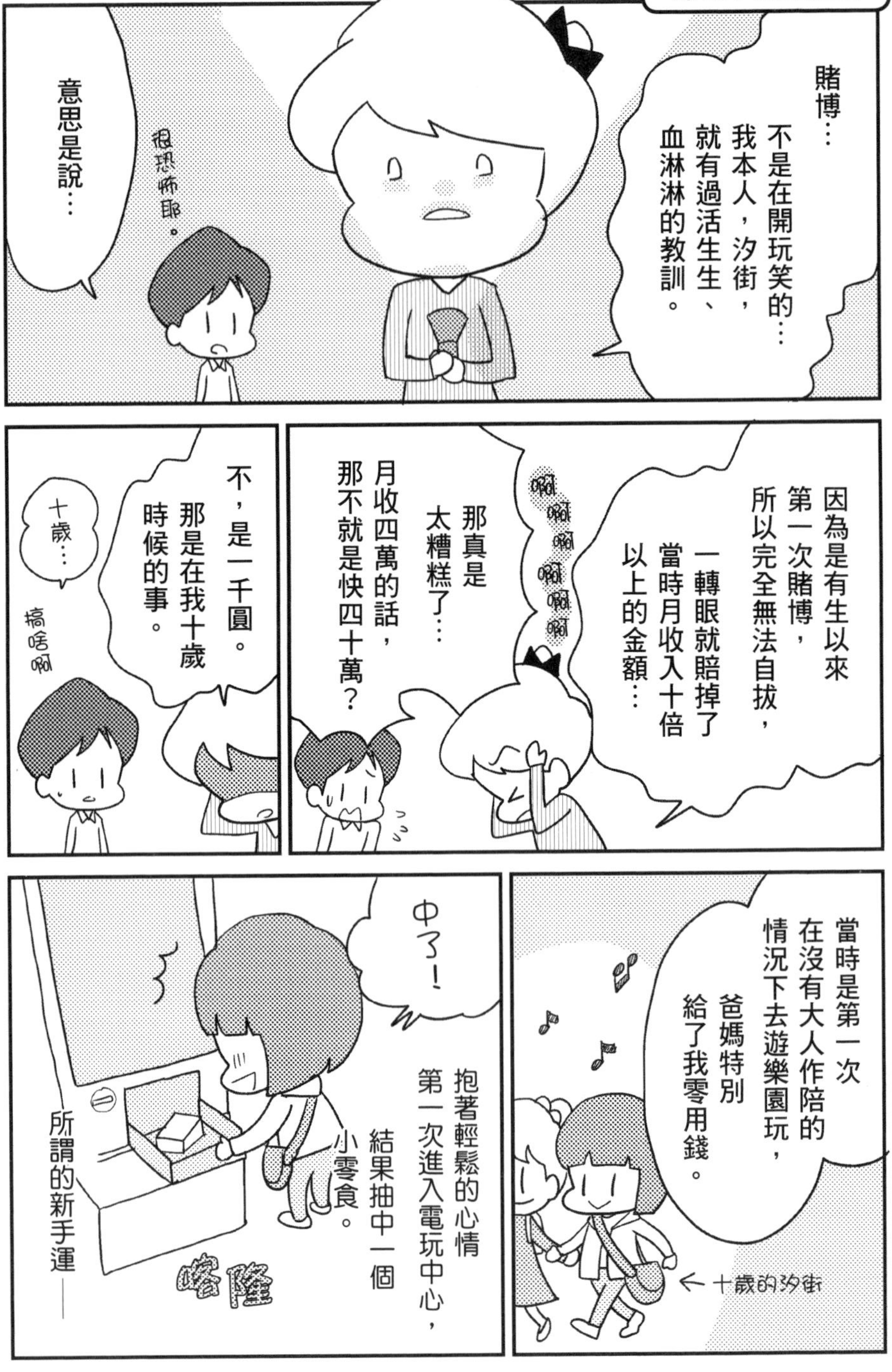

賭博…
不是在開玩笑的…
我本人，汐街，
就有過活生生、
血淋淋的教訓。
很恐怖耶。
意思是說…
因為是有生以來
第一次賭博，
所以完全無法自拔，
一轉眼就賠掉了
當時月收入十倍
以上的金額…
啊啊啊啊啊啊
那真是
太糟糕了…
月收四萬的話，
那不就是快四十萬？
不，是一千圓。
那是在我十歲
時候的事。
十歲…
搞啥啊
當時是第一次
在沒有大人作陪的
情況下去遊樂園玩，
爸媽特別
給了我零用錢。
←十歲的汐街
中了！
抱著輕鬆的心情
第一次進入電玩中心，
結果抽中一個
小零食。
喀隆
所謂的新手運——

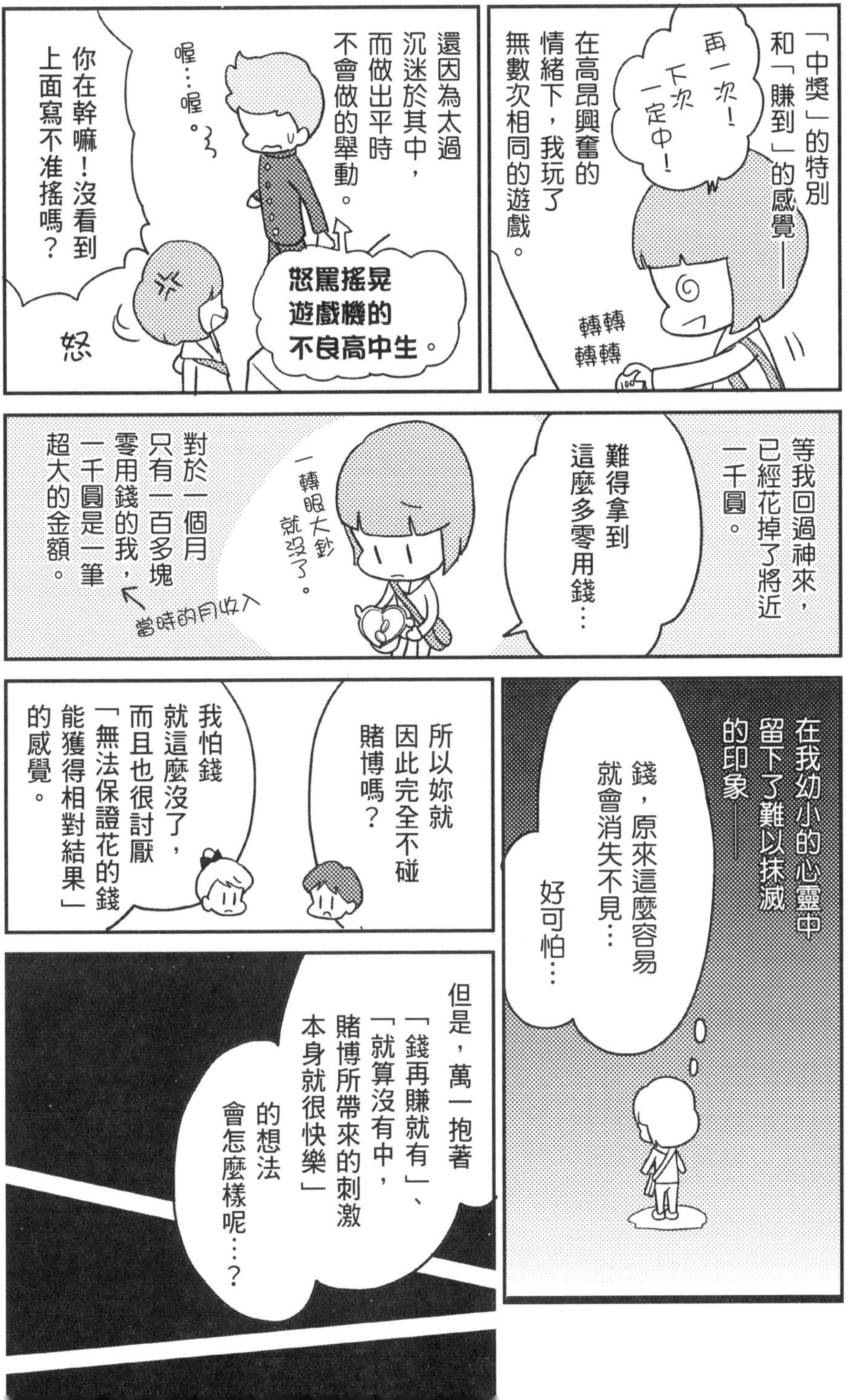
「中獎」的特別和「賺到」的感覺——
再一次！下次一定中！
在高昂興奮的情緒下，我玩了無數次相同的遊戲。
轉轉轉轉
還因為太過沉迷於其中，而做出平時不會做的舉動。
喔…喔。
怒罵搖晃遊戲機的不良高中生。
你在幹嘛！沒看到上面寫不准搖嗎？
怒
等我回過神來，已經花掉了將近一千圓。
難得拿到這麼多零用錢…
一轉眼大鈔就沒了。
對於一個月只有一百多塊零用錢的我，一千圓是一筆超大的金額。
當時的月收入
在我幼小的心靈中留下了難以抹滅的印象——
錢，原來這麼容易就會消失不見…
好可怕…
所以妳就因此完全不碰賭博嗎？
我怕錢就這麼沒了，而且也很討厭「無法保證花的錢能獲得相對結果」的感覺。
但是，萬一抱著「錢再賺就有」、「就算沒有中，賭博所帶來的刺激本身就很快樂」的想法會怎麼樣呢…？

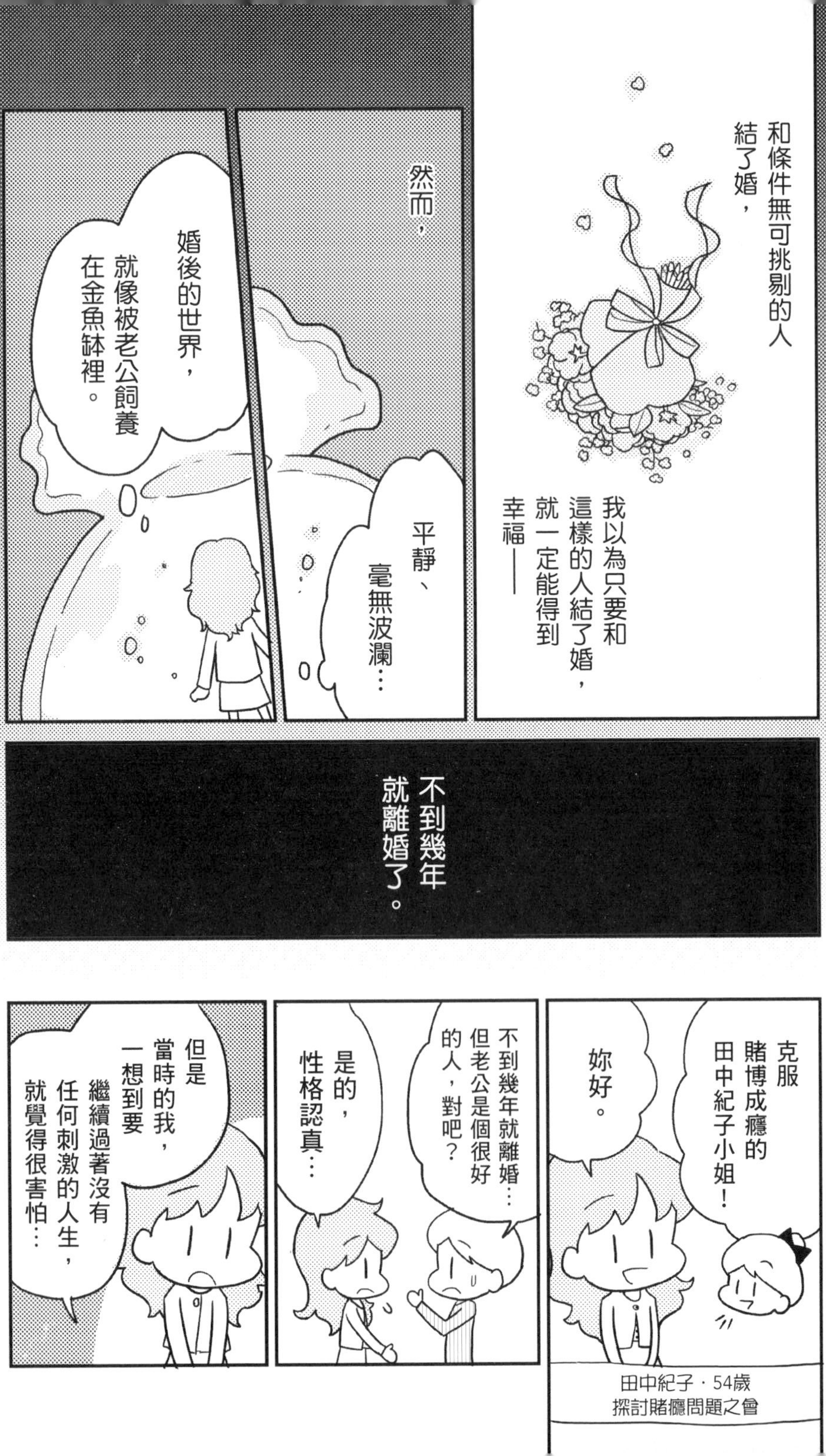
和條件無可挑剔的人結了婚，
我以為只要和這樣的人結了婚，就一定能得到幸福——
然而，
平靜、毫無波瀾…
婚後的世界，就像被老公飼養在金魚缽裡。
不到幾年就離婚了。
克服賭博成癮的田中紀子小姐！
妳好。
田中紀子・54歲
探討賭癮問題之會
不到幾年就離婚…但老公是個很好的人，對吧？
是的，性格認真…
但是當時的我，一想到要繼續過著沒有任何刺激的人生，就覺得很害怕…

#12 泥沼

為了尋求生活刺激而自欺欺人的我，能夠戒賭的原因

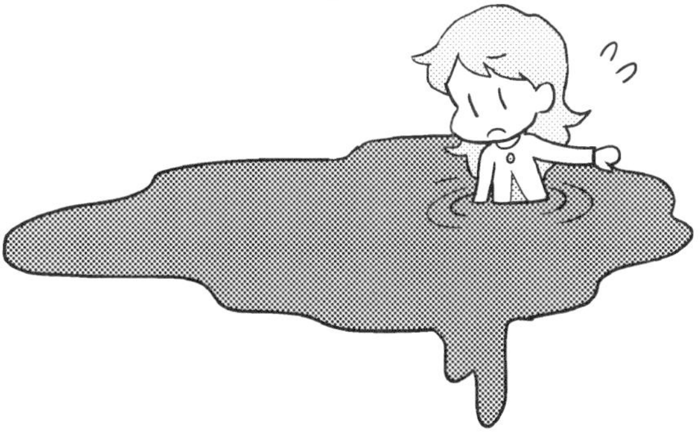

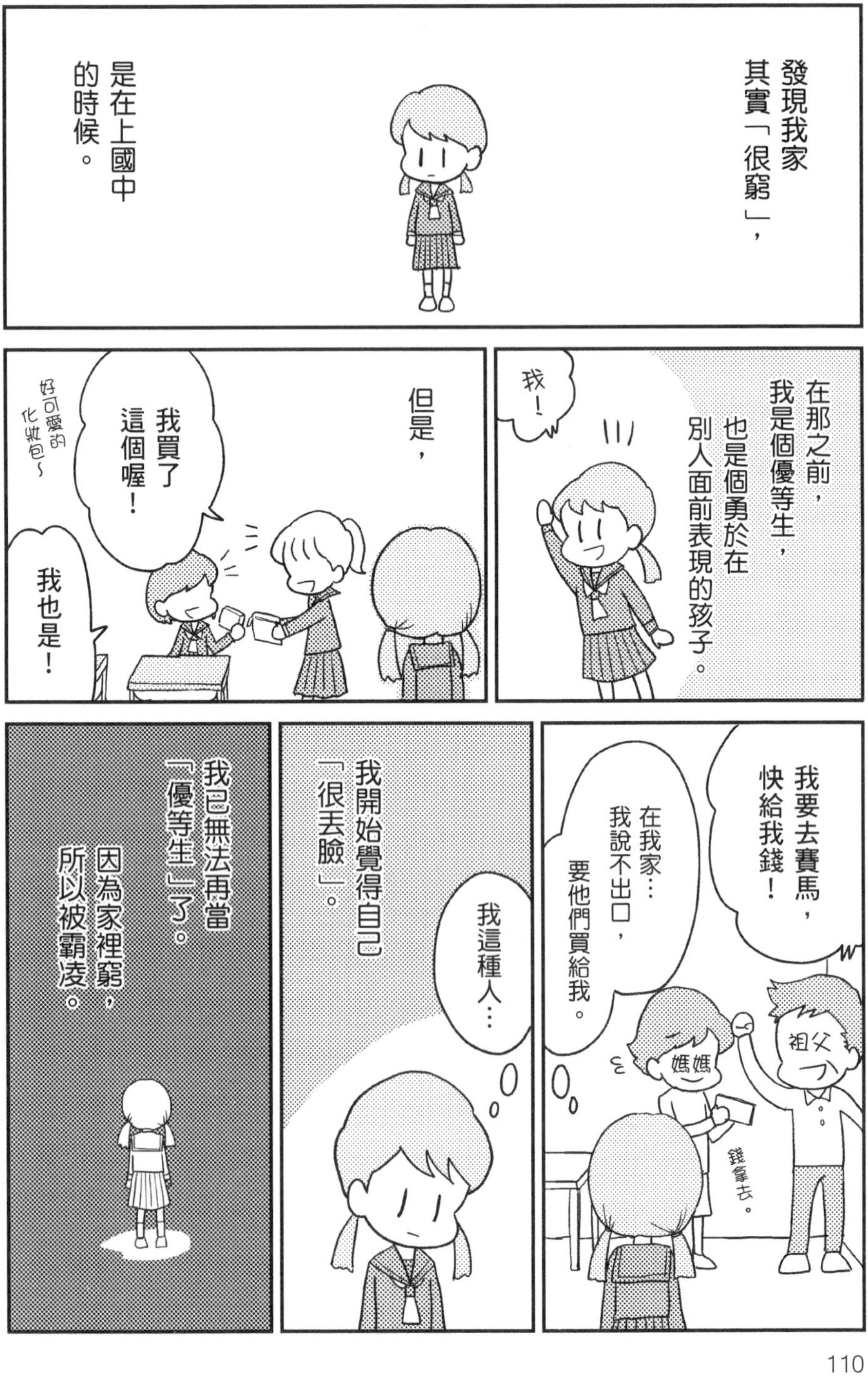
發現我家
其實「很窮」，
是在上國中
的時候。
在那之前，
我是個優等生，
也是個勇於在
別人面前表現的孩子。
我！
但是，
我買了
這個喔！
好可愛的
化妝包～
我也是！
我要去賽馬，
快給我錢！
在我家…
我說不出口，
要他們買給我。
祖父
媽媽
錢拿去。
我開始覺得自己
「很丟臉」。
我這種人…
我已無法再當
「優等生」了。
因為家裡窮，
所以被霸凌。

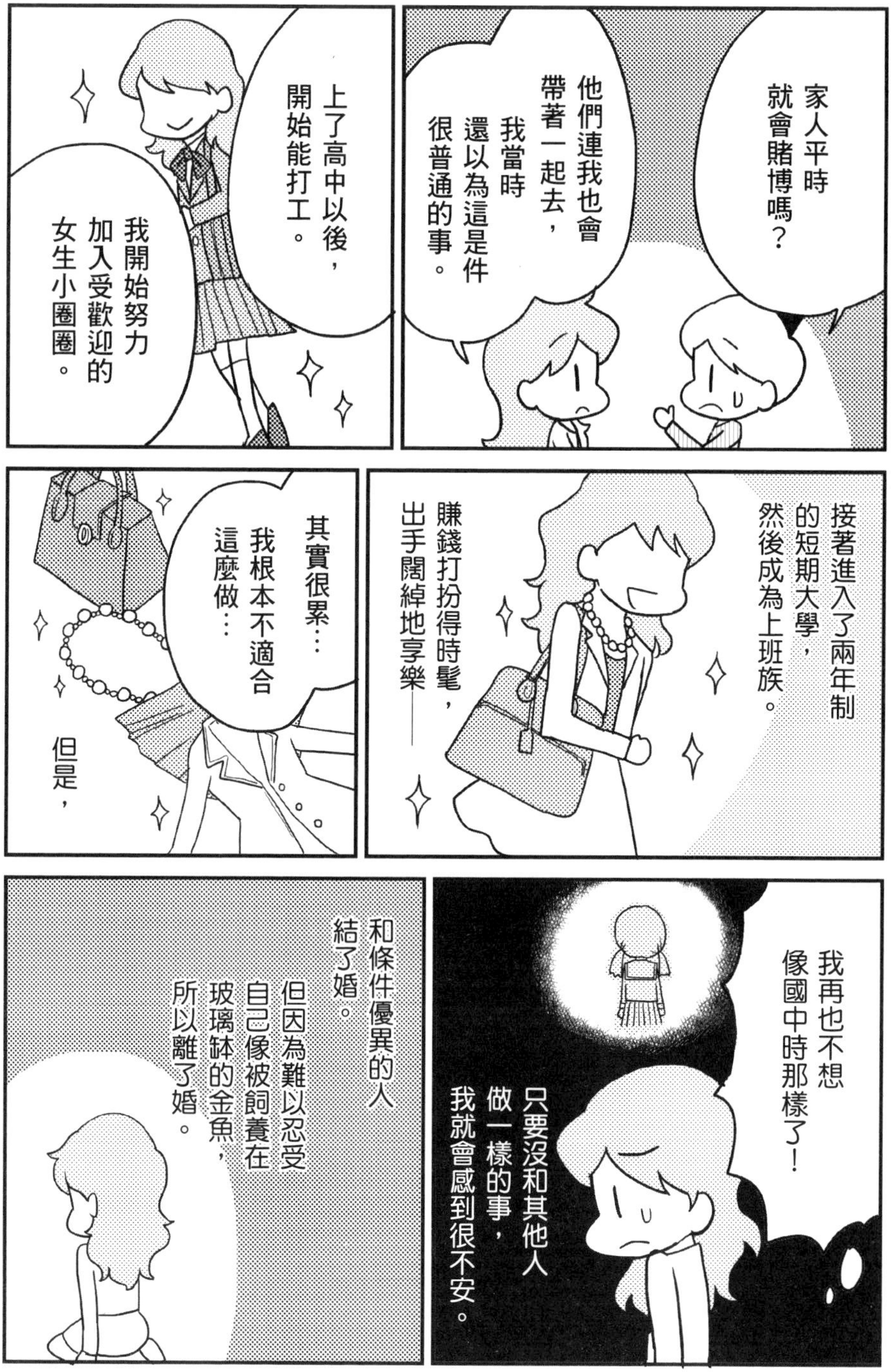
家人平時就會賭博嗎？
他們連我也會帶著一起去，我當時還以為這是件很普通的事。
上了高中以後，開始能打工。
我開始努力加入受歡迎的女生小圈圈。
接著進入了兩年制的短期大學，然後成為上班族。
賺錢打扮得時髦，出手闊綽地享樂——
但是，
其實很累…
我根本不適合這麼做…
我再也不想像國中時那樣了！
只要沒和其他人做一樣的事，我就會感到很不安。
和條件優異的人結了婚。
但因為難以忍受自己像被飼養在玻璃缽的金魚，所以離了婚。

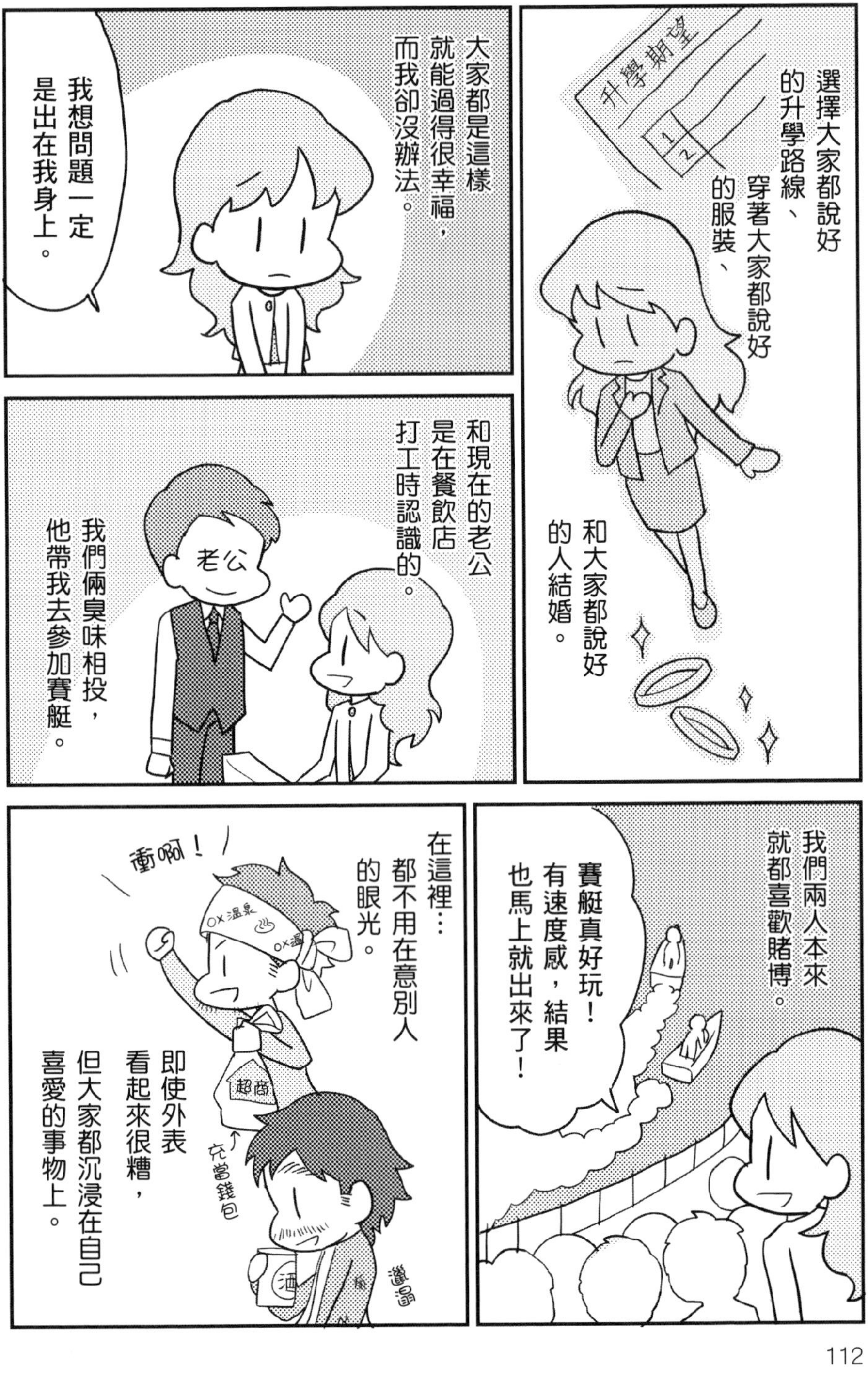
升學期望
1
2
選擇大家都說好的升學路線、
穿著大家都說好的服裝、
和大家都說好的人結婚。
大家都是這樣就能過得很幸福，而我卻沒辦法。
我想問題一定是出在我身上。
和現在的老公是在餐飲店打工時認識的。
老公
我們倆臭味相投，他帶我去參加賽艇。
我們兩人本來就都喜歡賭博。
賽艇真好玩！有速度感，結果也馬上就出來了！
在這裡…都不用在意別人的眼光。
衝啊！
○×溫泉
○×溫
超商
充當錢包
酒
邋遢
即使外表看起來很糟，
但大家都沉浸在自己喜愛的事物上。

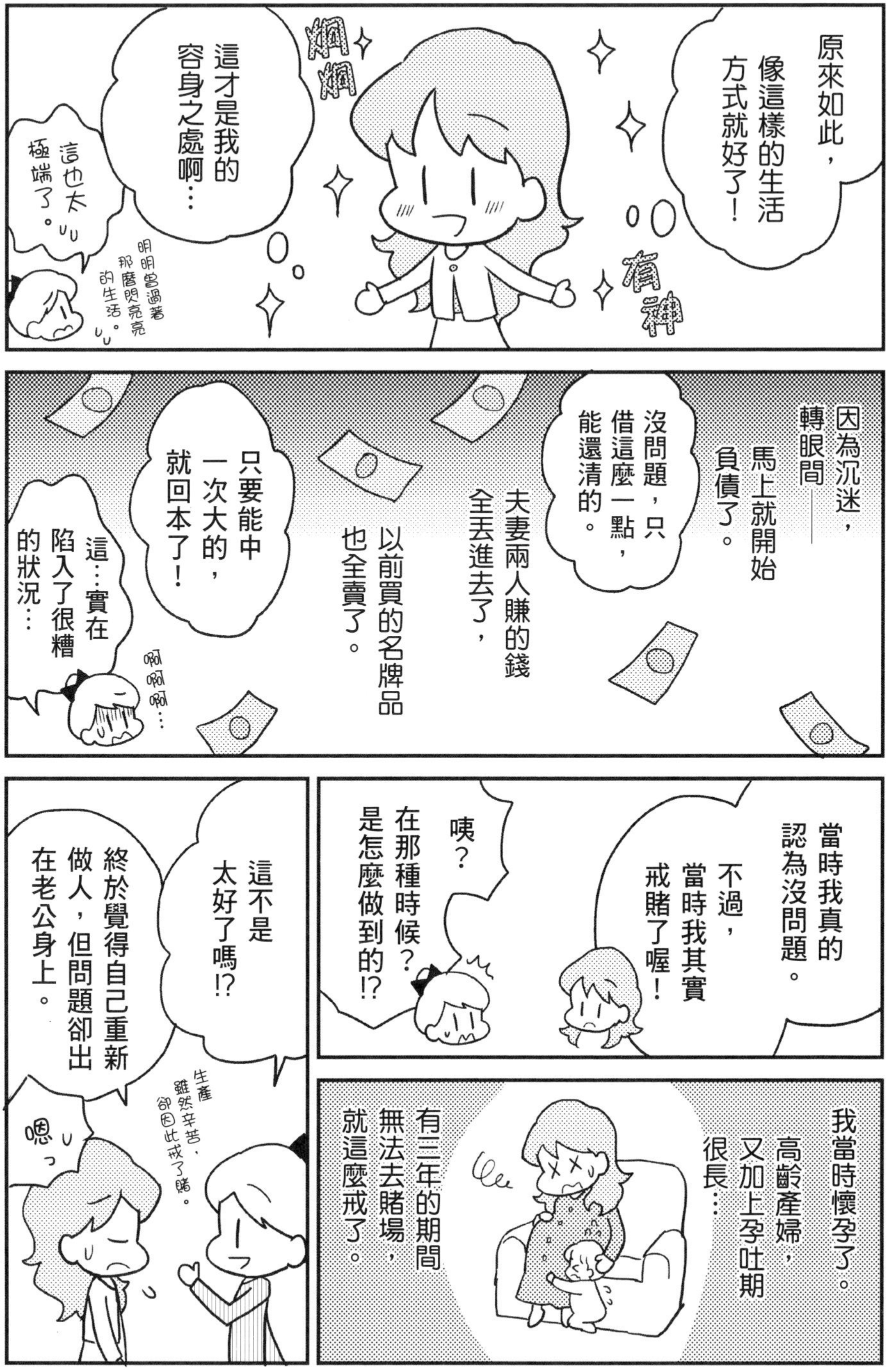
原來如此，像這樣的生活方式就好了！
有神
這才是我的容身之處啊…
這也太極端了。
明明曾過著那麼閃亮亮的生活。
因為沉迷，轉眼間——馬上就開始負債了。
沒問題，只借這麼一點，能還清的。
夫妻兩人賺的錢全丟進去了，
以前買的名牌品也全賣了。
只要能中一次大的，就回本了！
這…實在陷入了很糟的狀況…
啊啊啊…
當時我真的認為沒問題。
不過，當時我其實戒賭了喔！
咦？在那種時候是怎麼做到的!?
我當時懷孕了。高齡產婦，又加上孕吐期很長…
有三年的期間無法去賭場，就這麼戒了。
這不是太好了嗎!?
終於覺得自己重新做人，但問題卻出在老公身上。
生產雖然辛苦，卻因此戒了賭。
嗯

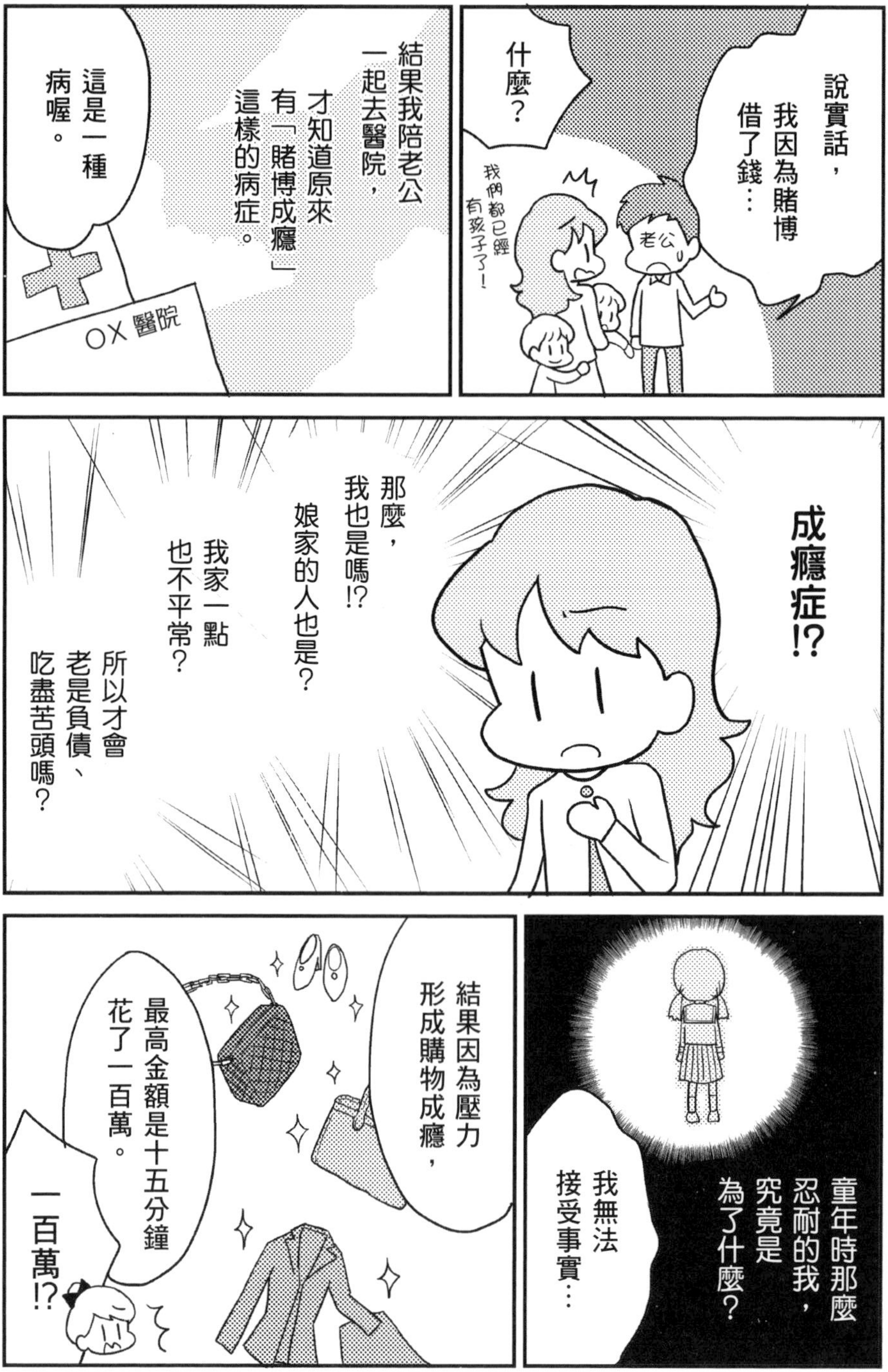
說實話，我因為賭博借了錢…
老公
什麼？
我倆都已經有孩子了！
結果我陪老公一起去醫院，才知道原來有「賭博成癮」這樣的病症。
這是一種病喔。
OX 醫院
成癮症!?
那麼，我也是嗎!?
娘家的人也是？
我家一點也不平常？
所以才會老是負債、吃盡苦頭嗎？
童年時那麼忍耐的我，究竟是為了什麼？
我無法接受事實…
結果因為壓力形成購物成癮，
最高金額是十五分鐘花了一百萬。
一百萬!?

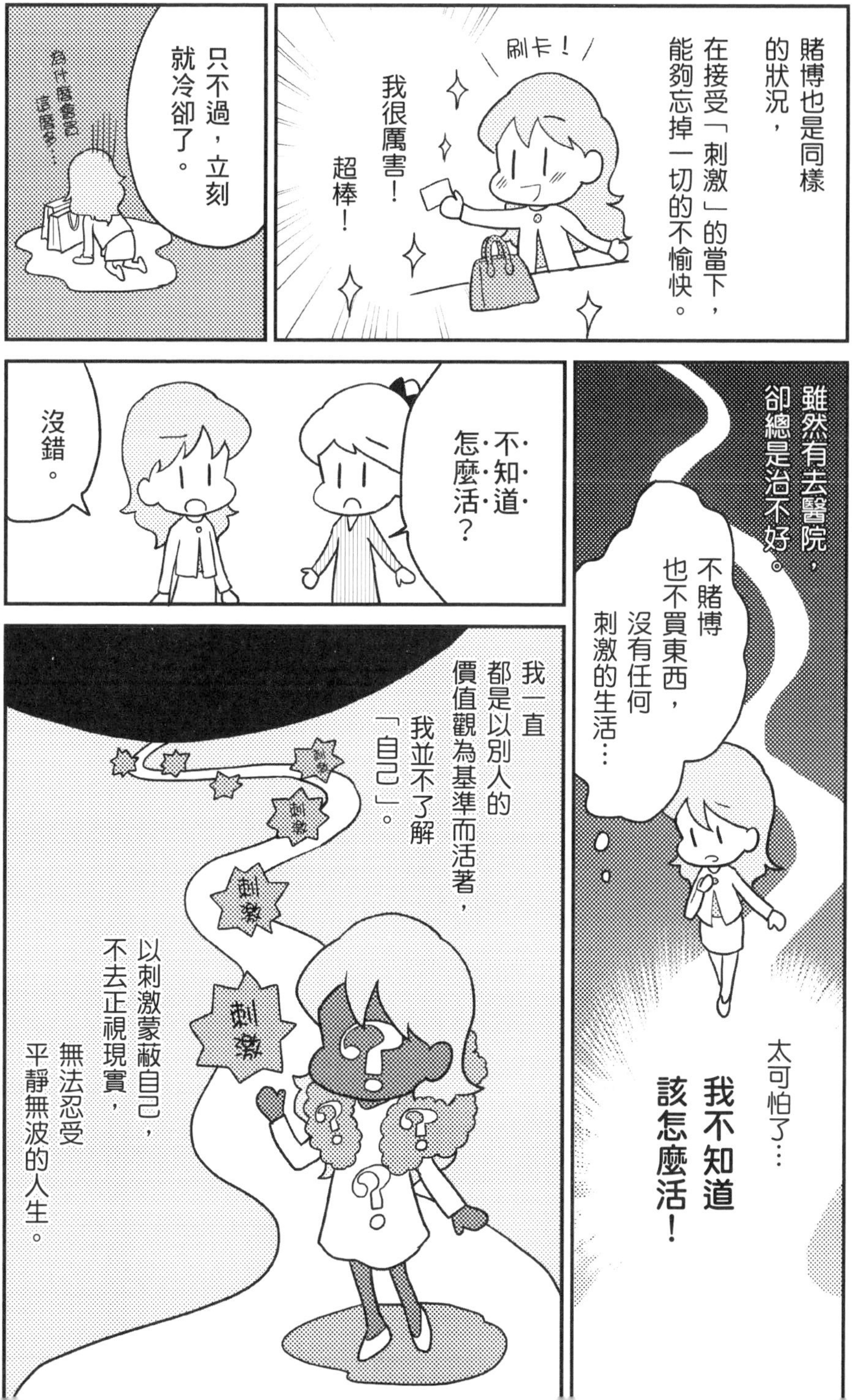
賭博也是同樣的狀況，
在接受「刺激」的當下，能夠忘掉一切的不愉快。
刷卡！
我很厲害！
超棒！
只不過，立刻就冷卻了。
為什麼會買這麼多…
雖然有去醫院，卻總是治不好。
不賭博也不買東西，
沒有任何刺激的生活…
太可怕了…
我不知道該怎麼活！
不・知・道・怎麼・活？
沒錯。
我一直都是以別人的價值觀為基準而活著，
我並不了解「自己」。
刺激
刺激
刺激
刺激
以刺激蒙蔽自己，不去正視現實，
無法忍受平靜無波的人生。

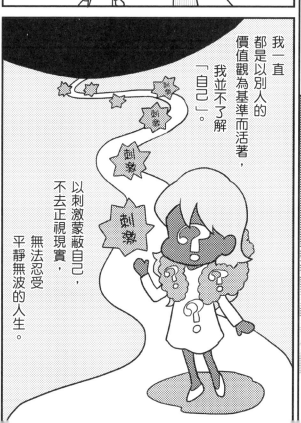

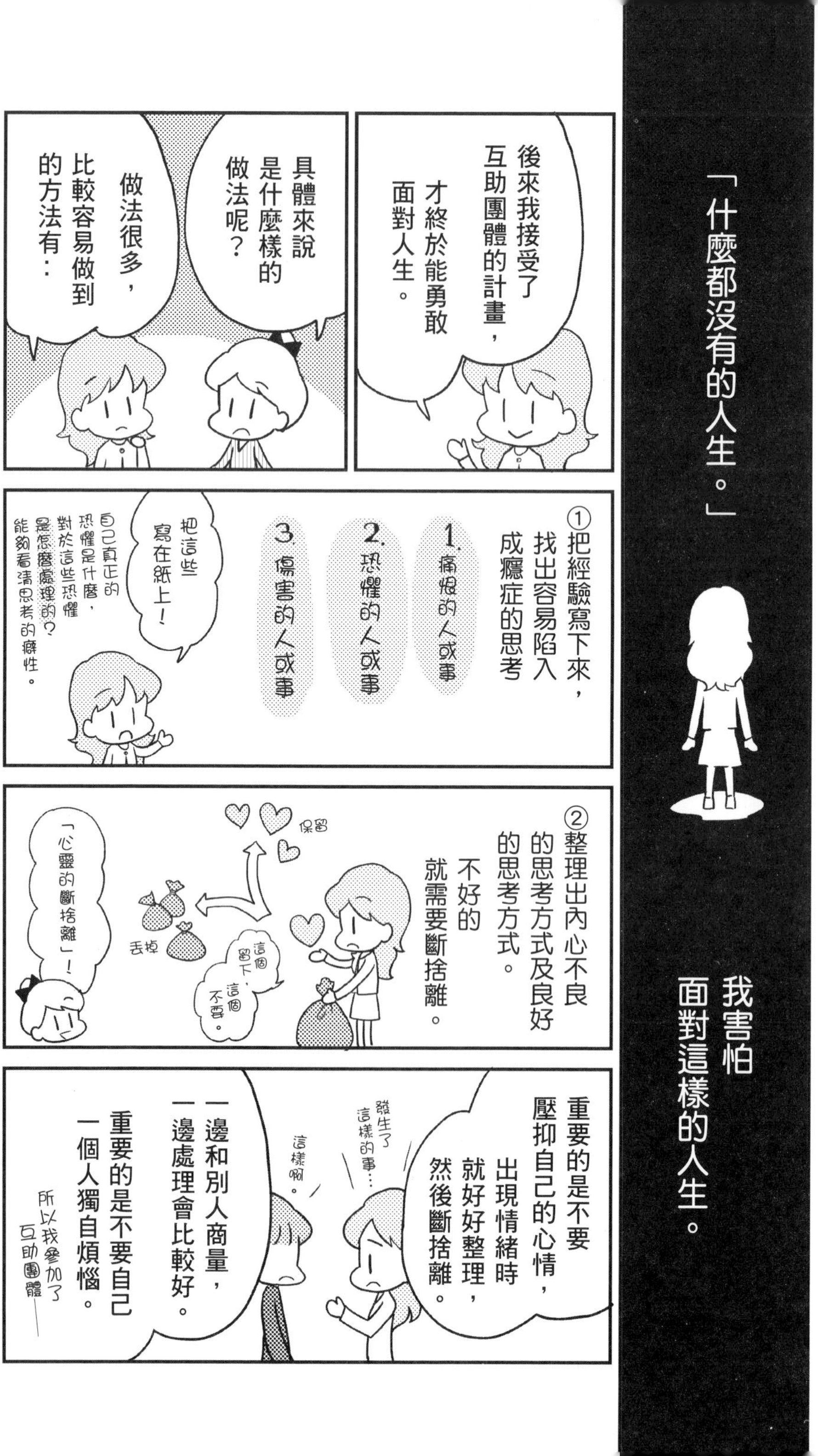
「什麼都沒有的人生。」
我害怕面對這樣的人生。
後來我接受了互助團體的計畫，才終於能勇敢面對人生。
具體來說是什麼樣的做法呢？
做法很多，比較容易做到的方法有：
①把經驗寫下來，找出容易陷入成癮症的思考
1.痛恨的人或事
2.恐懼的人或事
3.傷害的人或事
把這些寫在紙上！
自己真正的恐懼是什麼，對於這些恐懼是怎麼處理的？能夠看清思考的癖性。
②整理出內心不良的思考方式及良好的思考方式。
不好的就需要斷捨離。
保留
丟掉
這個留下，這個不要。
「心靈的斷捨離」！
重要的是不要壓抑自己的心情，出現情緒時就好好整理，然後斷捨離。
發生了這樣的事…
這樣啊。
一邊和別人商量，一邊處理會比較好。
重要的是不要自己一個人獨自煩惱。
所以我參加了互助團體——

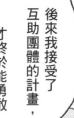

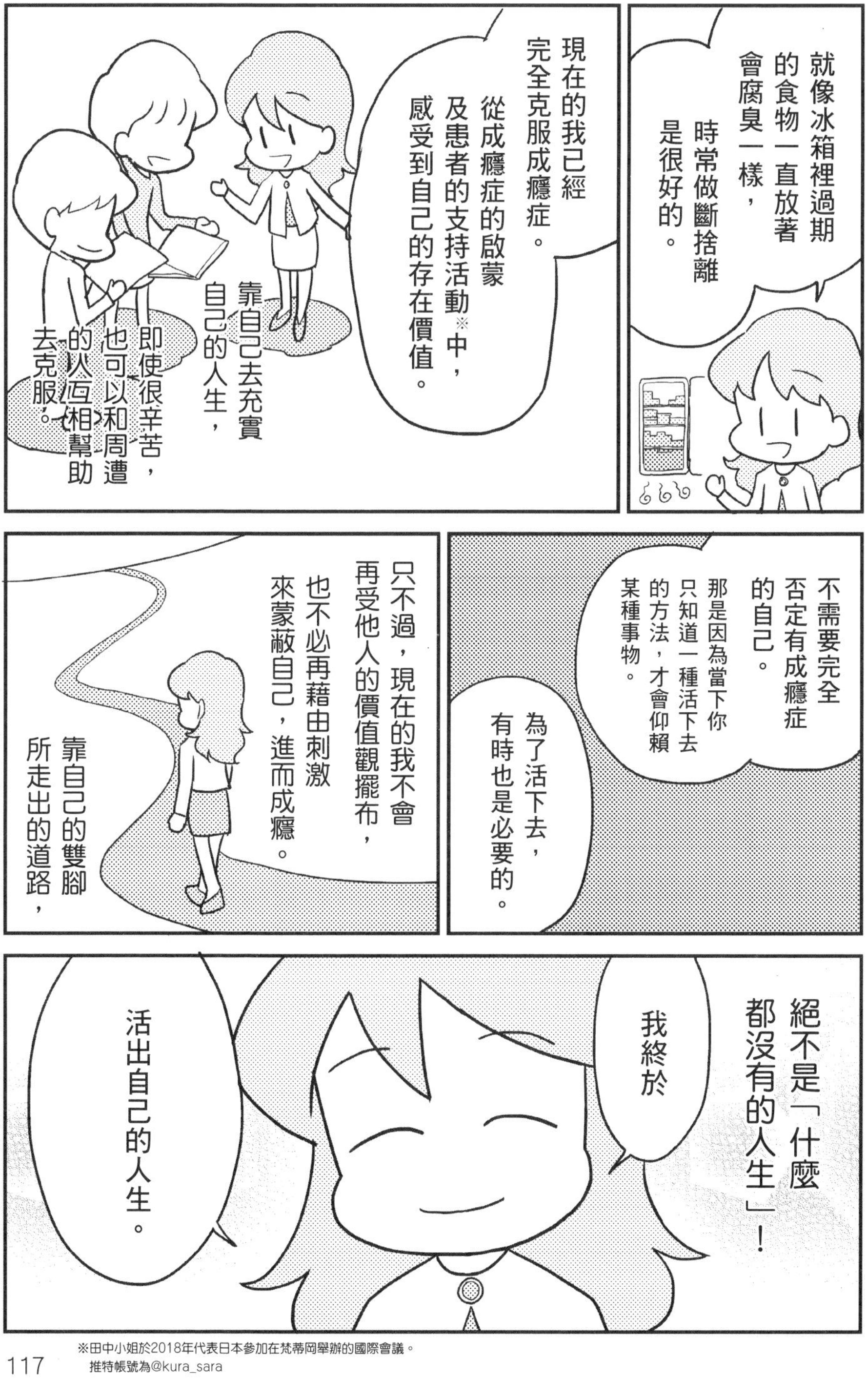
就像冰箱裡過期的食物一直放著會腐臭一樣，
時常做斷捨離是很好的。
現在的我已經完全克服成癮症。
從成癮症的啟蒙及患者的支持活動※中，感受到自己的存在價值。
靠自己去充實自己的人生，即使很辛苦，也可以和周遭的人互相幫助去克服。
不需要完全否定有成癮症的自己。
那是因為當下你只知道一種活下去的方法，才會仰賴某種事物。
為了活下去，有時也是必要的。
只不過，現在的我不會再受他人的價值觀擺布，也不必再藉由刺激來蒙蔽自己，進而成癮。
靠自己的雙腳所走出的道路，
絕不是「什麼都沒有的人生」！
我終於
活出自己的人生。

※田中小姐於2018年代表日本參加在梵蒂岡舉辦的國際會議。
推特帳號為@kura_sara

大石醫生的叮嚀Q&A③

Q

「但我就是忍不住」，發現犯有成癮症狀時該怎麼辦？

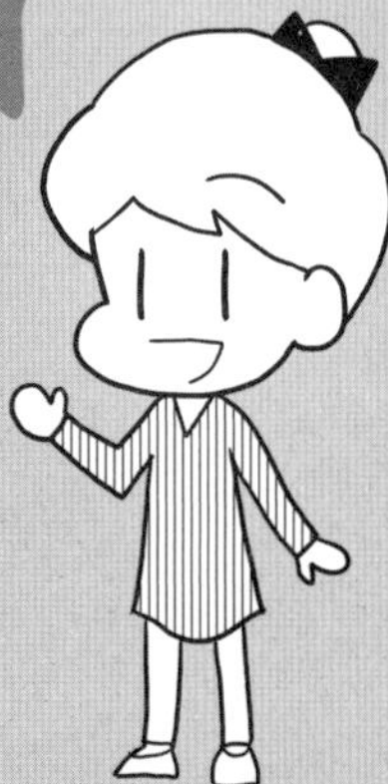

A

現在就立刻採取認知行為療法

我非常推薦「#5輕微酒癮」的H小姐所說的，先戒掉「總之先喝一杯再說」的習慣，採取「紀念日或慶祝時可以喝」的做法（58頁）。**首先就是要把行為詳細地分項，知道哪些行為對自己而言不適當後，再一**

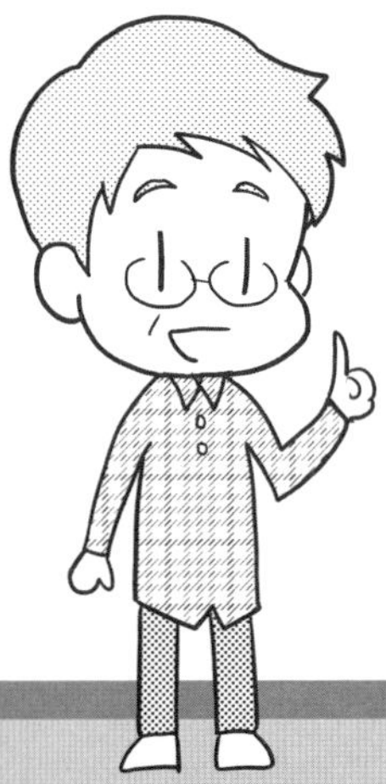

項一項地改變——這便是上一章的Q＆A中提及的其中一種認知療法。

H小姐認知到「總之先喝一杯再說」對自己而言「不適當」，因而改變行為。透過這樣的方式，像下黑白棋一般，把棋子一個一個翻轉過來，循序漸進地改變行為與習慣。當習慣改變後，「總之先喝一杯再說」的想法也會消失。

「#2重度網路成癮」的石徹白則是先從有了「臉書使自己陷入不幸生活」的警覺後，才擺脫網路成癮——這也是相同的情況，不是去思考「網路」的整體，而是將其中的內容進一步「分項」，區分為「社群網站」、「遊戲」、「網路」、「搜尋」來思考，然後再開始決定自己要「先戒掉臉書」的行為。

「成癮」行為開始的「動機」，也務必先「細分」後再思考。比方說喝酒的動機是「喜歡喝」，還是「能夠忘記厭惡的事」，如果兩者都吻合就很危險，陷入「成癮泥沼」的可能性就非常高。因為如此就會變成**為了遺忘厭惡的事而持續喝酒，但酒醒後又必須繼續面對厭惡的事，因為恐懼所以又開始喝的習慣**。以網路成癮來說，究竟是純粹「為了蒐集資訊」，還是因為「現實當中有不想面對的事情，所以透過網路來逃避」，成癮的危險性因不同的動機也會有所不同。

每星期記錄下來就能減少不當的花費

來醫院治療購物成癮的人，為了讓他們「分項」思考自己的想法及產生購物欲望的動機，我會要求他們寫在筆記上。這個做法同時也推薦給**「因為過多無謂的花費而存不了錢」**的人。請把以下三件事逐條在筆記本中記錄下來，每星期一次。

①覺得想要的東西
②實際上所買下的物品
③買下的物品中，其實並不必要的有哪些

每星期確實寫下這三件事的人，雖然只是漸進式的，但購物量都真的減少了。要擺脫成癮症，重要的是「站在客觀的角度」，把這些項目具體地寫在筆記上，讓自己保持客觀。另外，透過每星期的書寫，也能夠了解購買的物品減少了多少，以此維持戒掉購物成癮的動機。

「固定限額還款」是毒藥

「別刷卡，付現金吧！」這句話，我對購物成癮症患者，說到嘴都酸了。大部份的購物成癮症患者，手上幾乎都有好幾張卡片，因為將繳款方式改用「固定限額還款」，或是使用信用卡消費貸款，使得欠款不斷膨漲。

固定限額還款會使繳款金額看起來變少了，但也因此就更無法為購物行為踩剎車。一旦開始使用信用卡貸款，即使一開始能確實還款，但只要看到帳單上顯示「下次能借的款項為六十萬」，就會有「借六十萬也沒關係」的錯覺。於是就會像「#10購物成癮的泥沼」一樣，將信用卡貸款的機器錯當是自己的錢包（100頁）──有賭癮的人也常有這樣的錯覺。

像這樣的成癮症雖然沒有特效藥，但容易讓我們陷入成癮症的「毒藥」，其實就近在咫尺。當環境或壓力等各種因素重疊時，任何人都有可能染上成癮症。

第4章

逃離
黑心企業、
戀愛成癮、
毒親

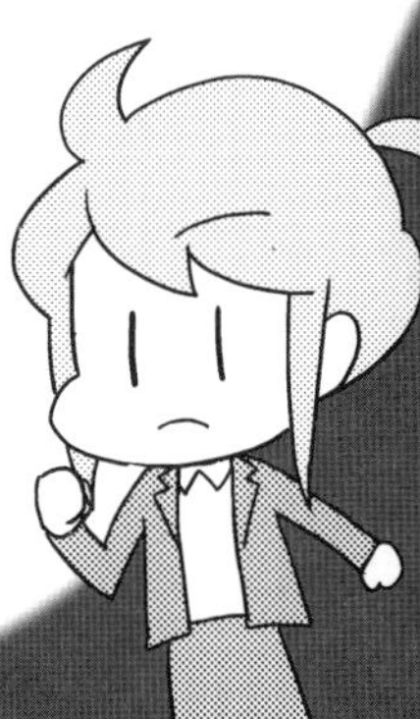

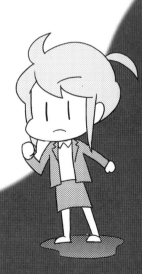

#13 #14
從 **黑心企業**
水窪、泥沼
脫身者的經驗談

#15 #16
從 **戀愛成癮**
水窪、泥沼
脫身者的經驗談

#17
從 **毒親**
泥沼
脫身者的經驗談

這一章要談的是因「工作」、「戀愛」或「親子」等「人際關係」而衍生的成癮問題。在阿德勒的心理學中，就曾說「一切的煩惱都來自人際關係」，可見人際關係是人們一直無法避免的問題。雖然不像酒癮、賭癮那樣令人覺得是「成癮」，然而，根據大石醫師的說法，「在黑心公司卻無法辭職」的狀況，其實也是一種成癮的心理現象。

人際關係會大幅地左右一個人的幸福。不會帶來良好影響的人際關係，或許就應該毫不留戀地「快刀斬亂麻」。

在「痛苦到想死的公司」卻無法辭職的原因

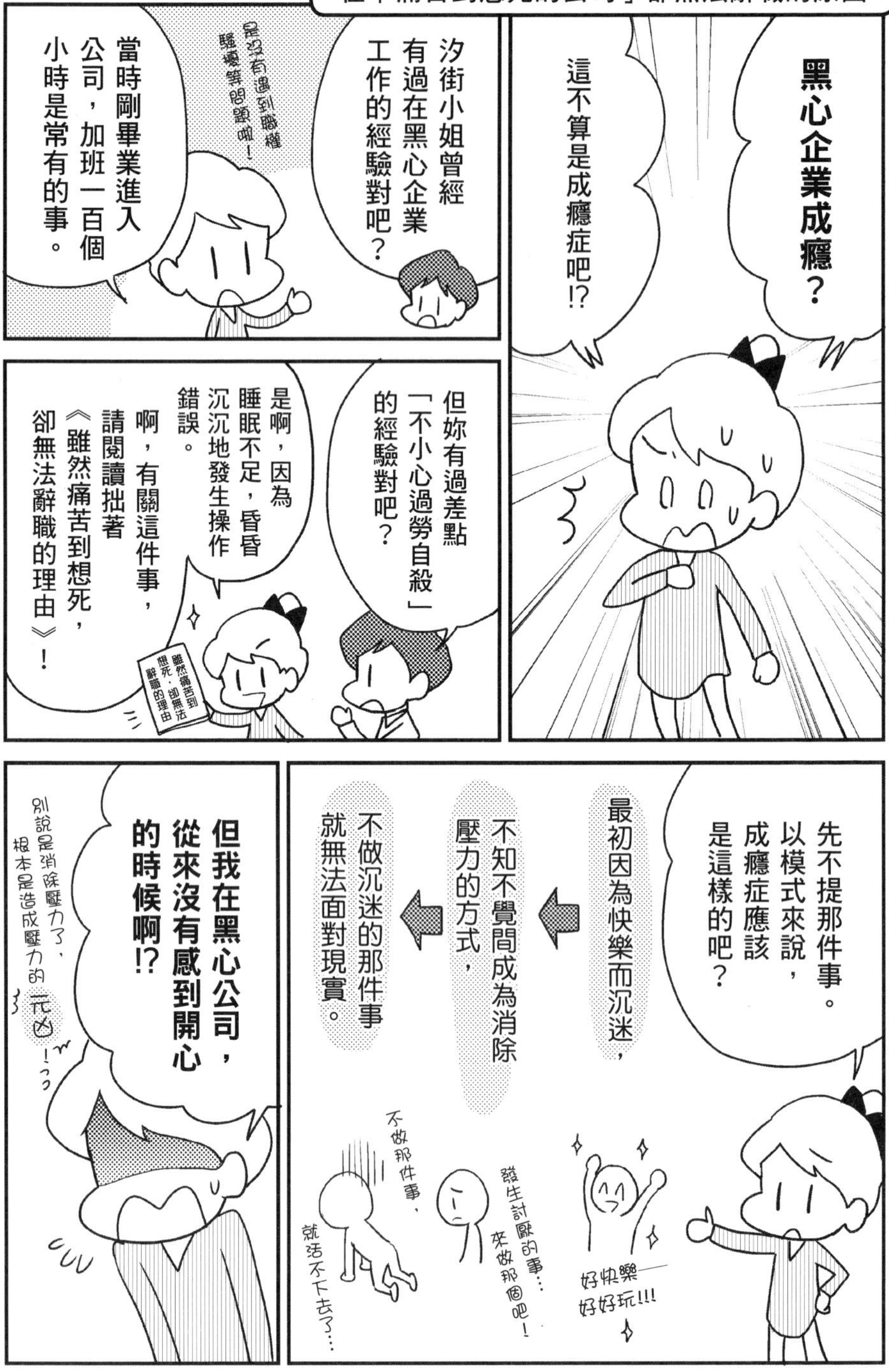
黑心企業成癮？
這不算是成癮症吧!?
汐街小姐曾經有過在黑心企業工作的經驗對吧？
是沒有遇到職權騷擾等問題啦！
當時剛畢業進入公司，加班一百個小時是常有的事。
但妳有過差點「不小心過勞自殺」的經驗對吧？
是啊，因為睡眠不足，昏昏沉沉地發生操作錯誤。
啊，有關這件事，請閱讀拙著《雖然痛苦到想死，卻無法辭職的理由》！
雖然痛苦到想死，卻無法辭職的理由
先不提那件事。以模式來說，成癮症應該是這樣的吧？
最初因為快樂而沉迷，
不知不覺間成為消除壓力的方式，
不做沉迷的那件事就無法面對現實。
好快樂— 好好玩!!!
發生討厭的事…來做那個吧！
不做那件事，就活不下去了…
但我在黑心公司，從來沒有感到開心的時候啊!?
別說是消除壓力了，根本是造成壓力的元凶！

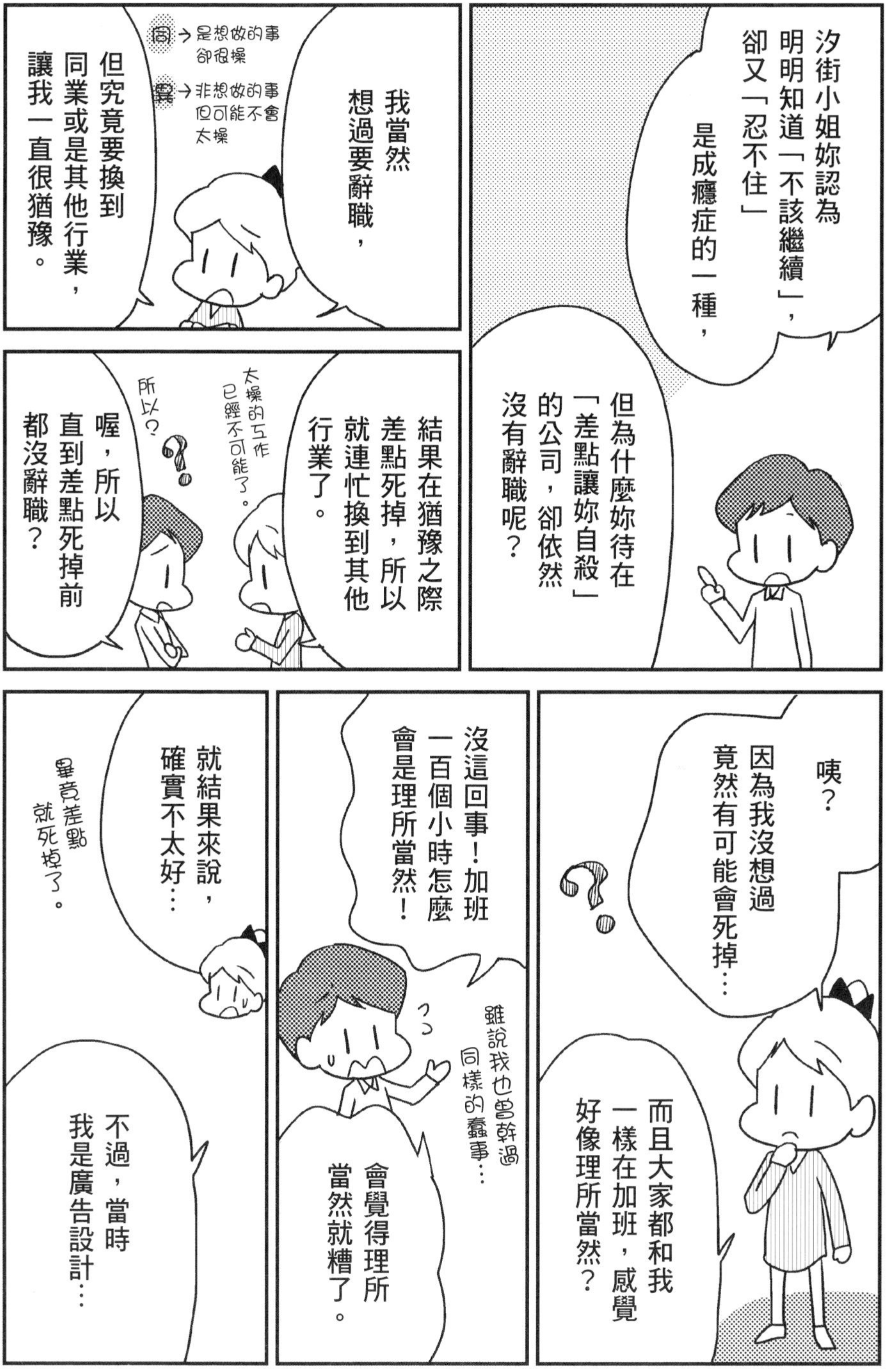
汐街小姐妳認為
明明知道「不該繼續」，
卻又「忍不住」
是成癮症的一種，
但為什麼妳待在
「差點讓妳自殺」
的公司，卻依然
沒有辭職呢？
我當然
想過要辭職，
但究竟要換到
同業或是其他行業，
讓我一直很猶豫。
同→是想做的事
卻很操
異→非想做的事
但可能不會
太操
結果在猶豫之際
差點死掉，所以
就連忙換到其他
行業了。
太操的工作
已經不可能了。
喔，所以
直到差點死掉前
都沒辭職？
所以？
咦？
因為我沒想過
竟然有可能會死掉…
而且大家都和我
一樣在加班，感覺
好像理所當然？
沒這回事！加班
一百個小時怎麼
會是理所當然！
雖說我也曾幹過
同樣的蠢事…
會覺得理所
當然就糟了。
就結果來說，
確實不太好…
畢竟差點
就死掉了。
不過，當時
我是廣告設計…

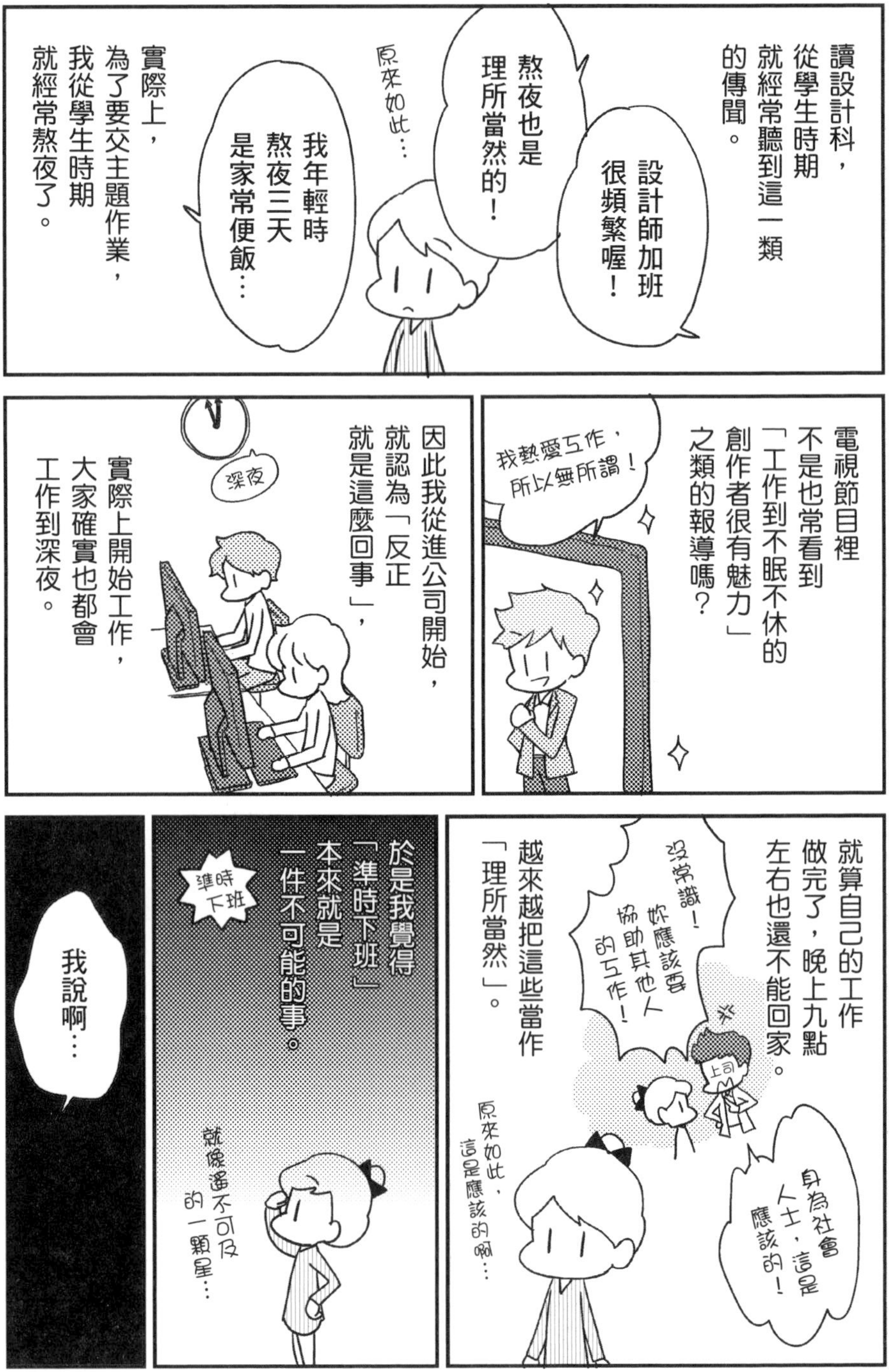
讀設計科，從學生時期就經常聽到這一類的傳聞。
設計師加班很頻繁喔！
熬夜也是理所當然的！
原來如此…
我年輕時熬夜三天是家常便飯…
實際上，為了要交主題作業，我從學生時期就經常熬夜了。
電視節目裡不是也常看到「工作到不眠不休的創作者很有魅力」之類的報導嗎？
我熱愛工作，所以無所謂！
因此我從進公司開始，就認為「反正就是這麼回事」，
深夜
實際上開始工作，大家確實也都會工作到深夜。
就算自己的工作做完了，晚上九點左右也還不能回家。
沒常識！妳應該要協助其他人的工作！
上司
越來越把這些當作「理所當然」。
身為社會人士，這是應該的！
原來如此，這是應該的啊…
於是我覺得「準時下班」本來就是一件不可能的事。
準時下班
就像遙不可及的一顆星…
我說啊…

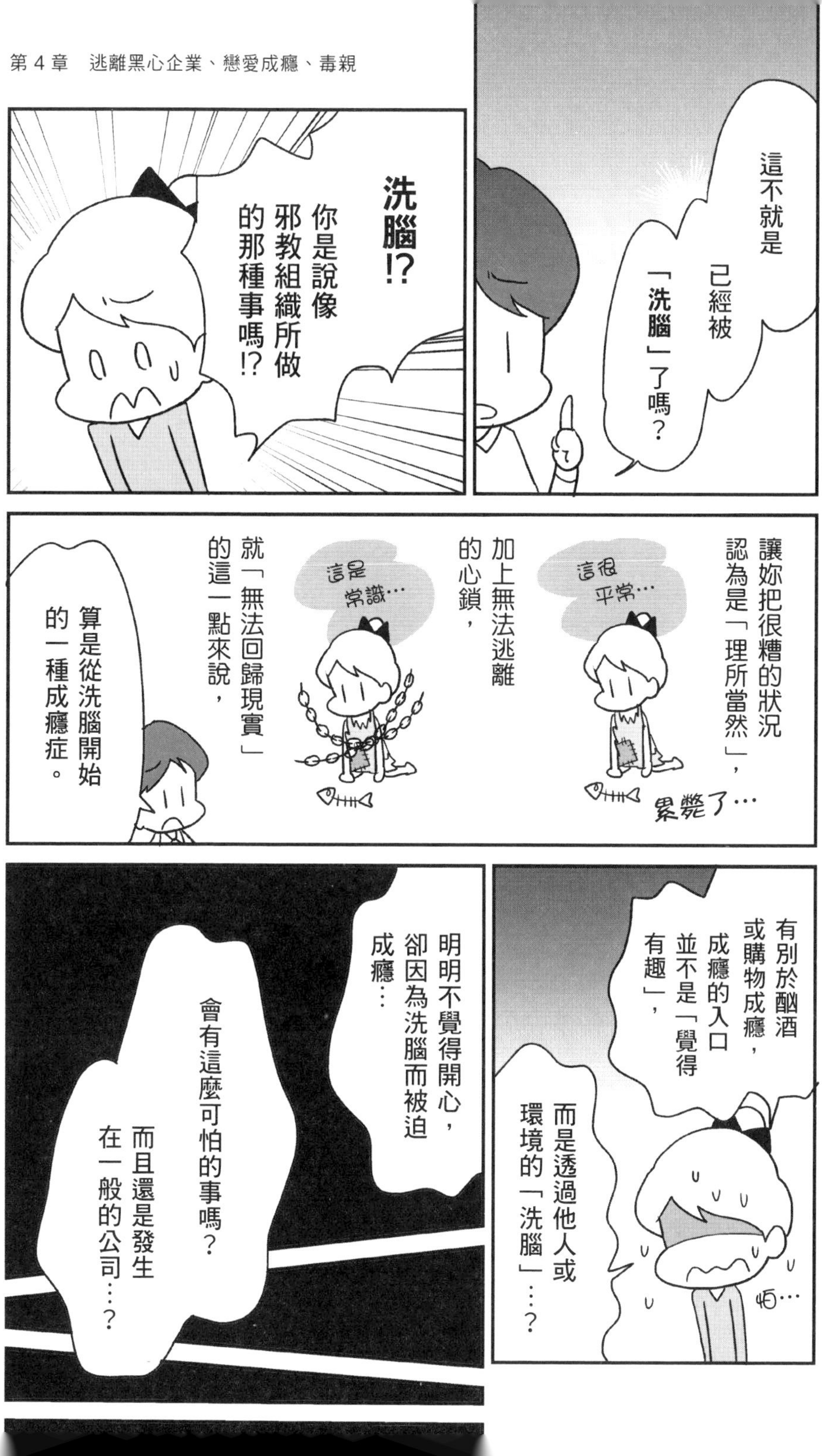
這不就是已經被「洗腦」了嗎？
洗腦!?
你是說像邪教組織所做的那種事嗎!?
讓妳把很糟的狀況認為是「理所當然」，
這很平常…
累斃了…
加上無法逃離的心鎖，
這是常識…
就「無法回歸現實」的這一點來說，
算是從洗腦開始的一種成癮症。
有別於酗酒或購物成癮，成癮的入口並不是「覺得有趣」，
而是透過他人或環境的「洗腦」…？
怕…
明明不覺得開心，卻因為洗腦而被迫成癮…
會有這麼可怕的事嗎？
而且還是發生在一般的公司…？

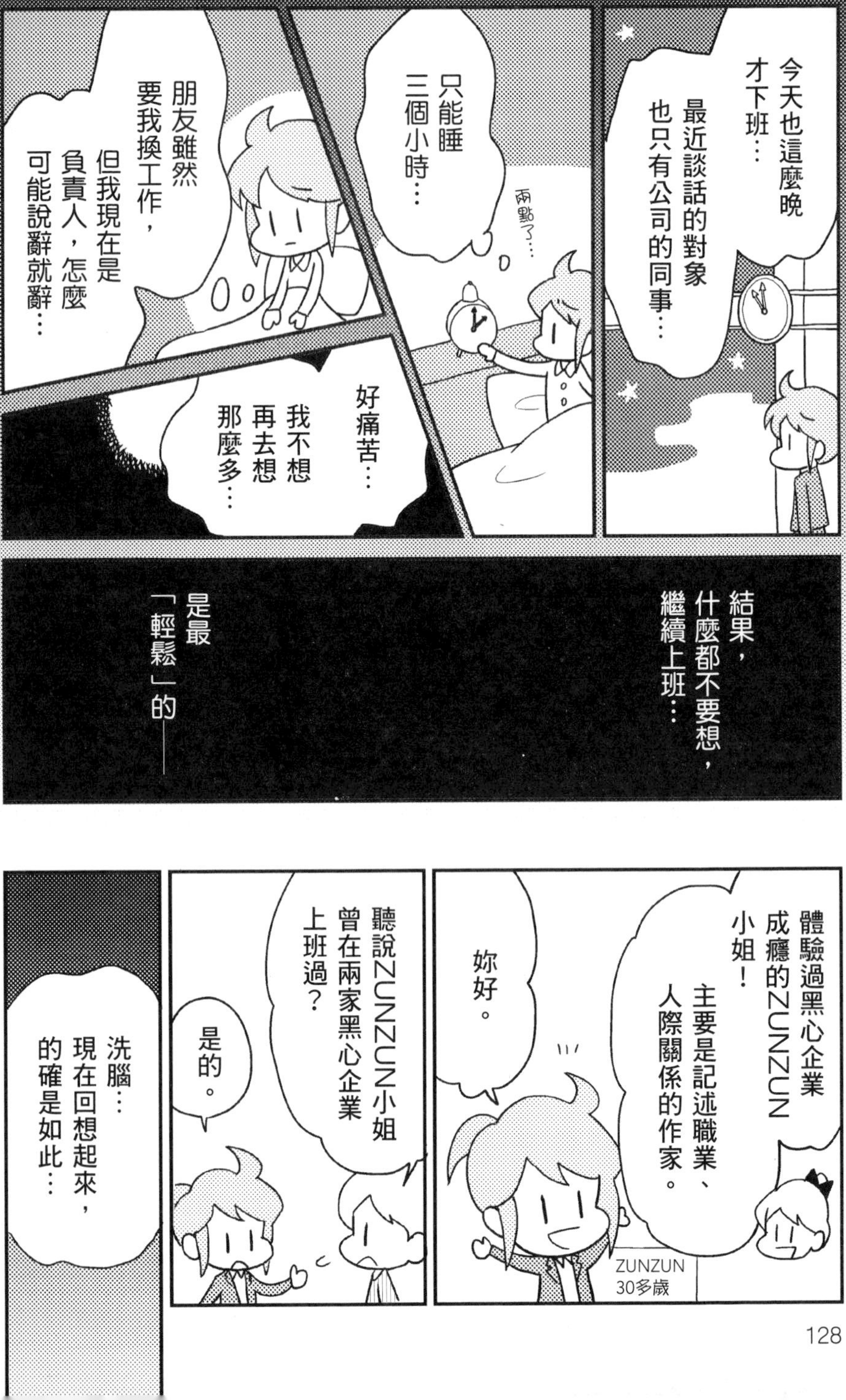
今天也這麼晚才下班…
最近談話的對象也只有公司的同事…
只能睡三個小時…
兩點了…
朋友雖然要我換工作，
但我現在是負責人，怎麼可能說辭就辭…
好痛苦…
我不想再去想那麼多…
結果，什麼都不要想，繼續上班…
是最「輕鬆」的——
體驗過黑心企業成癮的ZUNZUN小姐！
主要是記述職業、人際關係的作家。
妳好。
ZUNZUN
30多歲
聽說ZUNZUN小姐曾在兩家黑心企業上班過？
是的。
洗腦…
現在回想起來，的確是如此…

#14 泥沼

在「痛苦到想死的公司」卻無法辭職的原因2

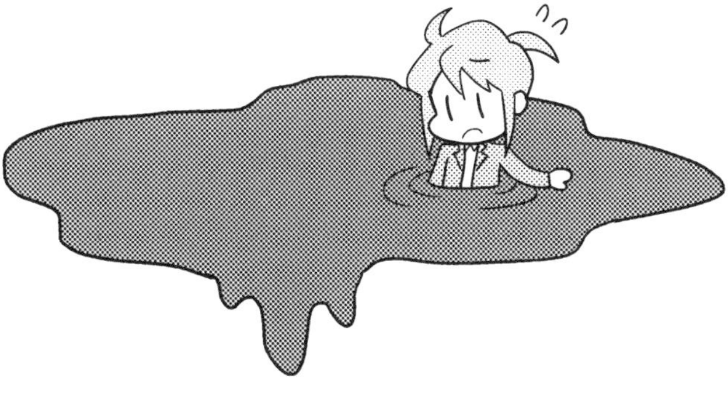

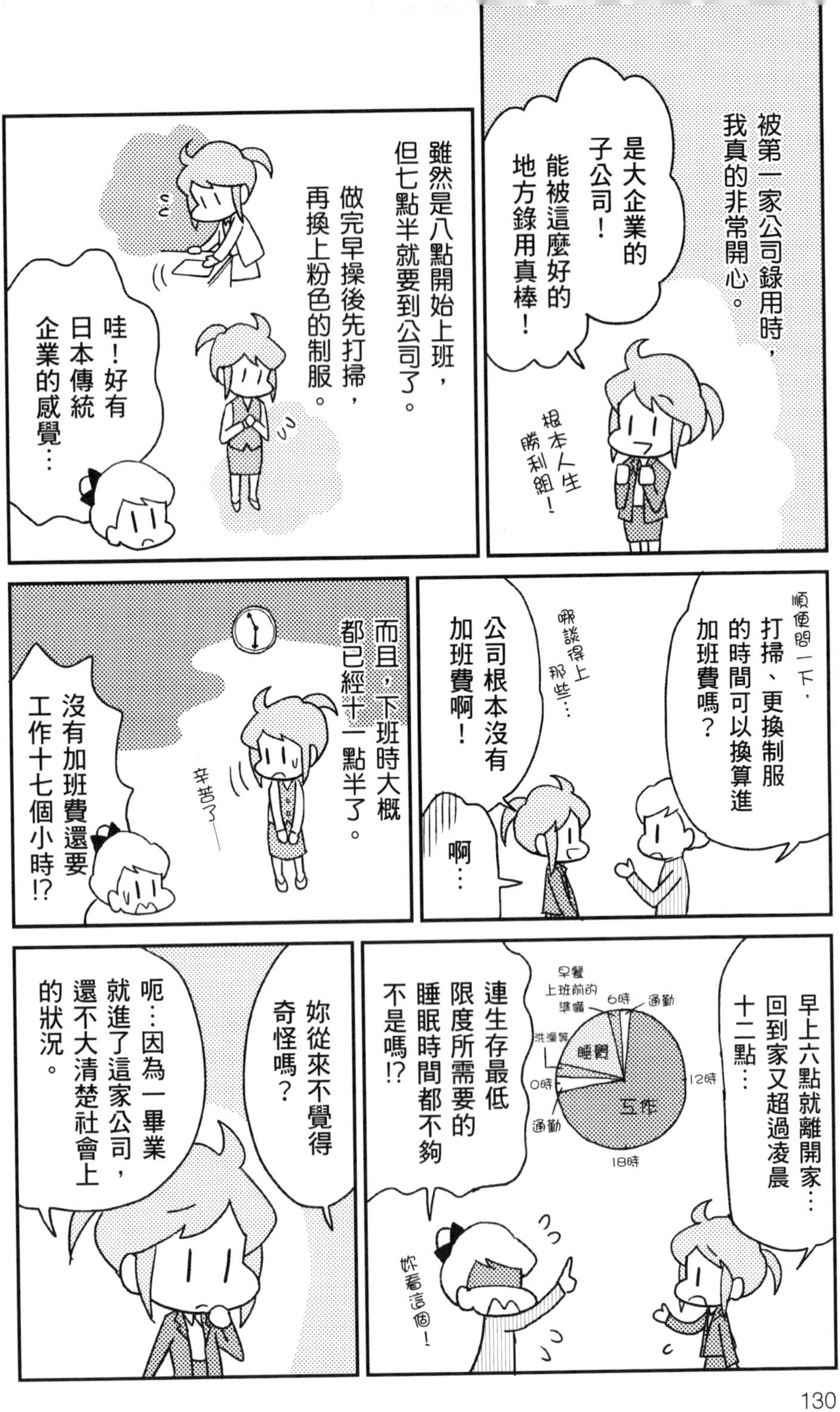
被第一家公司錄用時，我真的非常開心。
是大企業的子公司！能被這麼好的地方錄用真棒！
根本人生勝利組！
雖然是八點開始上班，但七點半就要到公司了。做完早操後先打掃，再換上粉色的制服。
哇！好有日本傳統企業的感覺…
順便問一下，打掃、更換制服的時間可以換算進加班費嗎？
哪談得上那些…
公司根本沒有加班費啊！
啊…
而且，下班時大概都已經十一點半了。
辛苦了——
沒有加班費還要工作十七個小時!?
早上六點就離開家…回到家又超過凌晨十二點…
連生存最低限度所需要的睡眠時間都不夠不是嗎!?
早餐
上班前的準備
6時
通勤
洗澡等
睡覺
0時
12時
工作
通勤
18時
妳看這個！
妳從來不覺得奇怪嗎？
呃…因為一畢業就進了這家公司，還不大清楚社會上的狀況。

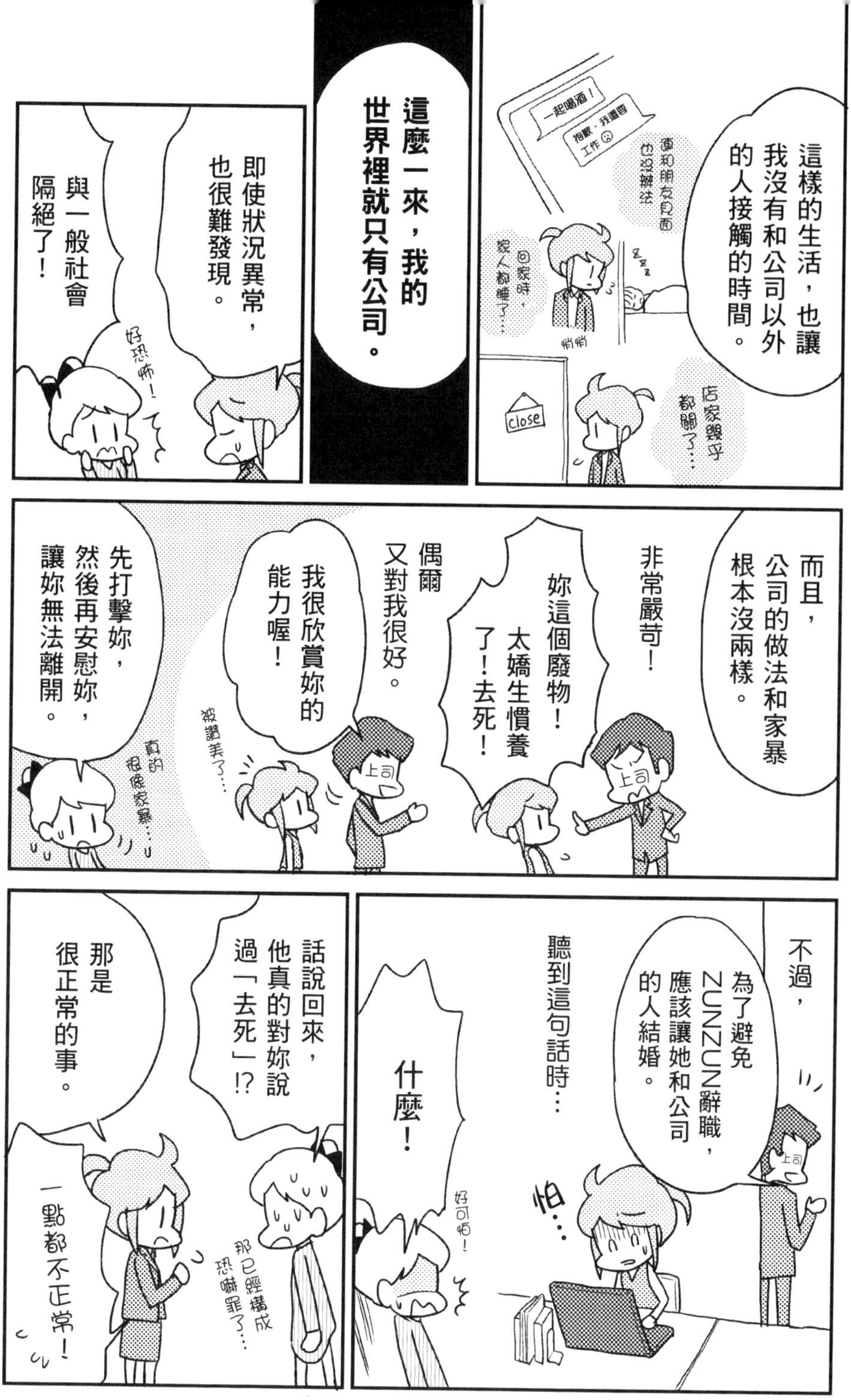

這樣的生活，也讓我沒有和公司以外的人接觸的時間。
一起喝酒！
抱歉，我還要工作
連和朋友見面也沒辦法
回家時，家人都睡了…
悄悄
close
店家幾乎都關了…
這麼一來，我的世界裡就只有公司。
即使狀況異常，也很難發現。
與一般社會隔絕了！
好恐怖！
而且，公司的做法和家暴根本沒兩樣。
非常嚴苛！
妳這個廢物！太嬌生慣養了！去死！
上司
偶爾又對我很好。
我很欣賞妳的能力喔！
上司
被讚美了…
先打擊妳，然後再安慰妳，讓妳無法離開。
真的很像家暴…
不過，
為了避免ZUNZUN辭職，應該讓她和公司的人結婚。
上司
聽到這句話時…
怕…
什麼！
好可怕！
話說回來，他真的對妳說過「去死」!?
那已經構成恐嚇罪了…
那是很正常的事。
一點都不正常！

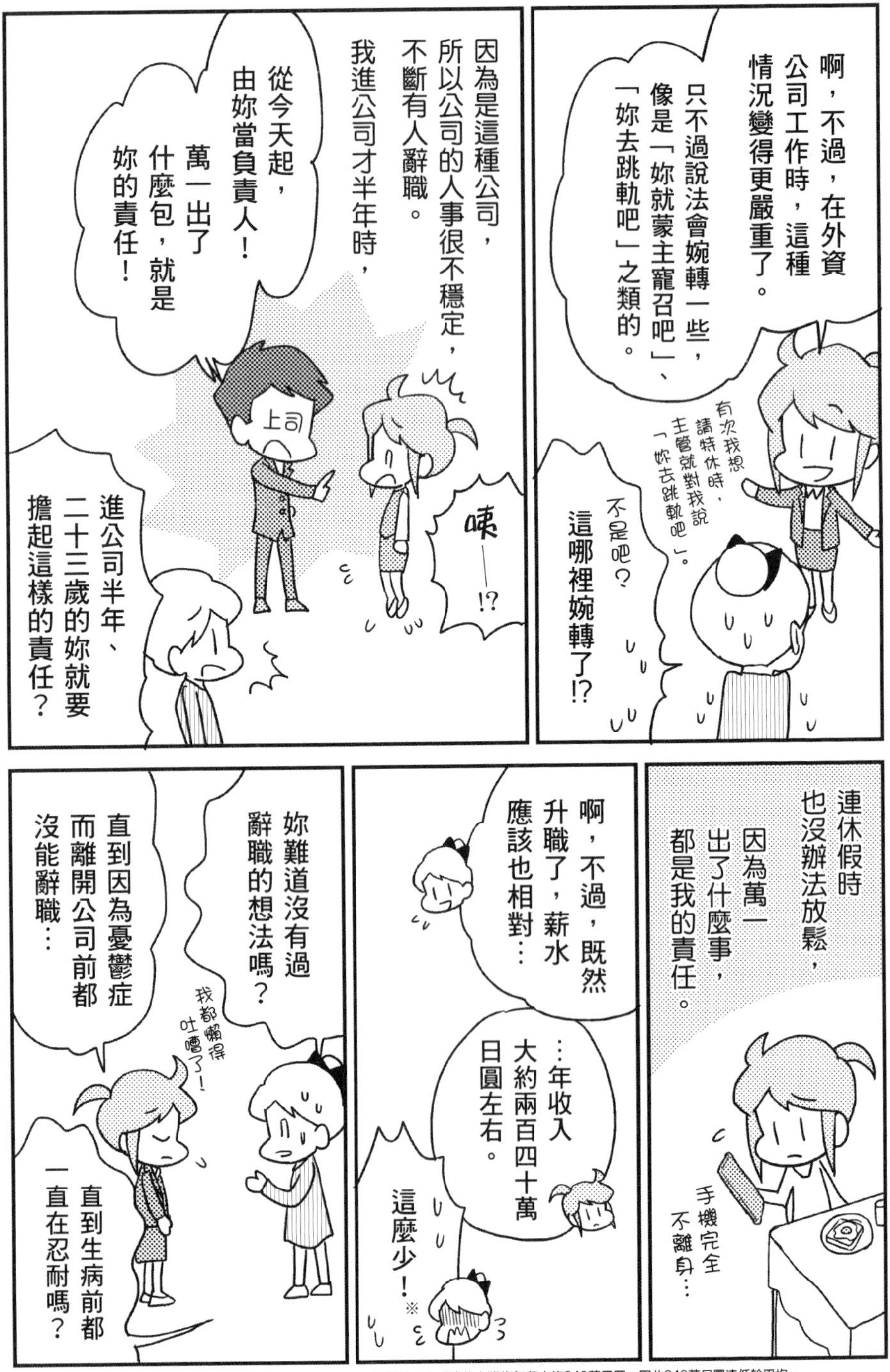
啊，不過，在外資公司工作時，這種情況變得更嚴重了。
只不過說法會婉轉一些，像是「妳就蒙主寵召吧」、「妳去跳軌吧」之類的。
有次我想請特休時，主管就對我說「妳去跳軌吧」。
這哪裡婉轉了!?
不是吧？
因為是這種公司，所以公司的人事很不穩定，不斷有人辭職。
我進公司才半年時，
從今天起，由妳當負責人！萬一出了什麼包，就是妳的責任！
上司
咦──!?
進公司半年、二十三歲的妳就要擔起這樣的責任？
連休假時也沒辦法放鬆，
因為萬一出了什麼事，都是我的責任。
手機完全不離身…
啊，不過，既然升職了，薪水應該也相對…
…年收入大約兩百四十萬日圓左右。
這麼少！※
妳難道沒有過辭職的想法嗎？
直到因為憂鬱症而離開公司前都沒能辭職…
我都懶得吐嘈了！
直到生病前都一直在忍耐嗎？

※日本二十多歲的上班族年薪大約340萬日圓，因此240萬日圓遠低於平均。

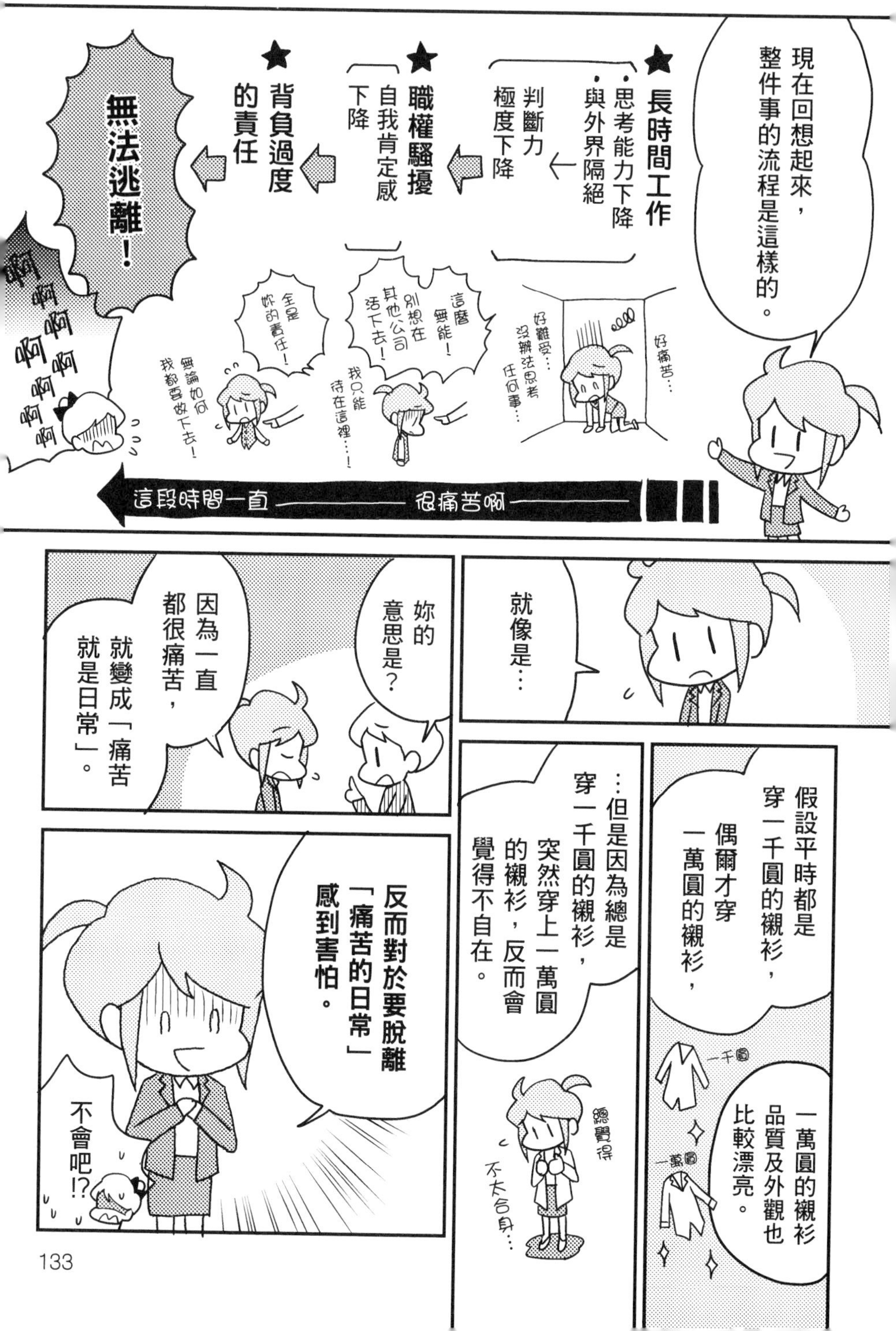
現在回想起來，整件事的流程是這樣的。
★長時間工作
・思考能力下降
・與外界隔絕
← 判斷力極度下降
好痛苦…
好難受…沒辦法思考任何事…
★職權騷擾
自我肯定感下降
這麼無能！
別想在其他公司活下去！
我只能待在這裡…！
★背負過度的責任
全是妳的責任！
無論如何我都要做下去！
無法逃離！
啊啊啊啊啊啊啊啊
這段時間一直———很痛苦啊———
就像是…
妳的意思是？
因為一直都很痛苦，就變成「痛苦就是日常」。
假設平時都是穿一千圓的襯衫，
偶爾才穿一萬圓的襯衫，
一萬圓的襯衫品質及外觀也比較漂亮。
一千圓
一萬圓
…但是因為總是穿一千圓的襯衫，
突然穿上一萬圓的襯衫，反而會覺得不自在。
總覺得
不太合身…
反而對於要脫離「痛苦的日常」感到害怕。
不會吧!?

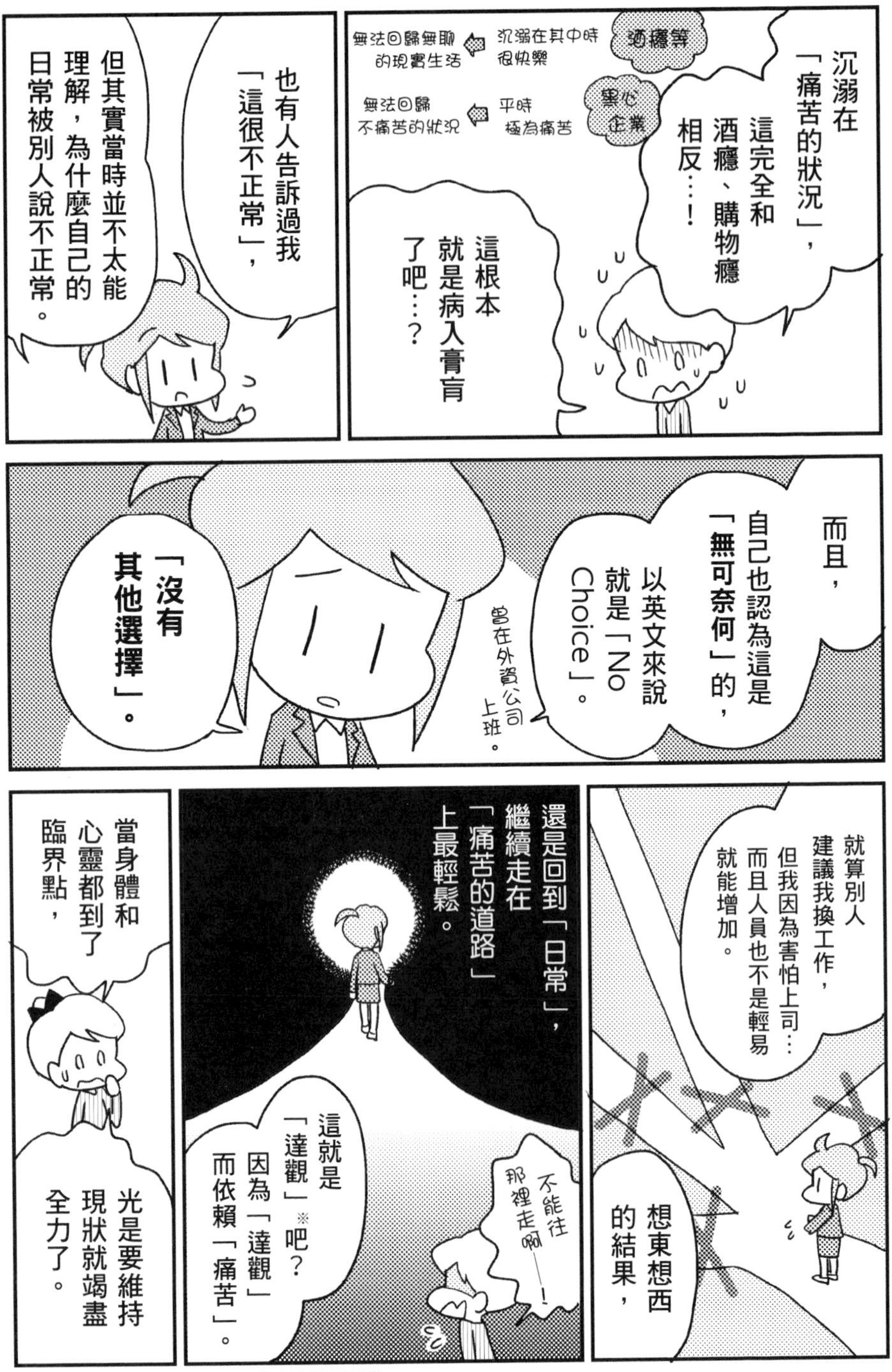

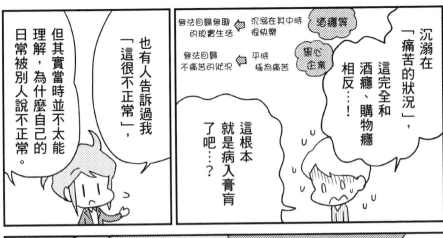

沉溺在「痛苦的狀況」，這完全和酒癮、購物癮相反…！
酒癮等
沉溺在其中時很快樂
無法回歸無聊的現實生活
黑心企業
平時極為痛苦
無法回歸不痛苦的狀況
這根本就是病入膏肓了吧…？
也有人告訴過我「這很不正常」，
但其實當時並不太能理解，為什麼自己的日常被別人說不正常。
而且，自己也認為這是「無可奈何」的，以英文來說就是「No Choice」。
曾在外資公司上班。
「沒有其他選擇」。
就算別人建議我換工作，但我因為害怕上司…而且人員也不是輕易就能增加。
想東想西的結果，
還是回到「日常」，繼續走在「痛苦的道路」上最輕鬆。
不能往那裡走啊——！
這就是「達觀」※吧？因為「達觀」而依賴「痛苦」。
當身體和心靈都到了臨界點，
光是要維持現狀就竭盡全力了。

※洞徹世事，不受喜怒哀樂影響。

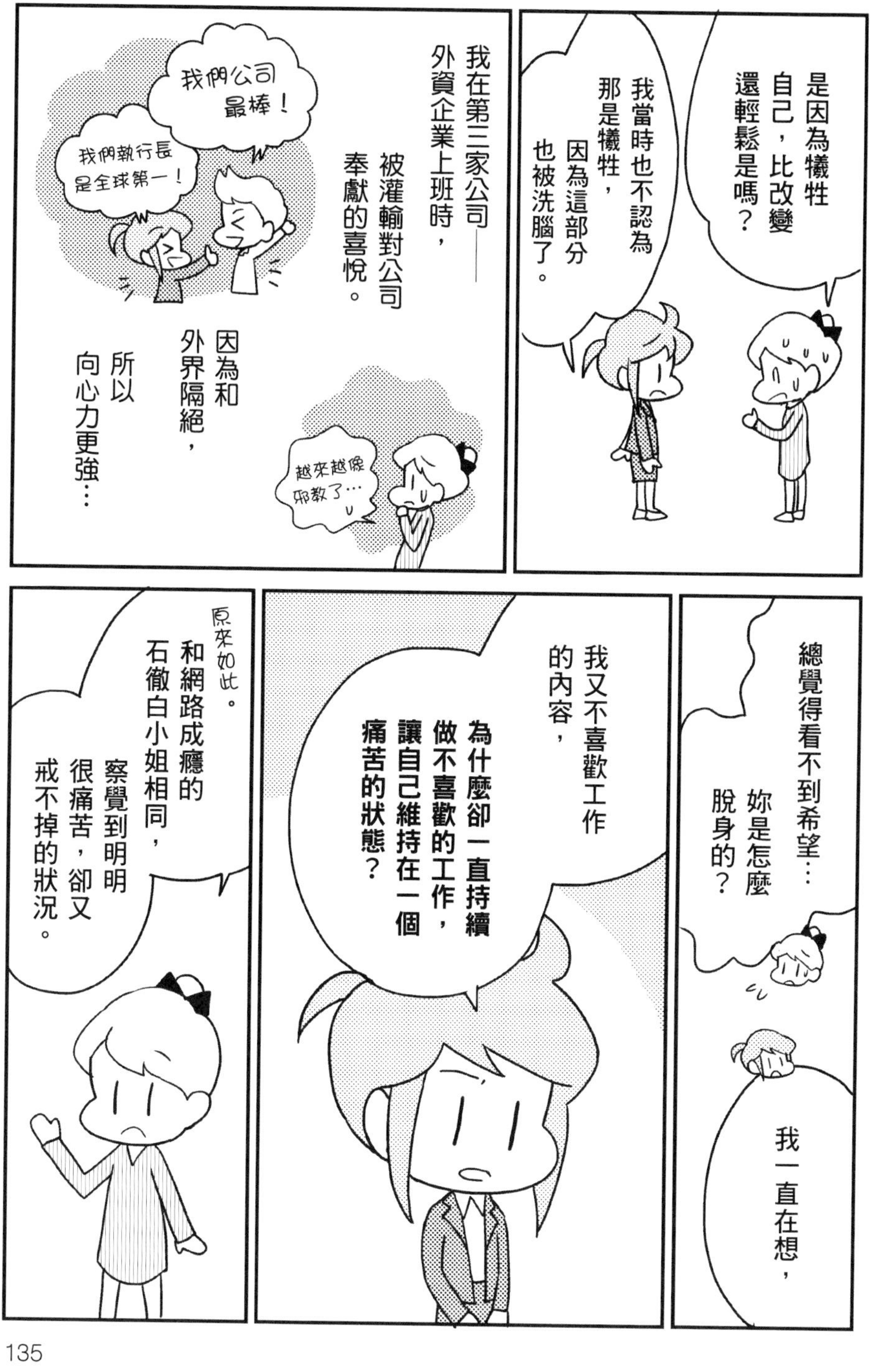
是因為犧牲自己，比改變還輕鬆是嗎？
我當時也不認為那是犧牲，因為這部分也被洗腦了。
我在第三家公司——外資企業上班時，被灌輸對公司奉獻的喜悅。
我們公司最棒！
我們執行長是全球第一！
因為和外界隔絕，所以向心力更強…
越來越像邪教了…
總覺得看不到希望…妳是怎麼脫身的？
我一直在想，
我又不喜歡工作的內容，
為什麼卻一直持續做不喜歡的工作，讓自己維持在一個痛苦的狀態？
原來如此。
和網路成癮的石徹白小姐相同，察覺到明明很痛苦，卻又戒不掉的狀況。

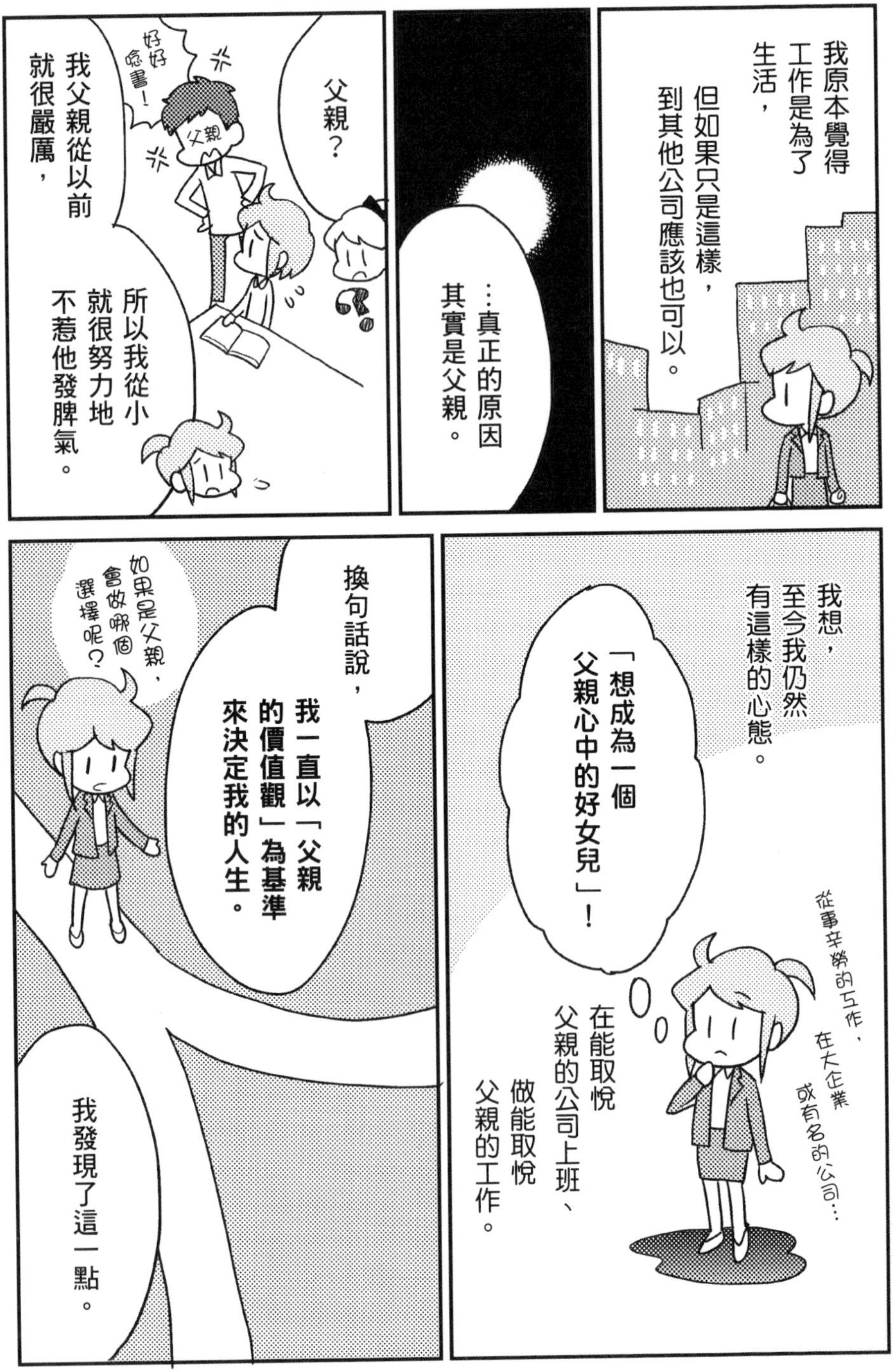
我原本覺得工作是為了生活，
但如果只是這樣，到其他公司應該也可以。
…真正的原因其實是父親。
父親？
我父親從以前就很嚴厲，
好好念書！
父親
所以我從小就很努力地不惹他發脾氣。
我想，至今我仍然有這樣的心態。
「想成為一個父親心中的好女兒」！
從事辛勞的工作，
在大企業或有名的公司…
在能取悅父親的公司上班、
做能取悅父親的工作。
換句話說，
我一直以「父親的價值觀」為基準來決定我的人生。
如果是父親，會做哪個選擇呢？
我發現了這一點。

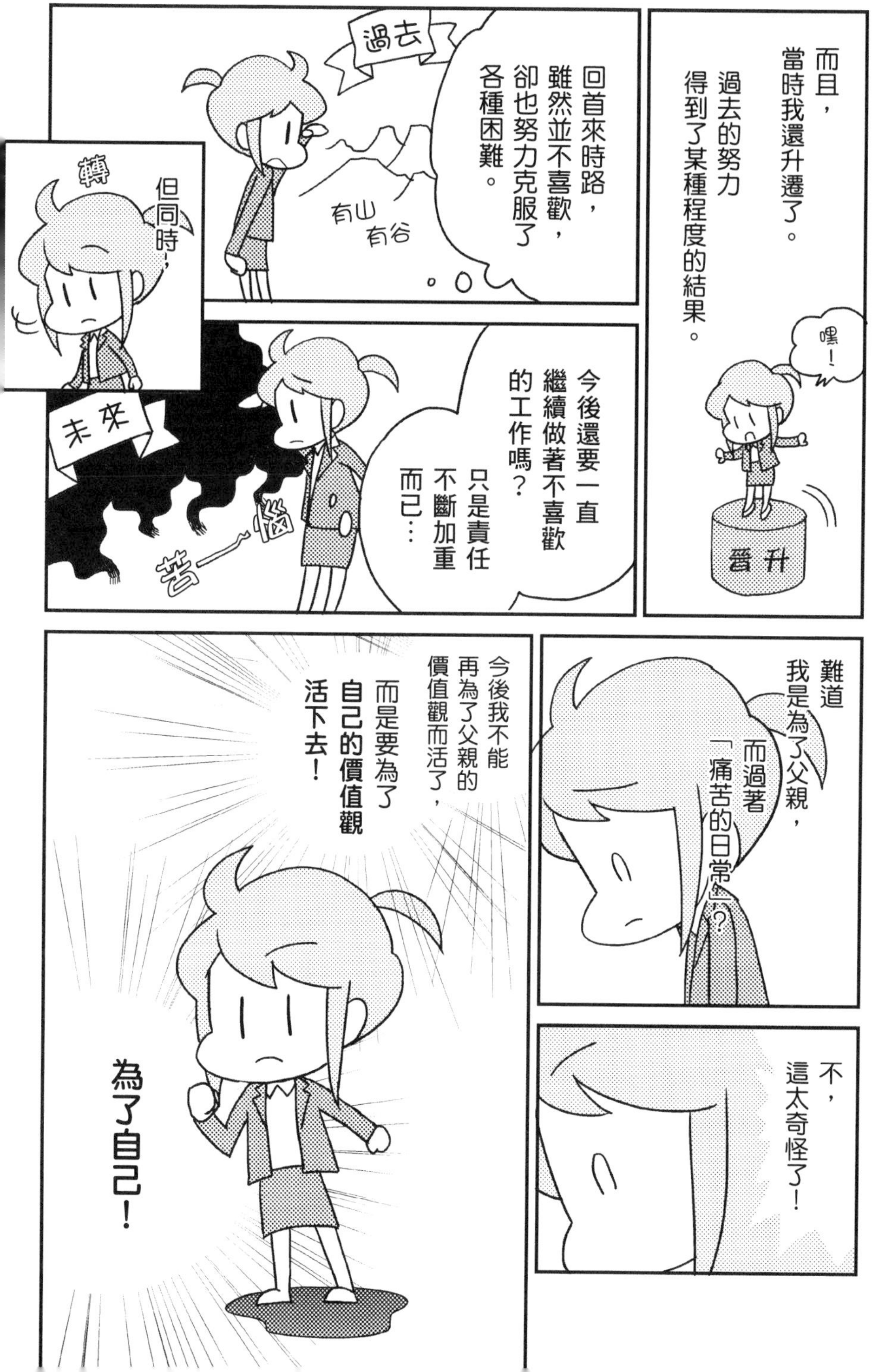
而且，
當時我還升遷了。
過去的努力
得到了某種程度的結果。
嘿！
晉升
過去
回首來時路，
雖然並不喜歡，
卻也努力克服了
各種困難。
有山
有谷
轉
但同時，
今後還要一直
繼續做著不喜歡
的工作嗎？
只是責任
不斷加重
而已…
未來
苦惱
難道
我是為了父親，
而過著
「痛苦的日常」？
不，
這太奇怪了！
今後我不能
再為了父親的
價值觀而活了，
而是要為了
自己的價值觀
活下去！
為了自己！

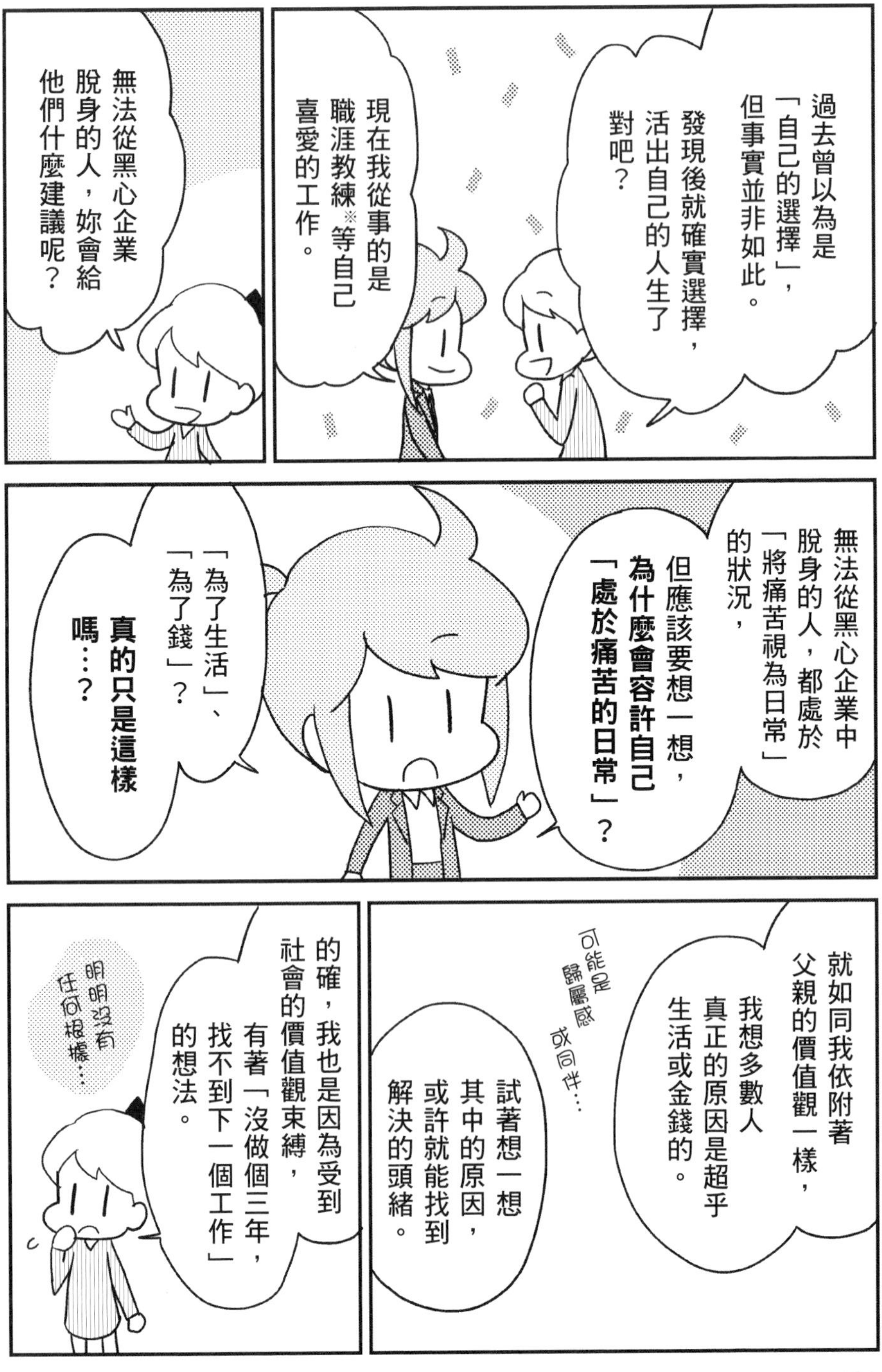
過去曾以為是「自己的選擇」，但事實並非如此。
發現後就確實選擇，活出自己的人生了對吧？
現在我從事的是職涯教練※等自己喜愛的工作。
無法從黑心企業脫身的人，妳會給他們什麼建議呢？
無法從黑心企業中脫身的人，都處於「將痛苦視為日常」的狀況，
但應該要想一想，為什麼會容許自己「處於痛苦的日常」？
「為了生活」、「為了錢」？真的只是這樣嗎…？
就如同我依附著父親的價值觀一樣，我想多數人真正的原因是超乎生活或金錢的。
可能是歸屬感或同伴…
試著想一想其中的原因，或許就能找到解決的頭緒。
的確，我也是因為受到社會的價值觀束縛，有著「沒做個三年，找不到下一個工作」的想法。
明明沒有任何根據…

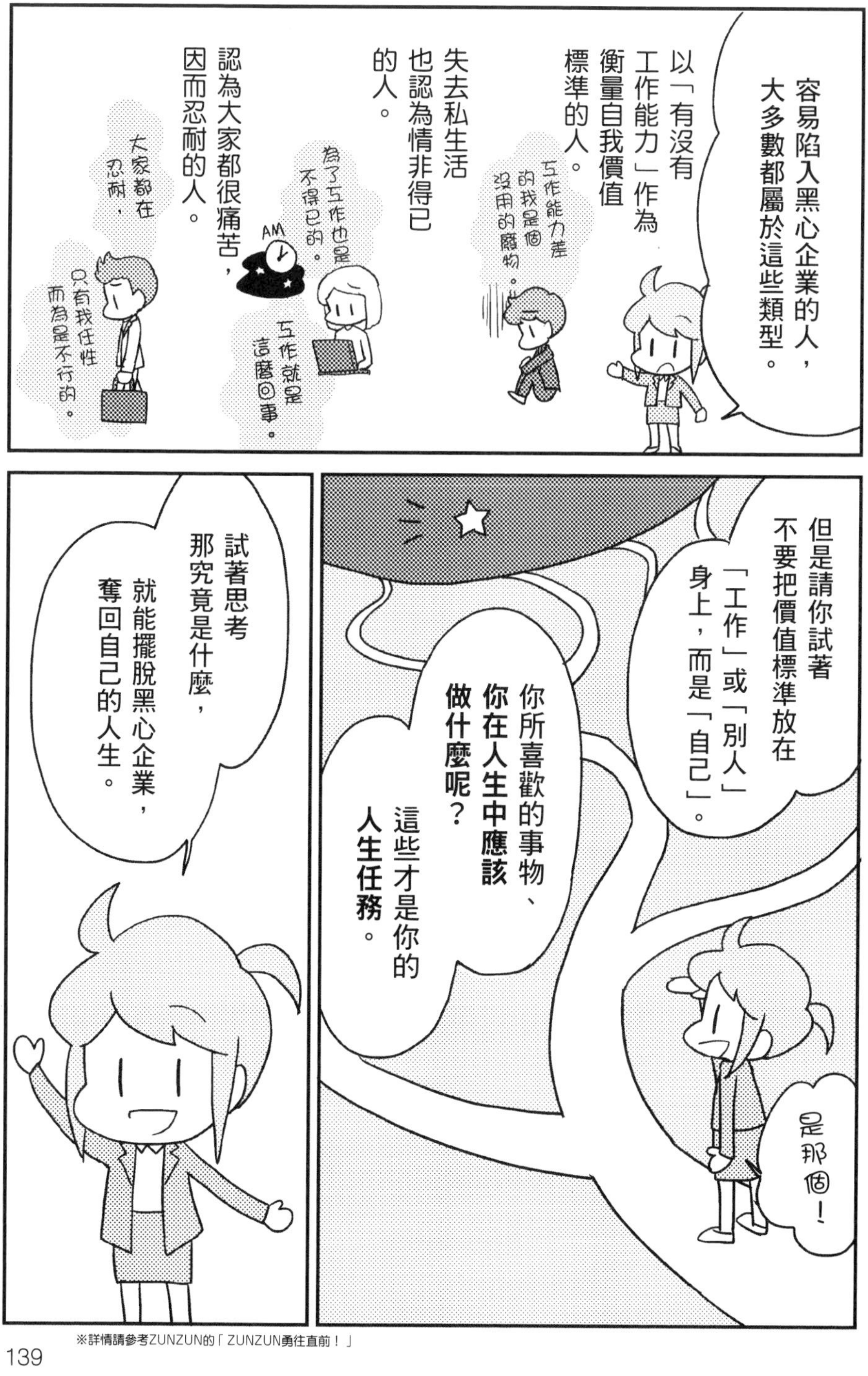
容易陷入黑心企業的人，
大多數都屬於這些類型。
以「有沒有工作能力」作為衡量自我價值標準的人。
工作能力差的我是個沒用的廢物。
失去私生活也認為情非得已的人。
為了工作也是不得已的。
AM
工作就是這麼回事。
認為大家都很痛苦，因而忍耐的人。
大家都在忍耐。
只有我任性而為是不行的。
但是請你試著不要把價值標準放在「工作」或「別人」身上，而是「自己」。
你所喜歡的事物、你在人生中應該做什麼呢？
這些才是你的人生任務。
是那個！
試著思考那究竟是什麼，
就能擺脫黑心企業，奪回自己的人生。

※詳情請參考ZUNZUN的「ZUNZUN勇往直前！」

同時有五名砲友、總是愛上渣男的我走入婚姻的原因

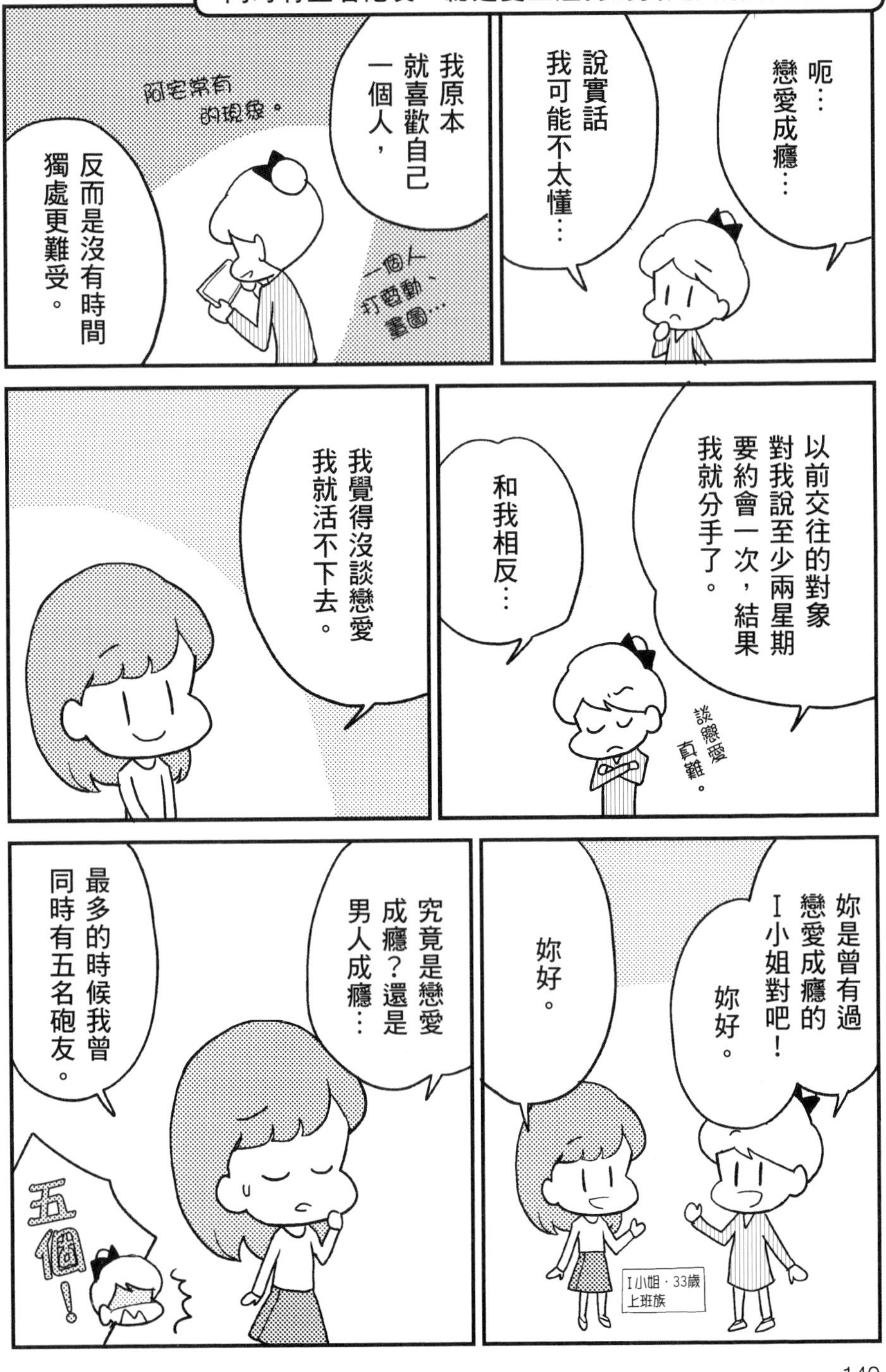
呃…戀愛成癮…
說實話我可能不太懂…
我原本就喜歡自己一個人，
阿宅常有的現象。
一個人打電動、畫圖…
反而是沒有時間獨處更難受。
以前交往的對象對我說至少兩星期要約會一次，結果我就分手了。
和我相反…
談戀愛真難。
我覺得沒談戀愛我就活不下去。
妳是曾有過戀愛成癮的I小姐對吧！妳好。
妳好。
I小姐．33歲 上班族
究竟是戀愛成癮？還是男人成癮…
最多的時候我曾同時有五名砲友。
五個！

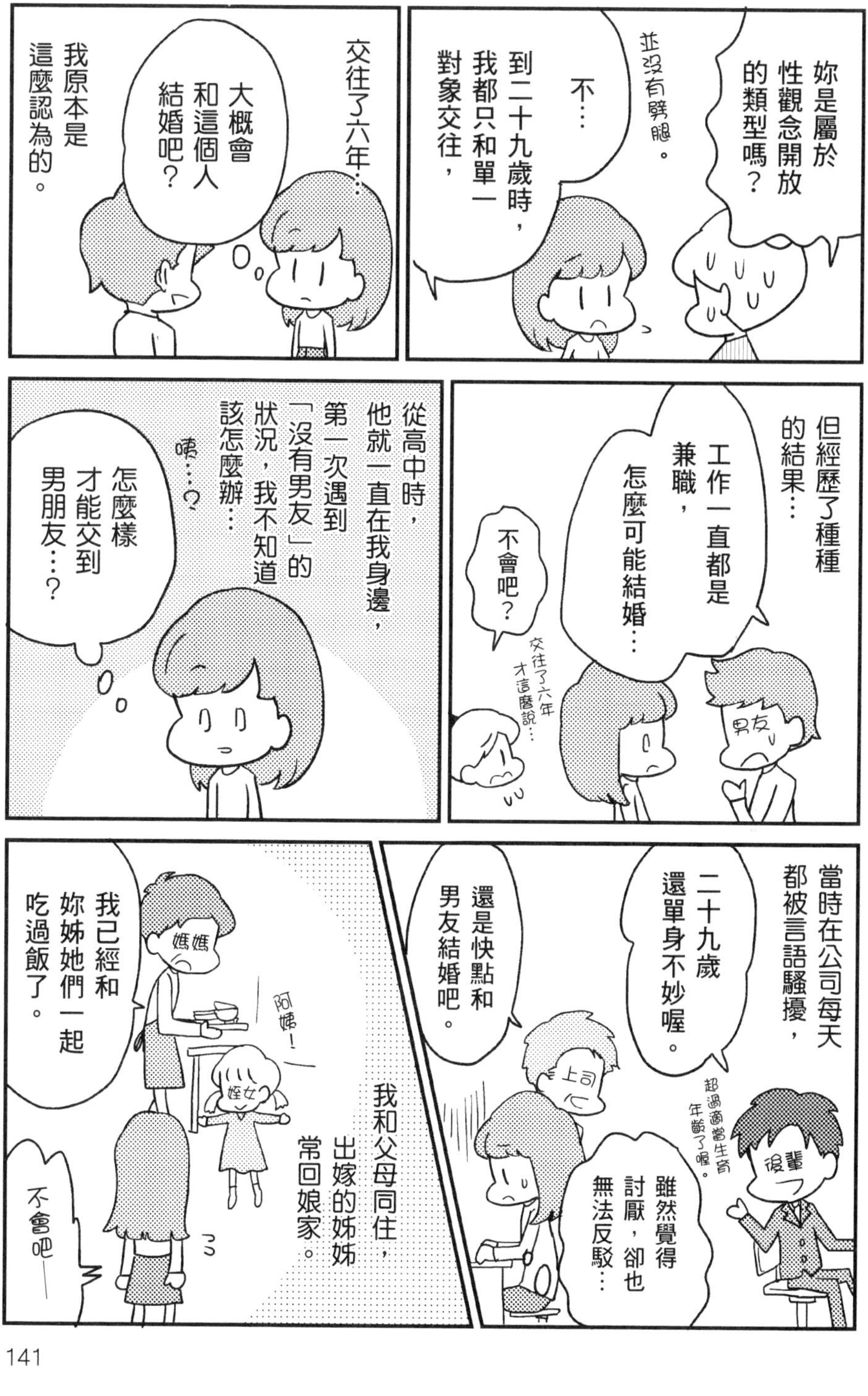
妳是屬於性觀念開放的類型嗎？
並沒有劈腿。
不…
到二十九歲時，我都只和單一對象交往，
交往了六年…
大概會和這個人結婚吧？
我原本是這麼認為的。
但經歷了種種的結果…
工作一直都是兼職，怎麼可能結婚…
不會吧？
交往了六年才這麼說…
男友
從高中時，他就一直在我身邊，第一次遇到「沒有男友」的狀況，我不知道該怎麼辦…
咦…？
怎麼樣才能交到男朋友…？
當時在公司每天都被言語騷擾，
二十九歲還單身不妙喔。
還是快點和男友結婚吧。
上司
超過適當生育年齡了喔。
後輩
雖然覺得討厭，卻也無法反駁…
我和父母同住，出嫁的姊姊常回娘家。
我已經和妳姊她們一起吃過飯了。
媽媽
阿姨！
姪女
不會吧——

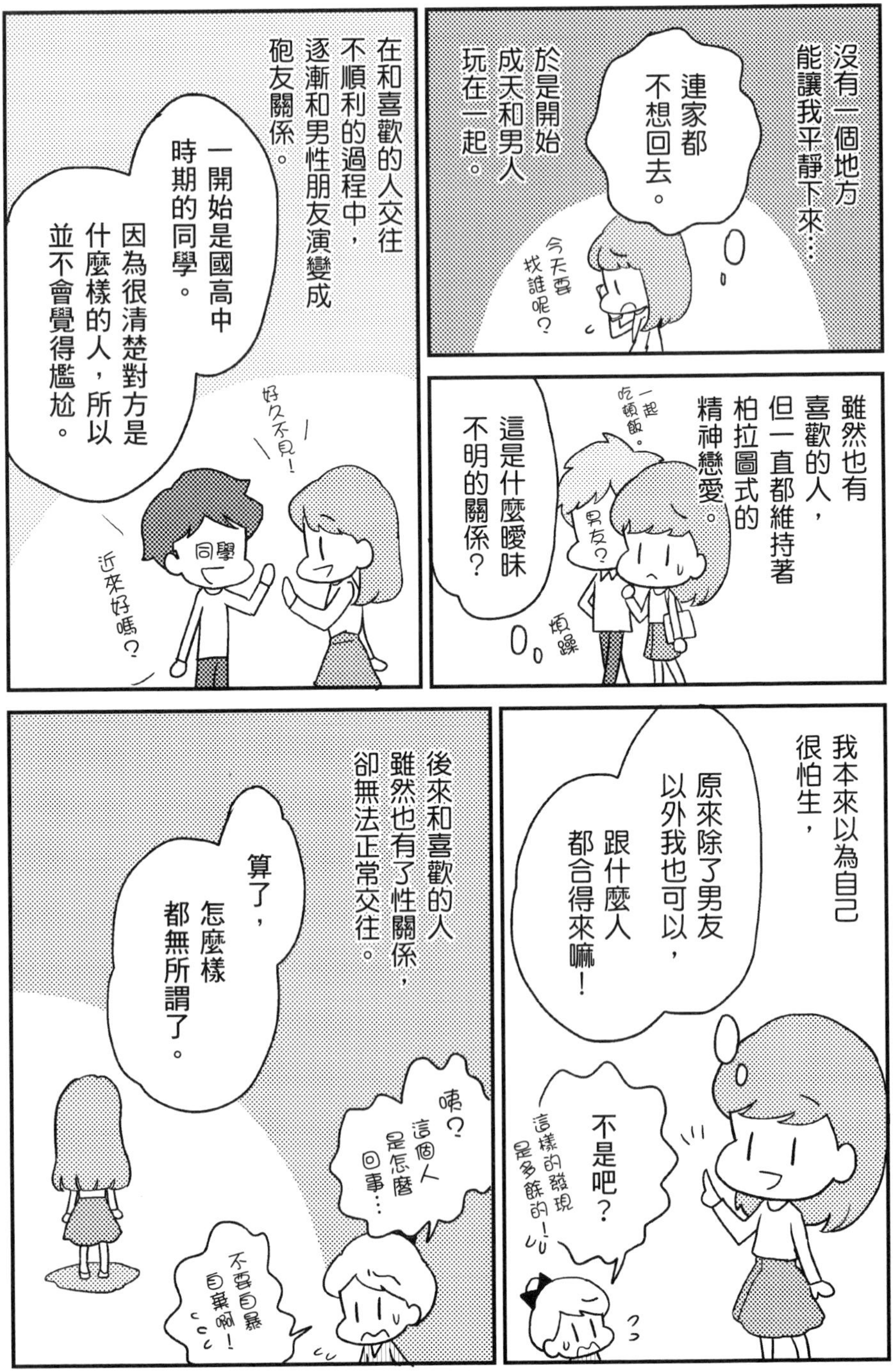
沒有一個地方能讓我平靜下來⋯⋯
連家都不想回去。
於是開始成天和男人玩在一起。
今天要找誰呢？
雖然也有喜歡的人，但一直都維持著柏拉圖式的精神戀愛。
這是什麼曖昧不明的關係？
一起吃頓飯。
男友？
煩躁
在和喜歡的人交往不順利的過程中，逐漸和男性朋友演變成砲友關係。
一開始是國高中時期的同學。
因為很清楚對方是什麼樣的人，所以並不會覺得尷尬。
好久不見！
同學
近來好嗎？
我本來以為自己很怕生，
原來除了男友以外我也可以，跟什麼人都合得來嘛！
不是吧？
這樣的發現是多餘的！
後來和喜歡的人雖然也有了性關係，卻無法正常交往。
算了，怎麼樣都無所謂了。
咦？這個人是怎麼回事⋯⋯
不要自暴自棄啊！

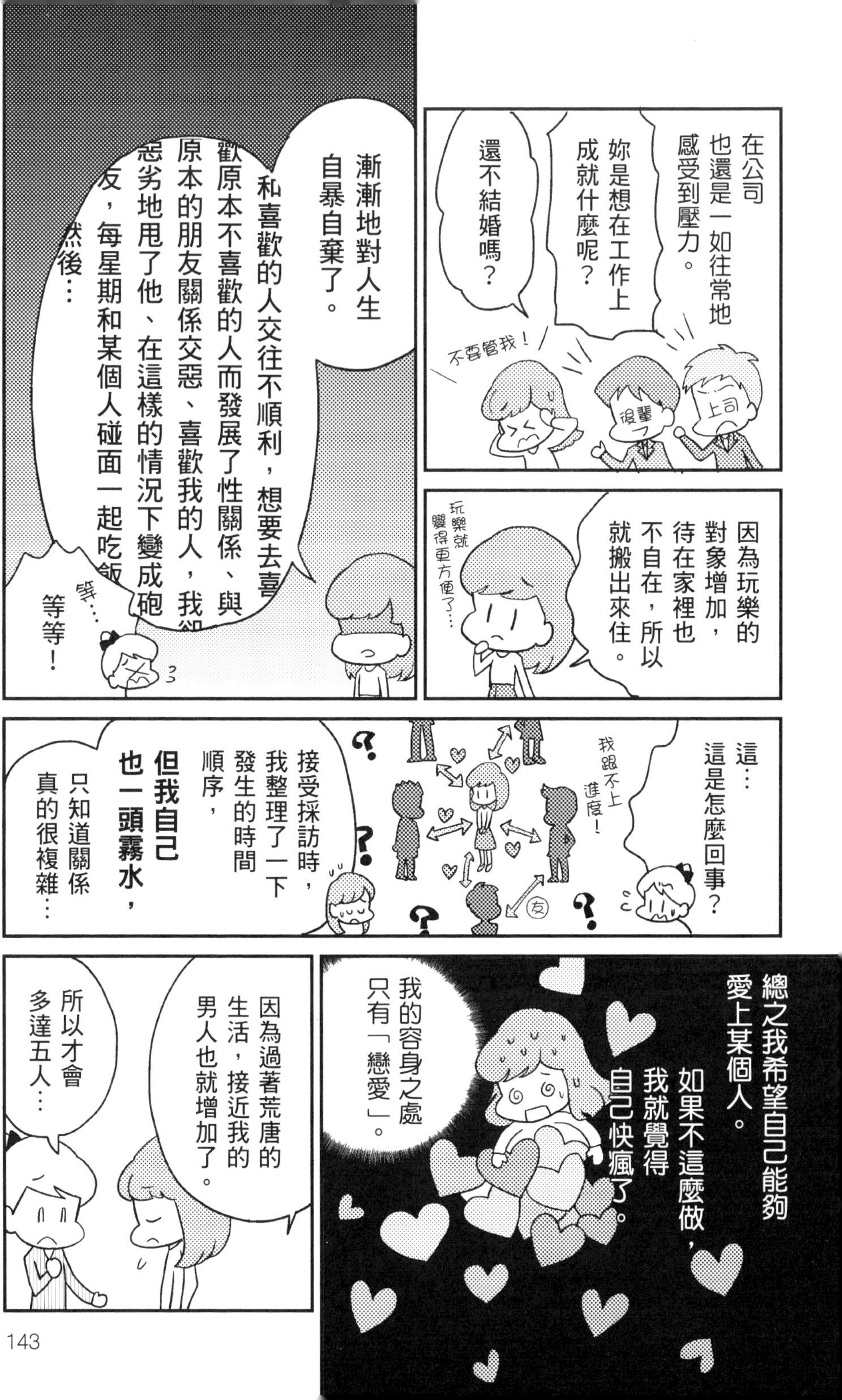
在公司也還是一如往常地感受到壓力。
妳是想在工作上成就什麼呢？
還不結婚嗎？
不要管我！
上司
後輩
因為玩樂的對象增加，待在家裡也不自在，所以就搬出來住。
玩樂就變得更方便了……
漸漸地對人生自暴自棄了。
和喜歡的人交往不順利，想要去喜歡原本不喜歡的人而發展了性關係、與原本的朋友關係交惡、喜歡我的人，我卻惡劣地甩了他、在這樣的情況下變成砲友，每星期和某個人碰面一起吃飯
然後…
等…
等等！
這…這是怎麼回事？
我跟不上進度！
友
接受採訪時，我整理了一下發生的時間順序，
但我自己也一頭霧水，
只知道關係真的很複雜…
總之我希望自己能夠愛上某個人。
如果不這麼做，我就覺得自己快瘋了。
我的容身之處只有「戀愛」。
因為過著荒唐的生活，接近我的男人也就增加了。
所以才會多達五人…

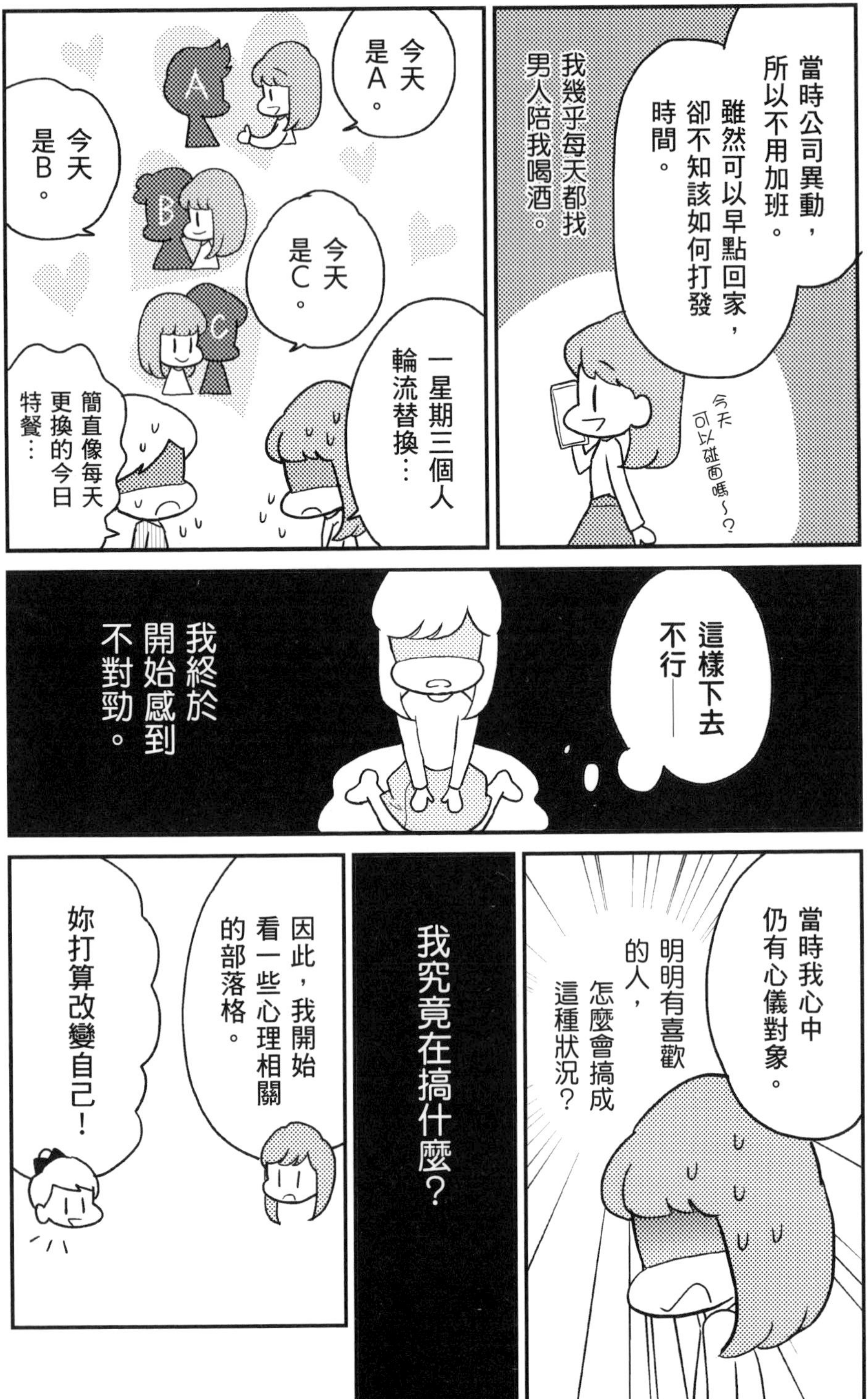
當時公司異動，所以不用加班。
雖然可以早點回家，卻不知該如何打發時間。
我幾乎每天都找男人陪我喝酒。
今天可以碰面嗎～？
今天是A。
今天是B。
今天是C。
一星期三個人輪流替換⋯⋯
簡直像每天更換的今日特餐⋯⋯
這樣下去不行——
我終於開始感到不對勁。
當時我心中仍有心儀對象。
明明有喜歡的人，
怎麼會搞成這種狀況？
我究竟在搞什麼？
因此，我開始看一些心理相關的部落格。
妳打算改變自己！

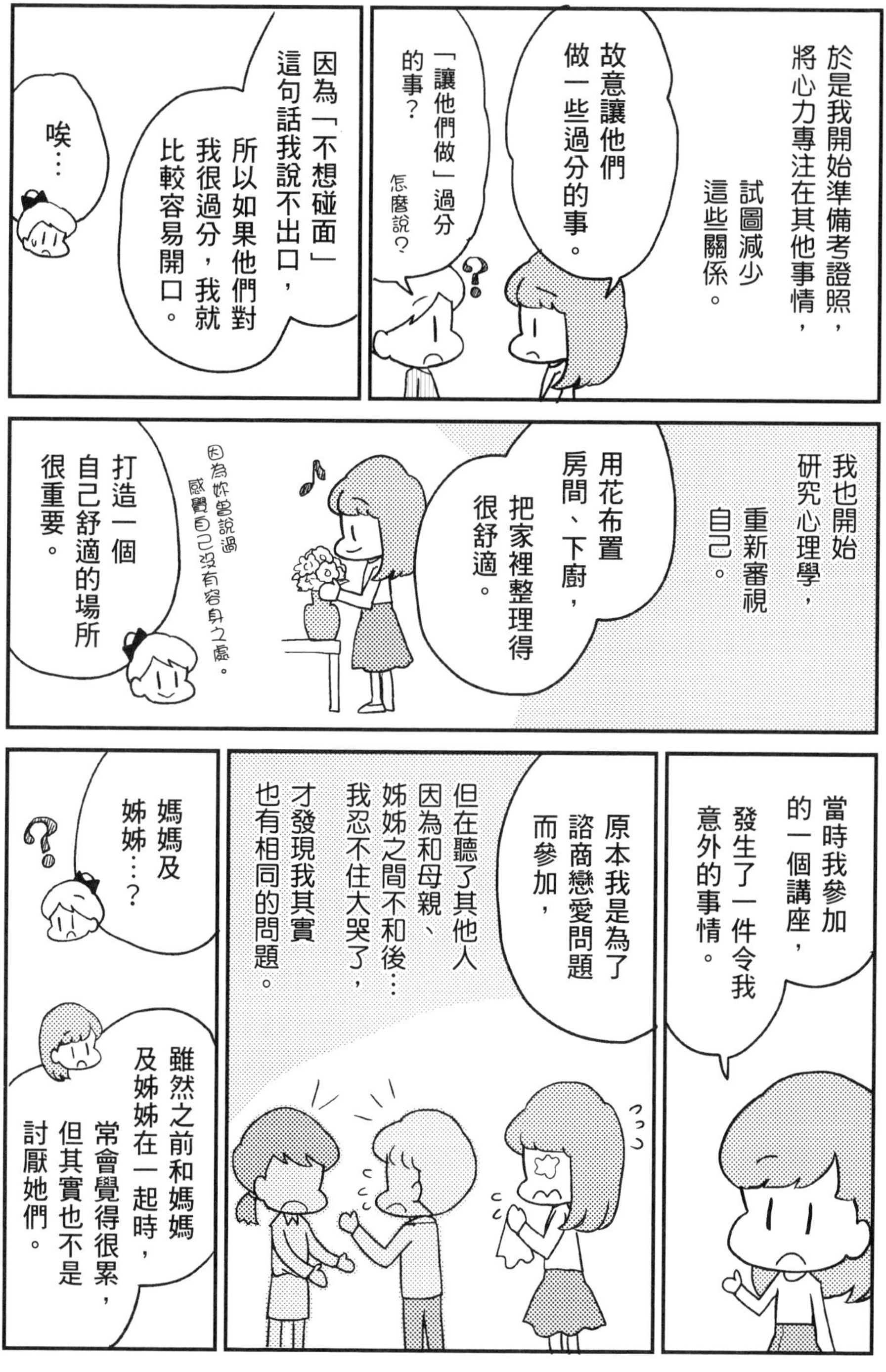
於是我開始準備考證照，將心力專注在其他事情，
試圖減少這些關係。
故意讓他們做一些過分的事。
「讓他們做」過分的事？
怎麼說？
因為「不想碰面」這句話我說不出口，所以如果他們對我很過分，我就比較容易開口。
唉……
我也開始研究心理學，重新審視自己。
用花布置房間、下廚，把家裡整理得很舒適。
因為妳曾說過感覺自己沒有容身之處。
打造一個自己舒適的場所很重要。
當時我參加的一個講座，發生了一件令我意外的事情。
原本我是為了諮商戀愛問題而參加，
但在聽了其他人因為和母親、姊姊之間不和後……我忍不住大哭了，才發現我其實也有相同的問題。
媽媽及姊姊……？
雖然之前和媽媽及姊姊在一起時，常會覺得很累，但其實也不是討厭她們。

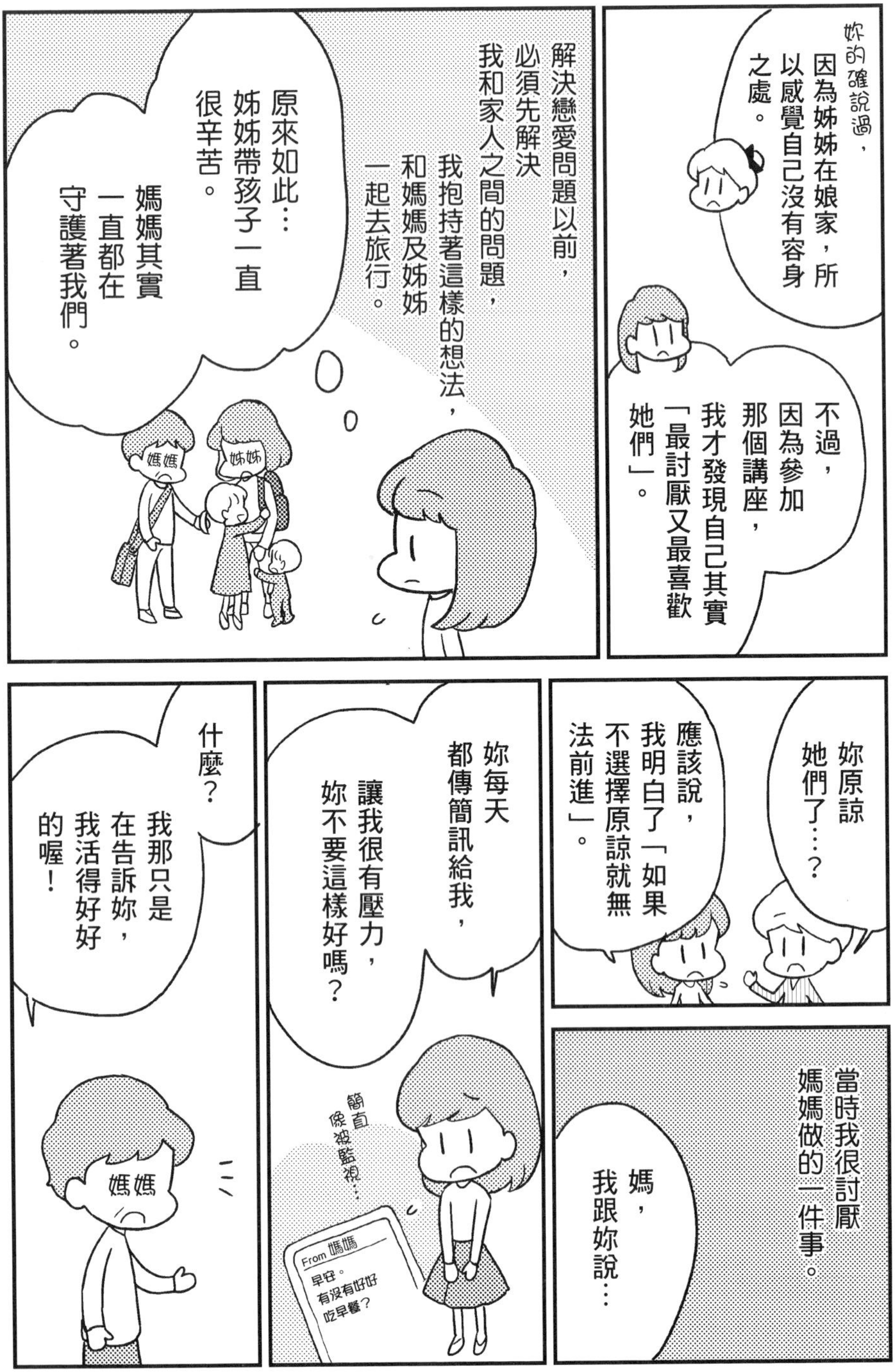
妳的確說過，
因為姊姊在娘家，所以感覺自己沒有容身之處。
不過，因為參加那個講座，我才發現自己其實「最討厭又最喜歡她們」。
解決戀愛問題以前，必須先解決我和家人之間的問題，我抱持著這樣的想法，和媽媽及姊姊一起去旅行。
原來如此…姊姊帶孩子一直很辛苦。
媽媽其實一直都在守護著我們。
媽媽
姊姊
妳原諒她們了…？
應該說，我明白了「如果不選擇原諒就無法前進」。
當時我很討厭媽媽做的一件事。
媽，我跟妳說…
妳每天都傳簡訊給我，
讓我很有壓力，妳不要這樣好嗎？
簡直像被監視…
From 媽媽
早安。
有沒有好好吃早餐？
什麼？
我那只是在告訴妳，我活得好好的喔！
媽媽

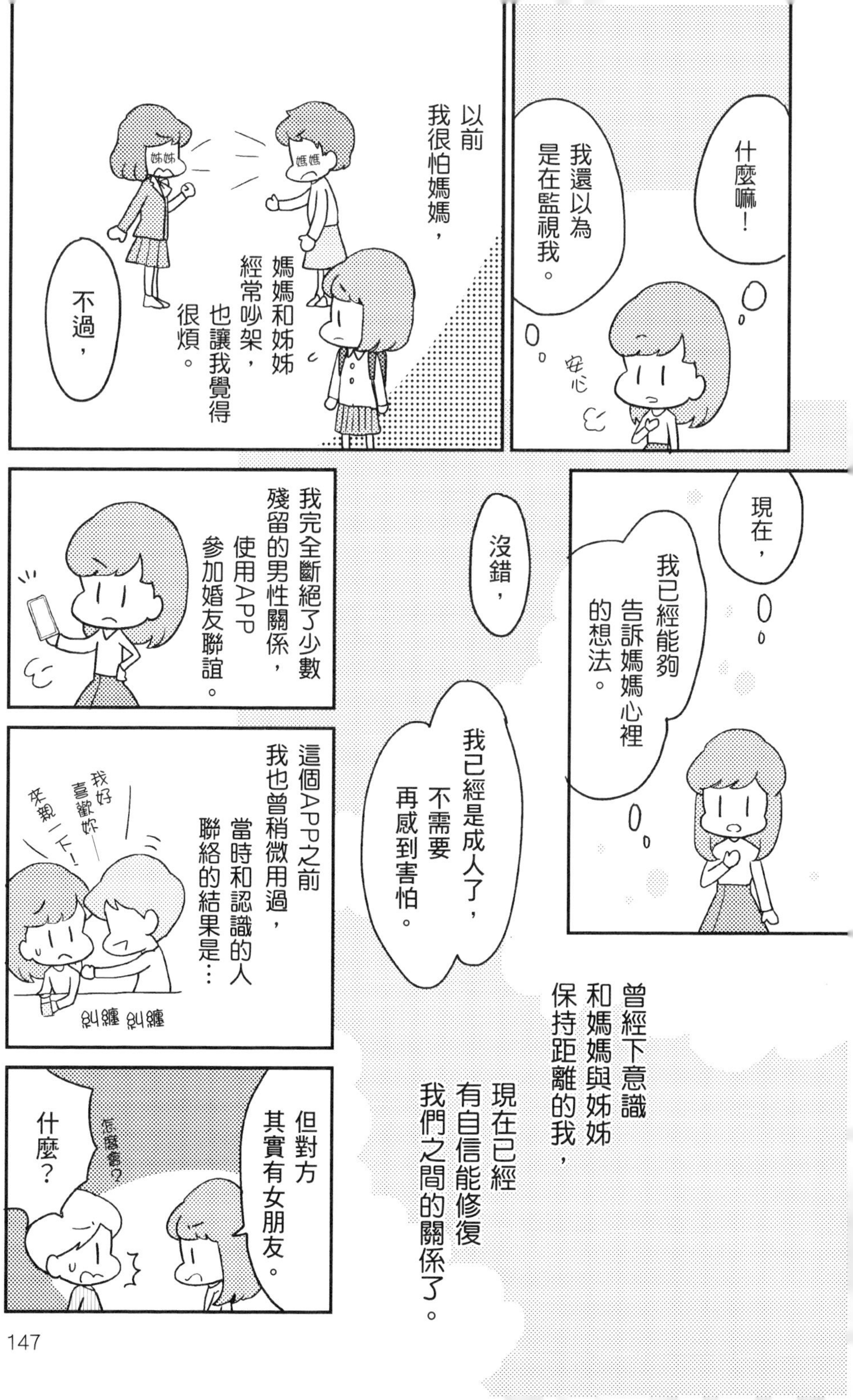
什麼嘛！
我還以為是在監視我。
安心
以前我很怕媽媽，
媽媽
姊姊
媽媽和姊姊經常吵架，也讓我覺得很煩。
不過，
現在，
我已經能夠告訴媽媽心裡的想法。
沒錯，
我已經是成人了，不需要再感到害怕。
曾經下意識和媽媽與姊姊保持距離的我，
現在已經有自信能修復我們之間的關係了。
我完全斷絕了少數殘留的男性關係，使用APP參加婚友聯誼。
這個APP之前我也曾稍微用過，當時和認識的人聯絡的結果是…
我好喜歡妳
來親一下！
糾纏 糾纏
但對方其實有女朋友。
什麼？
怎麼會？

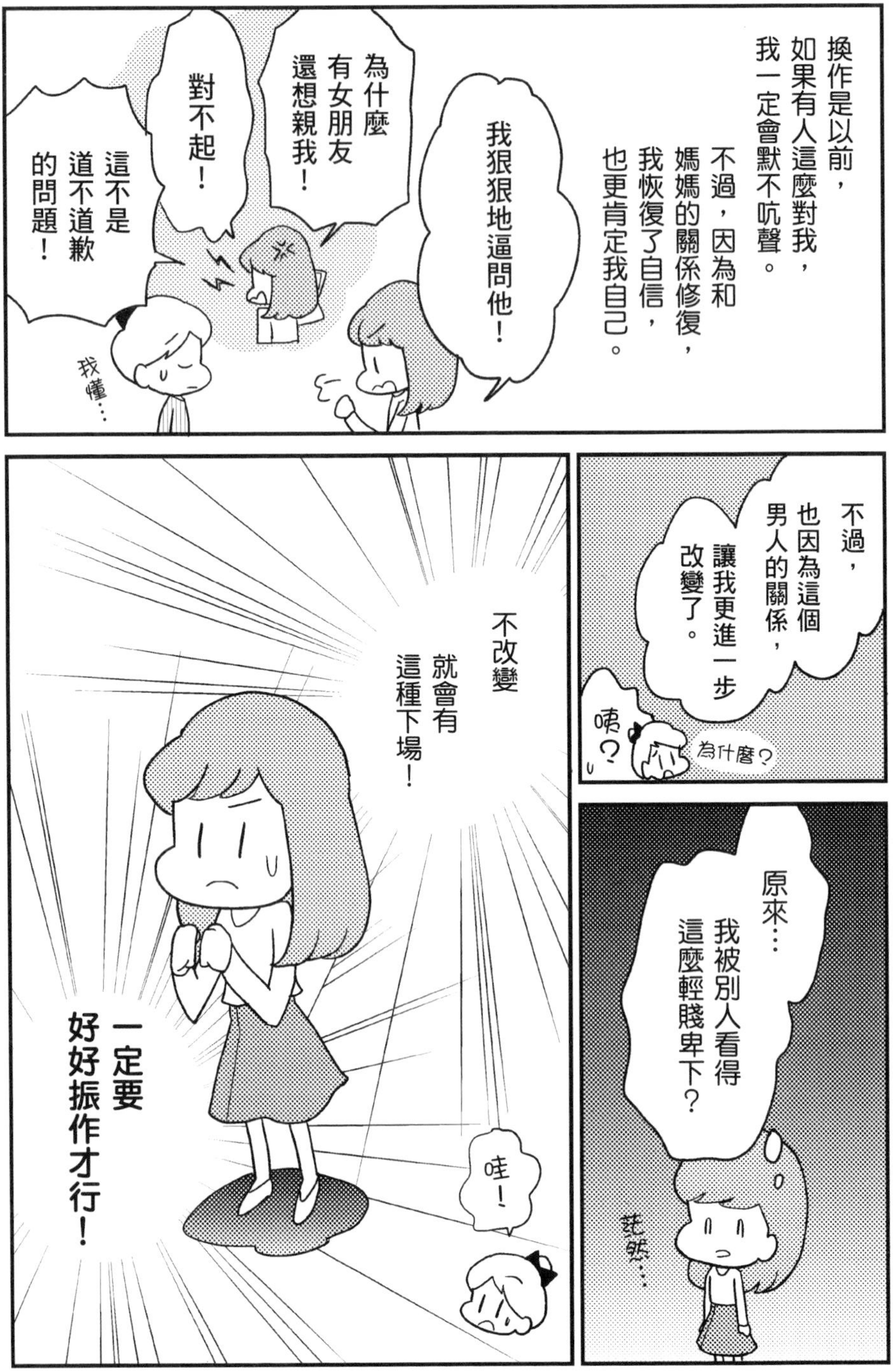
換作是以前，
如果有人這麼對我，
我一定會默不吭聲。
不過，因為和
媽媽的關係修復，
我恢復了自信，
也更肯定我自己。
我狠狠地逼問他！
為什麼
有女朋友
還想親我！
對不起！
這不是
道不道歉
的問題！
我懂…
不過，
也因為這個
男人的關係，
讓我更進一步
改變了。
咦？
為什麼？
不改變
就會有
這種下場！
一定要
好好振作才行！
哇！
原來…
我被別人看得
這麼輕賤卑下？
茫然…

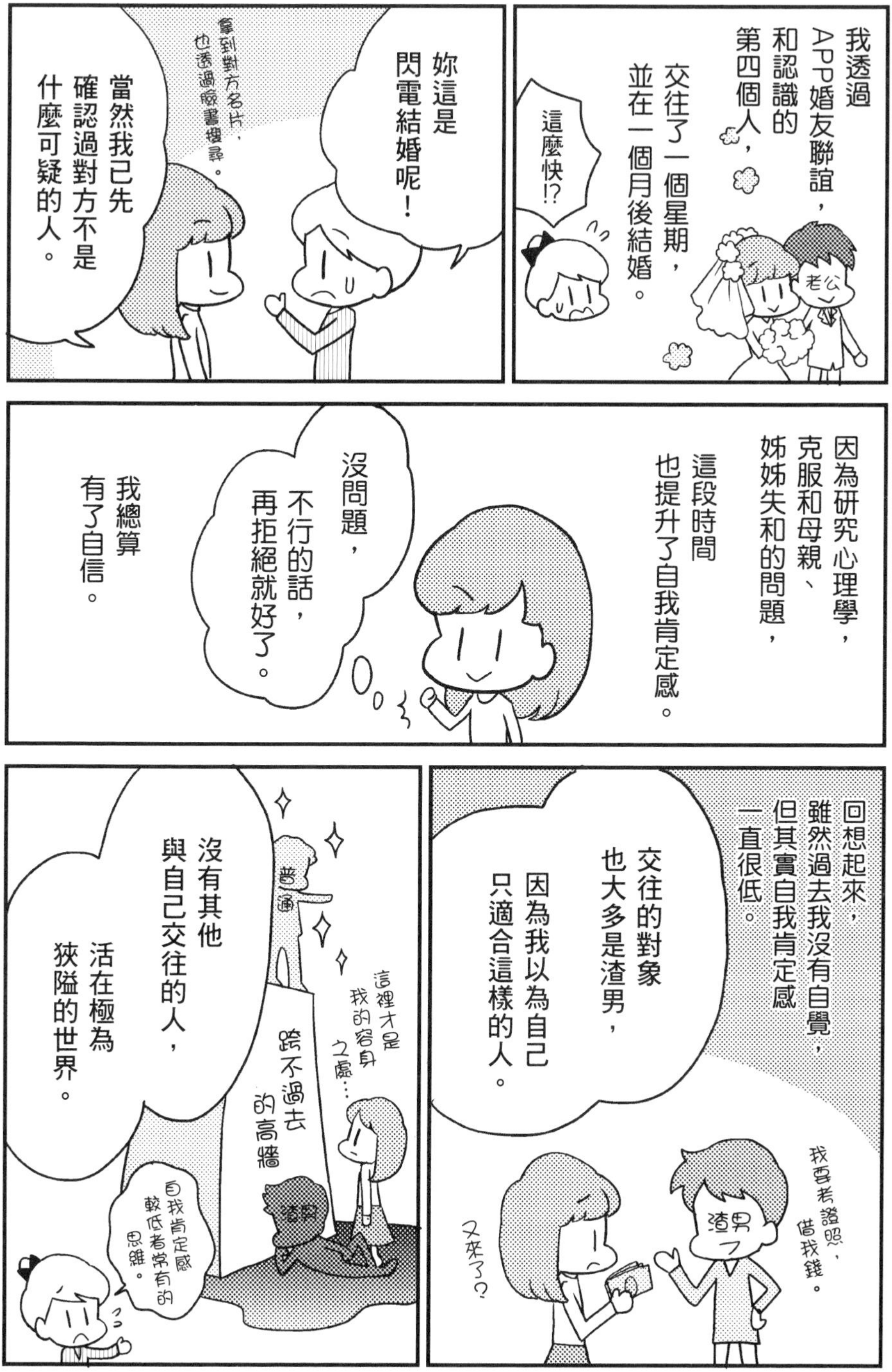
我透過APP婚友聯誼，和認識的第四個人，
交往了一個星期，並在一個月後結婚。
這麼快!?
老公
妳這是閃電結婚呢！
拿到對方名片，也透過臉書搜尋。
當然我已先確認過對方不是什麼可疑的人。
因為研究心理學，克服和母親、姊姊失和的問題，
這段時間也提升了自我肯定感。
沒問題，不行的話，再拒絕就好了。
我總算有了自信。
回想起來，雖然過去我沒有自覺，但其實自我肯定感一直很低。
交往的對象也大多是渣男，
因為我以為自己只適合這樣的人。
我要考證照，借我錢。
渣男
又來了？
沒有其他與自己交往的人，
活在極為狹隘的世界。
普通
這裡才是我的容身之處……
跨不過去的高牆
渣男
自我肯定感較低者常有的思維。

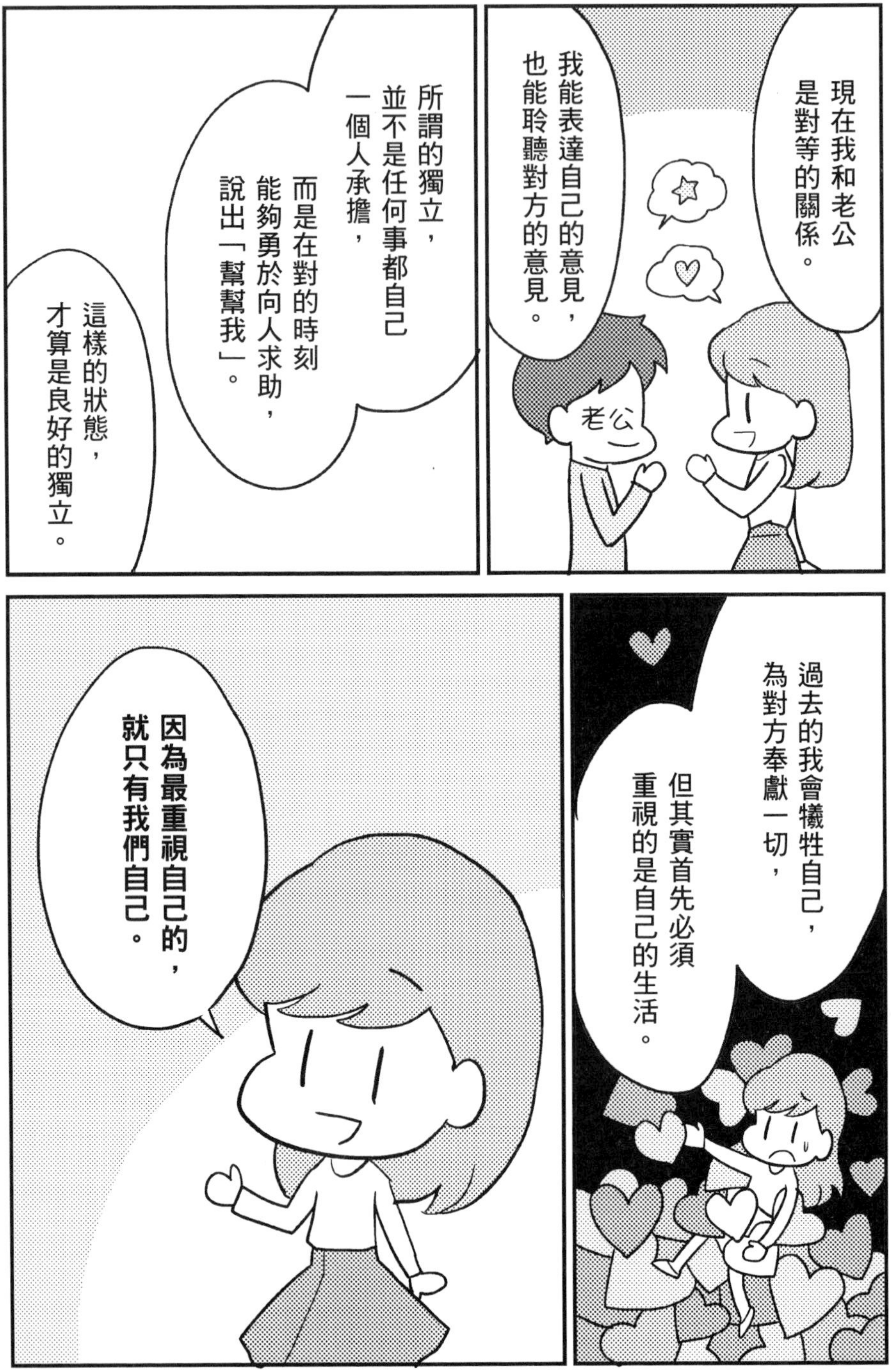
現在我和老公是對等的關係。
我能表達自己的意見，也能聆聽對方的意見。
老公
所謂的獨立，並不是任何事都自己一個人承擔，
而是在對的時刻能夠勇於向人求助，說出「幫幫我」。
這樣的狀態，才算是良好的獨立。
過去的我會犧牲自己，為對方奉獻一切，
但其實首先必須重視的是自己的生活。
因為最重視自己的，就只有我們自己。

#16 泥沼

曾是「恐怖情人」的我
和第二任妻子平等相待的原因

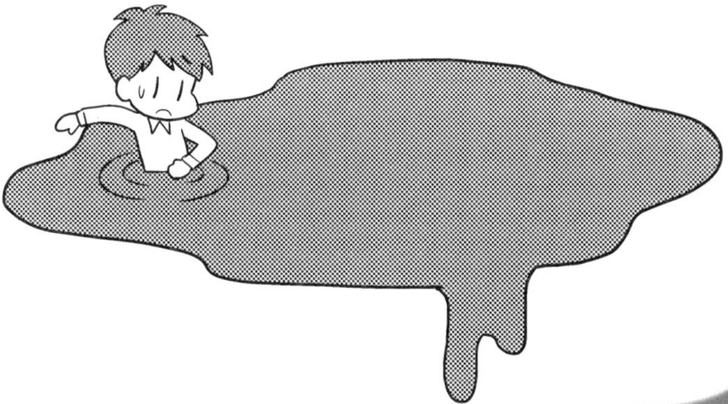

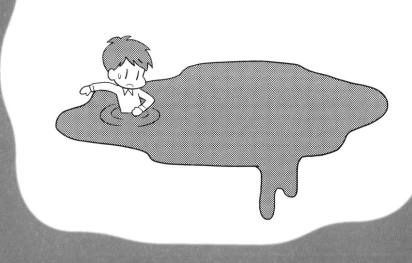

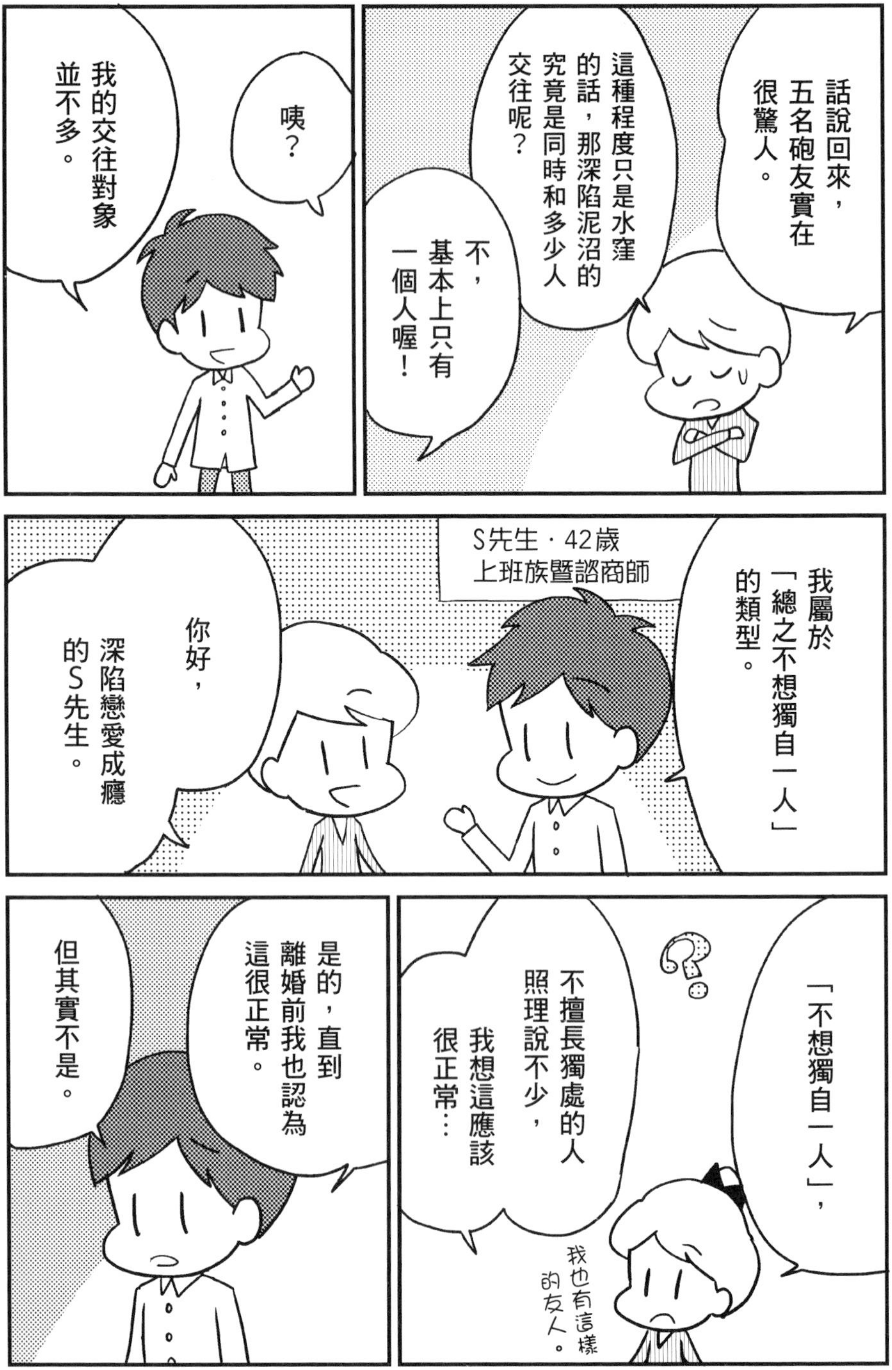
話說回來，五名砲友實在很驚人。
這種程度只是水窪的話，那深陷泥沼的究竟是同時和多少人交往呢？
不，基本上只有一個人喔！
咦？
我的交往對象並不多。
我屬於「總之不想獨自一人」的類型。
S先生・42歲
上班族暨諮商師
你好，深陷戀愛成癮的S先生。
「不想獨自一人」，
不擅長獨處的人照理說不少，我想這應該很正常…
我也有這樣的友人。
是的，直到離婚前我也認為這很正常。
但其實不是。

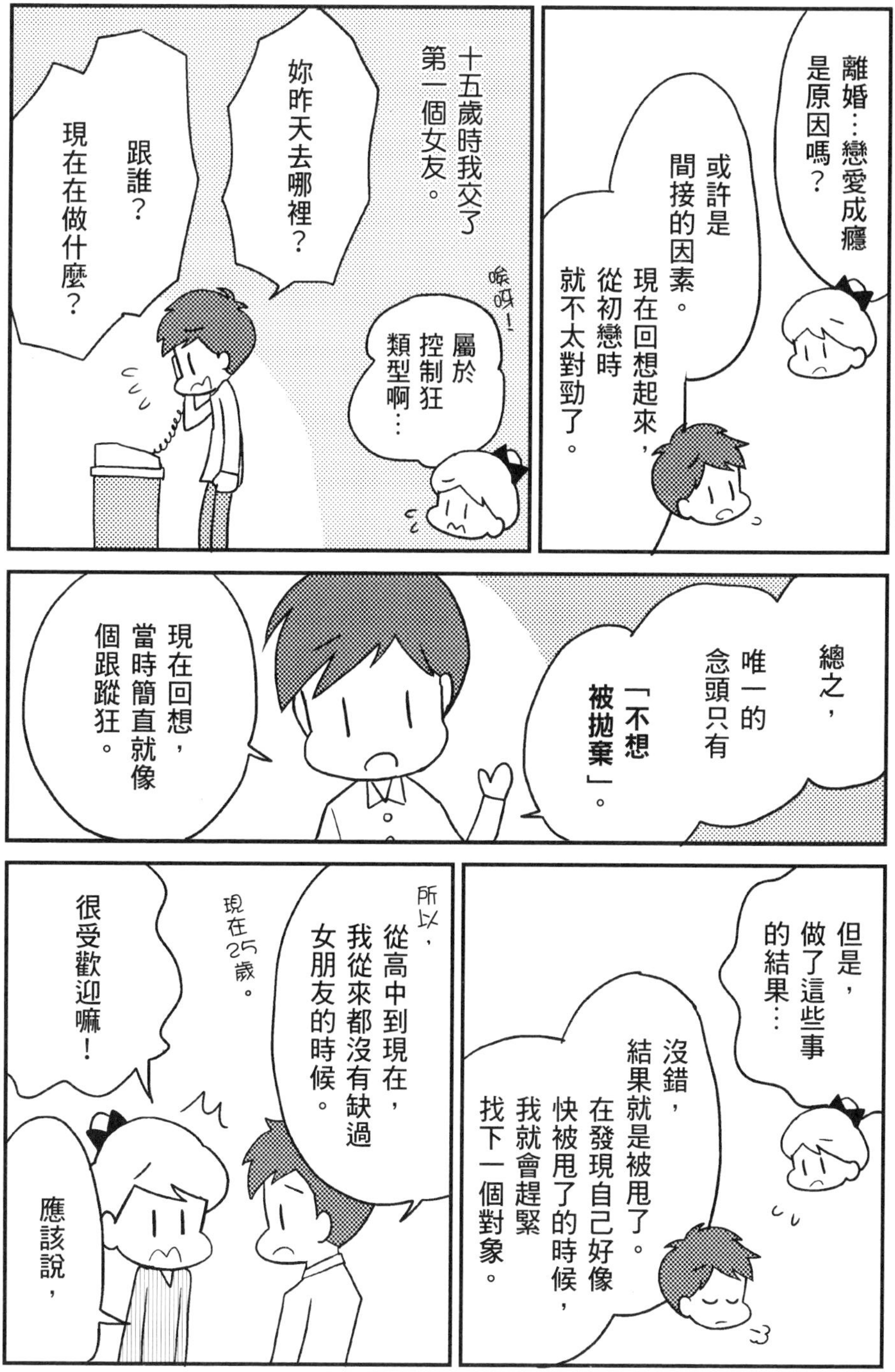
離婚…戀愛成癮是原因嗎？
或許是間接的因素。
現在回想起來，從初戀時就不太對勁了。
十五歲時我交了第一個女友。
唉呀！
屬於控制狂類型啊……
妳昨天去哪裡？
跟誰？現在在做什麼？
總之，唯一的念頭只有「不想**被拋棄**」。
現在回想，當時簡直就像個跟蹤狂。
但是，做了這些事的結果…
沒錯，結果就是被甩了。在發現自己好像快被甩了的時候，我就會趕緊找下一個對象。
所以，從高中到現在，我從來都沒有缺過女朋友的時候。
現在25歲。
很受歡迎嘛！
應該說，

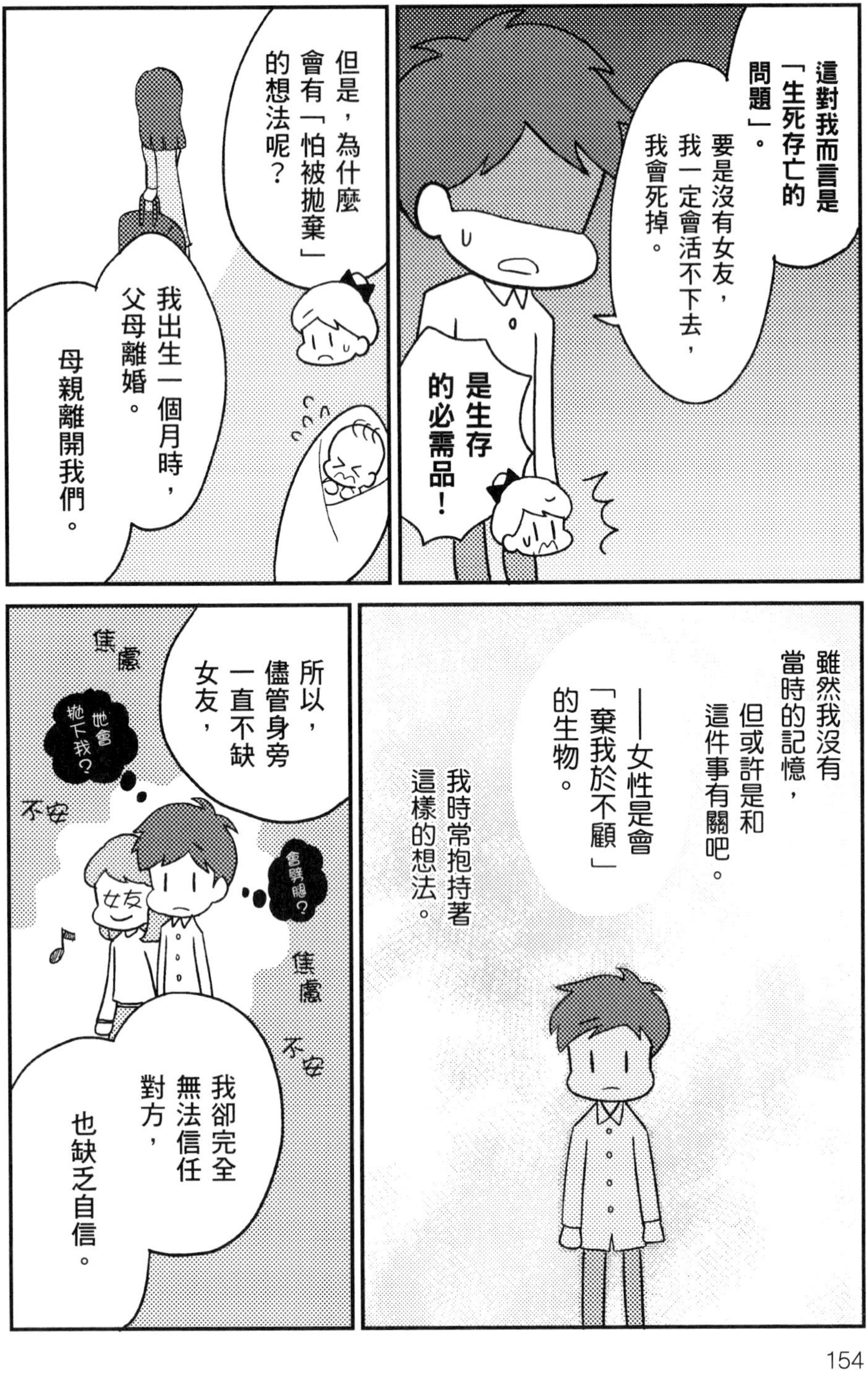
這對我而言是「生死存亡的問題」。
要是沒有女友，我一定會活不下去，我會死掉。
是生存的必需品！
但是，為什麼會有「怕被拋棄」的想法呢？
我出生一個月時，父母離婚。
母親離開我們。
雖然我沒有當時的記憶，
但或許是和這件事有關吧。
——女性是會「棄我於不顧」的生物。
我時常抱持著這樣的想法。
所以，儘管身旁一直不缺女友，
焦慮
她會拋下我？
不安
女友
會劈腿？
焦慮
不安
我卻完全無法信任對方，
也缺乏自信。

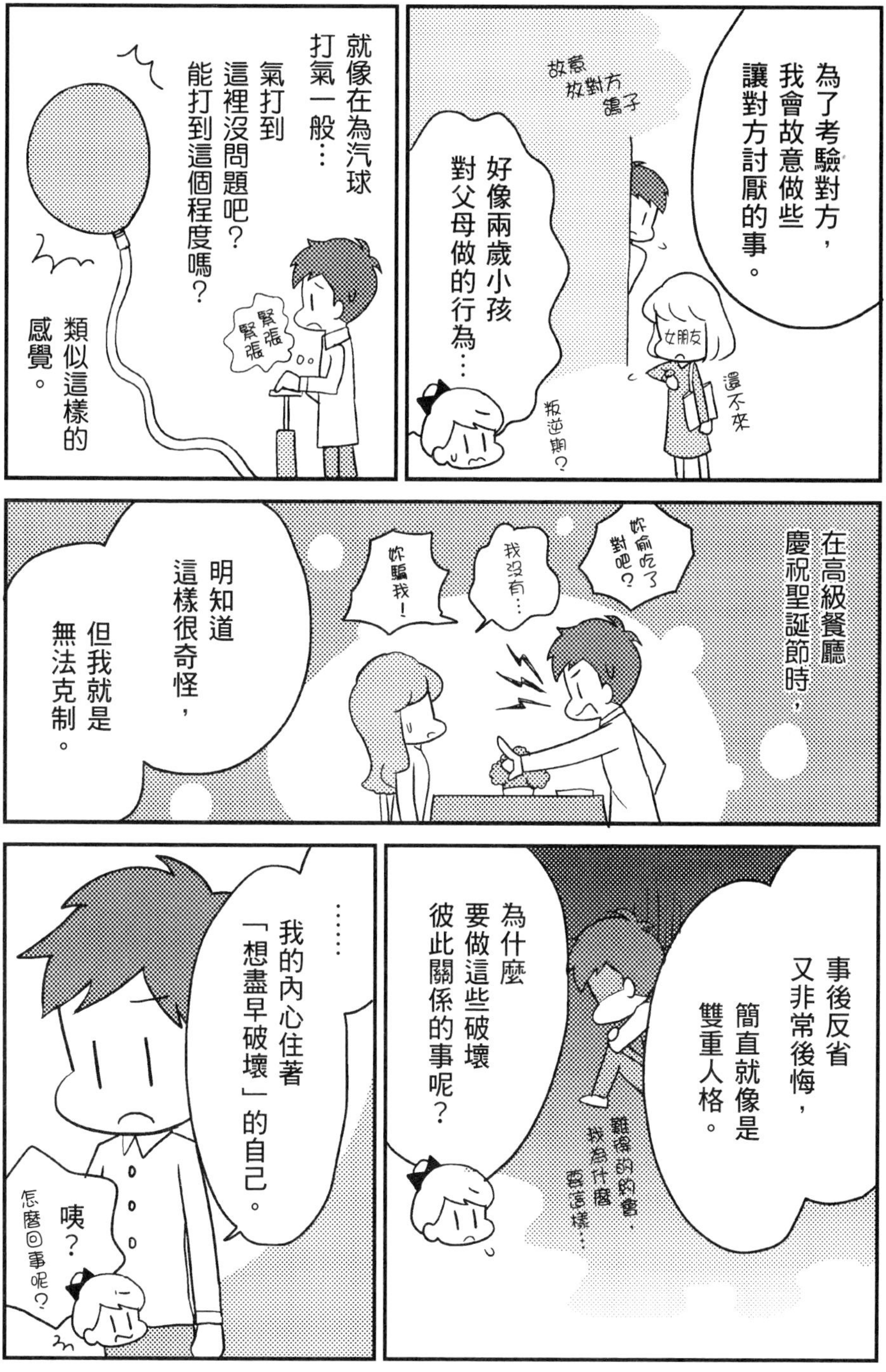
為了考驗對方，我會故意做些讓對方討厭的事。
故意放對方鴿子
還不來
女朋友
好像兩歲小孩對父母做的行為…
叛逆期？
就像在為汽球打氣一般…
氣打到這裡沒問題吧？能打到這個程度嗎？
緊張緊張
類似這樣的感覺。
在高級餐廳慶祝聖誕節時，
妳偷吃了對吧？
我沒有…
妳騙我！
明知道這樣很奇怪，但我就是無法克制。
事後反省又非常後悔，簡直就像是雙重人格。
難得的約會，我為什麼要這樣…
為什麼要做這些破壞彼此關係的事呢？
……我的內心住著「想盡早破壞」的自己。
咦？
怎麼回事呢？

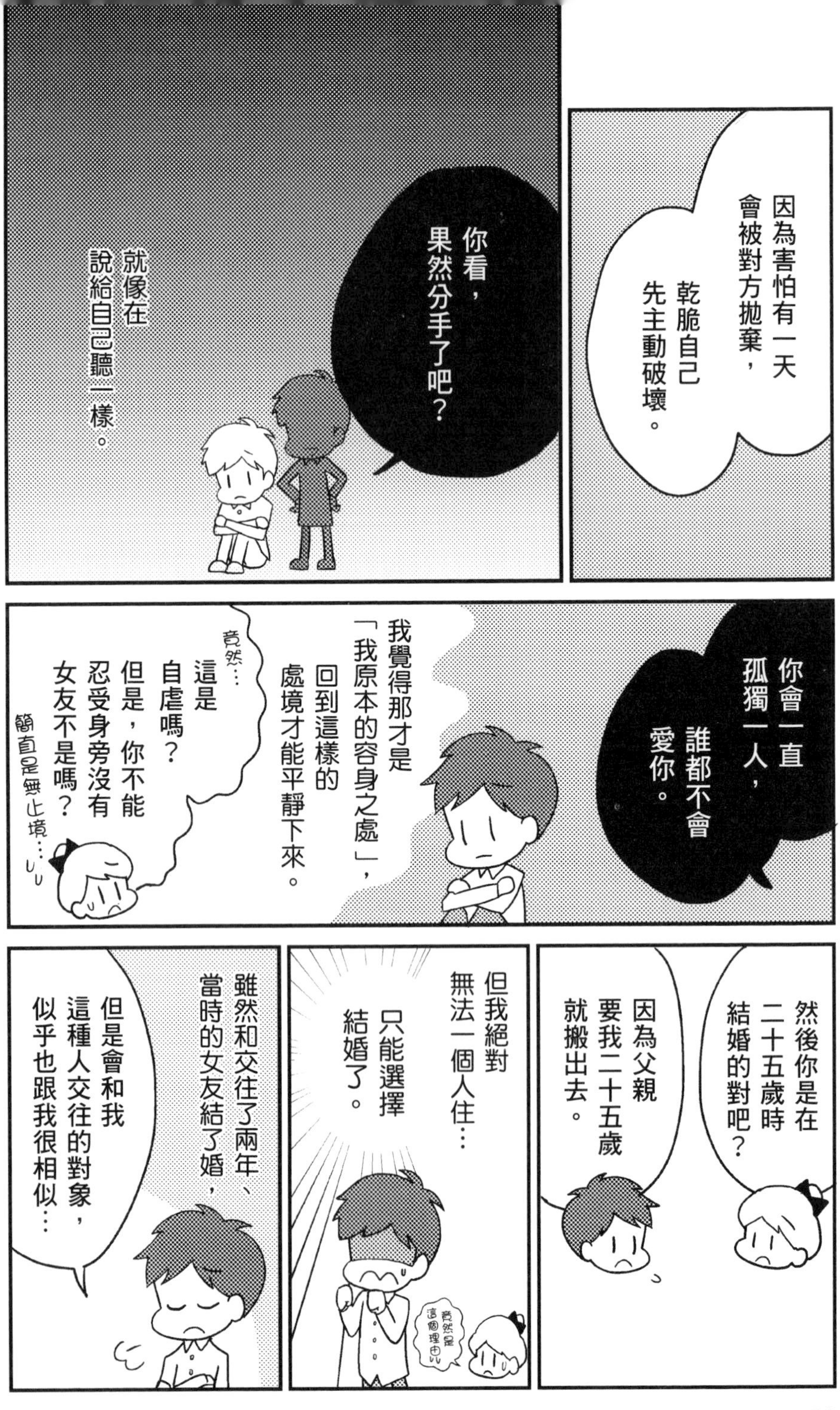
因為害怕有一天會被對方拋棄，
乾脆自己先主動破壞。
你看，果然分手了吧？
就像在說給自己聽一樣。
你會一直孤獨一人，誰都不會愛你。
我覺得那才是「我原本的容身之處」，回到這樣的處境才能平靜下來。
竟然…
這是自虐嗎？但是，你不能忍受身旁沒有女友不是嗎？
簡直是無止境……
然後你是在二十五歲時結婚的對吧？
因為父親要我二十五歲就搬出去。
但我絕對無法一個人住…
只能選擇結婚了。
竟然是這個理由
雖然和交往了兩年、當時的女友結了婚，
但是會和我這種人交往的對象，似乎也跟我很相似…

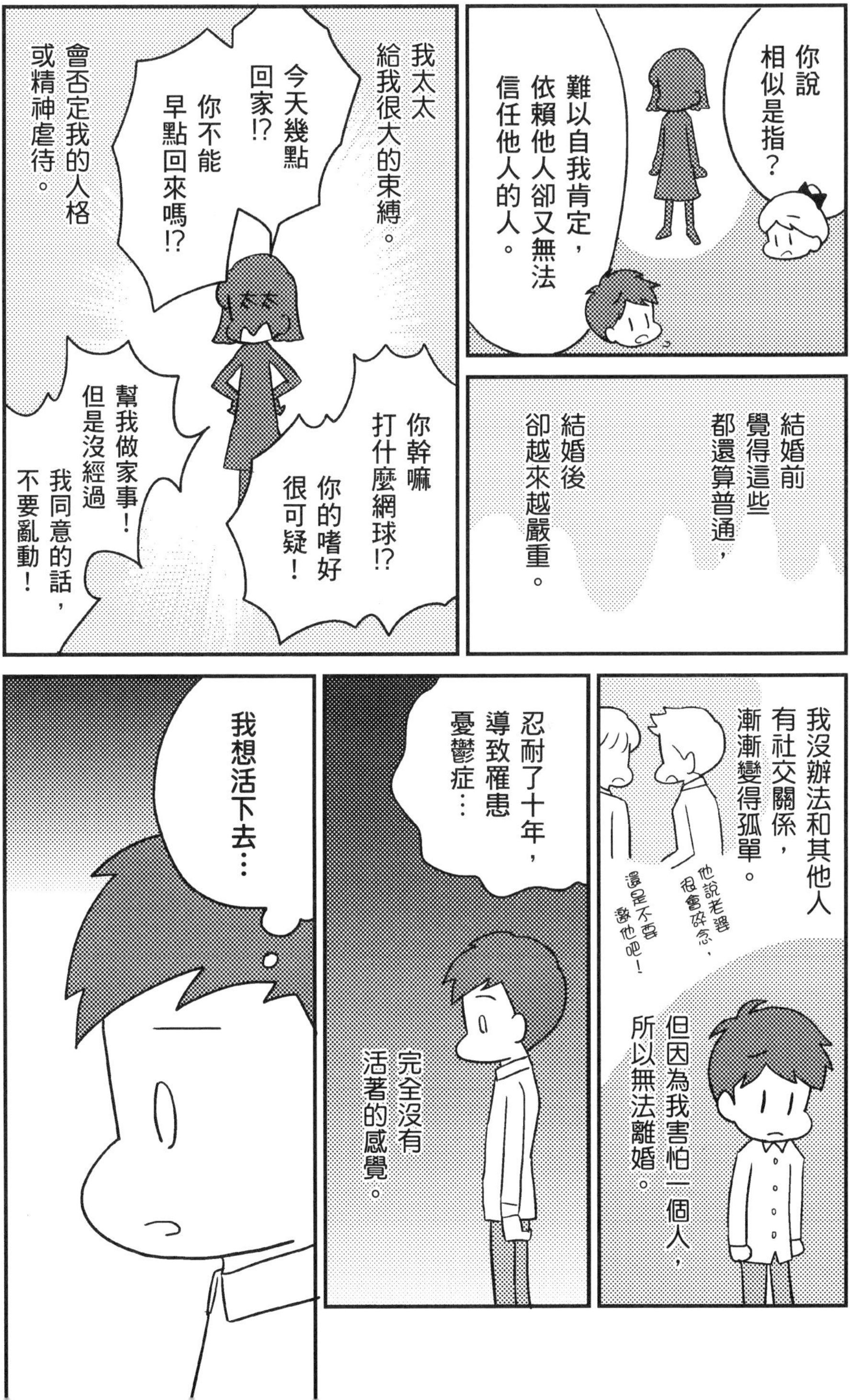
你說相似是指？
難以自我肯定，依賴他人卻又無法信任他人的人。
結婚前覺得這些都還算普通，
結婚後卻越來越嚴重。
我太太給我很大的束縛。
今天幾點回家!?
你不能早點回來嗎!?
會否定我的人格或精神虐待。
你幹嘛打什麼網球!?
你的嗜好很可疑！
幫我做家事！但是沒經過我同意的話，不要亂動！
我沒辦法和其他人有社交關係，漸漸變得孤單。
他說老婆很會碎念，
還是不要邀他吧！
但因為我害怕一個人，所以無法離婚。
忍耐了十年，導致罹患憂鬱症…
完全沒有活著的感覺。
我想活下去…

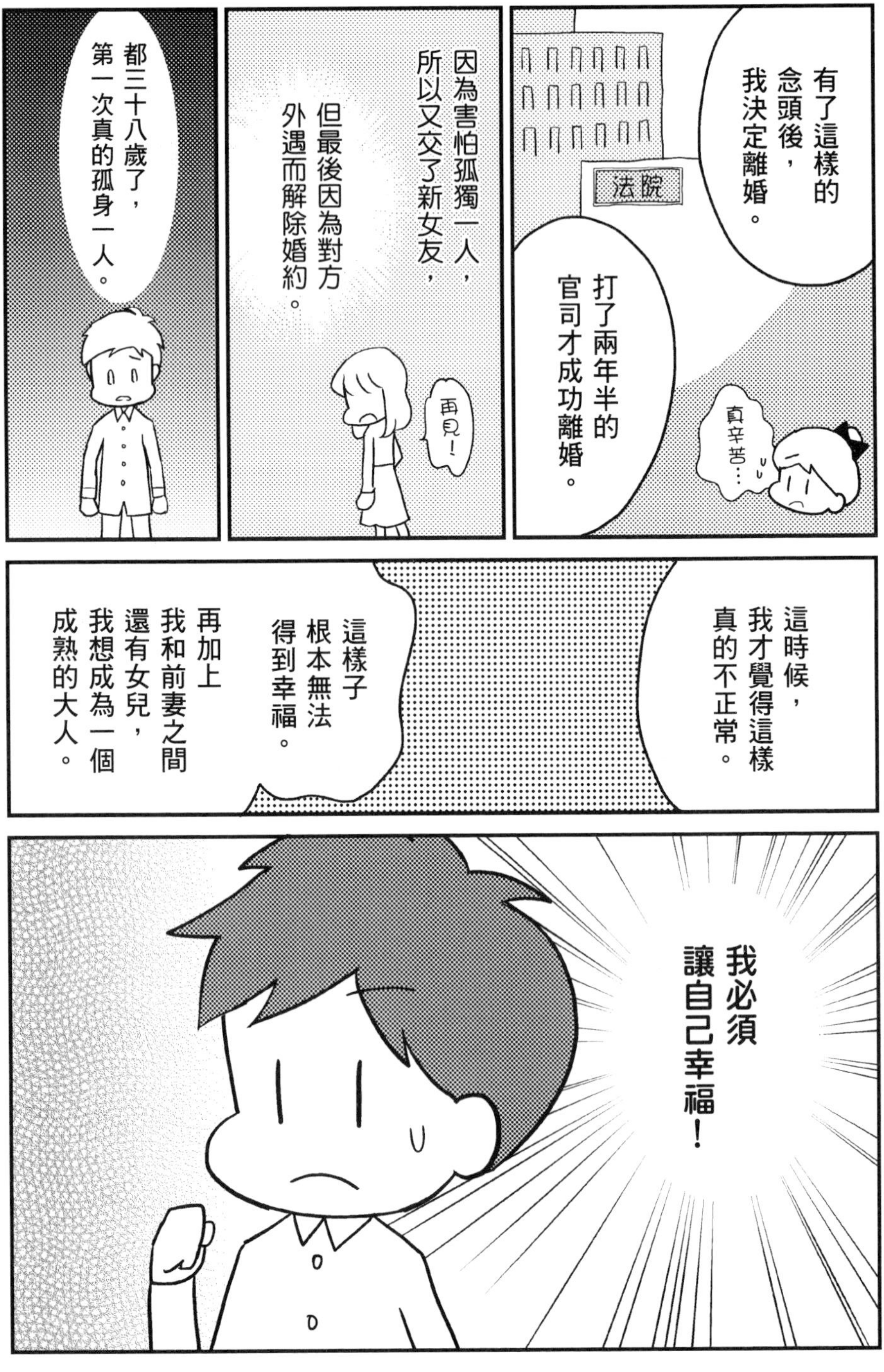
有了這樣的念頭後，我決定離婚。
法院
打了兩年半的官司才成功離婚。
真辛苦…
因為害怕孤獨一人，所以又交了新女友，
但最後因為對方外遇而解除婚約。
再見！
都三十八歲了，第一次真的孤身一人。
這時候，我才覺得這樣真的不正常。
這樣子根本無法得到幸福。
再加上我和前妻之間還有女兒，我想成為一個成熟的大人。
我必須讓自己幸福！

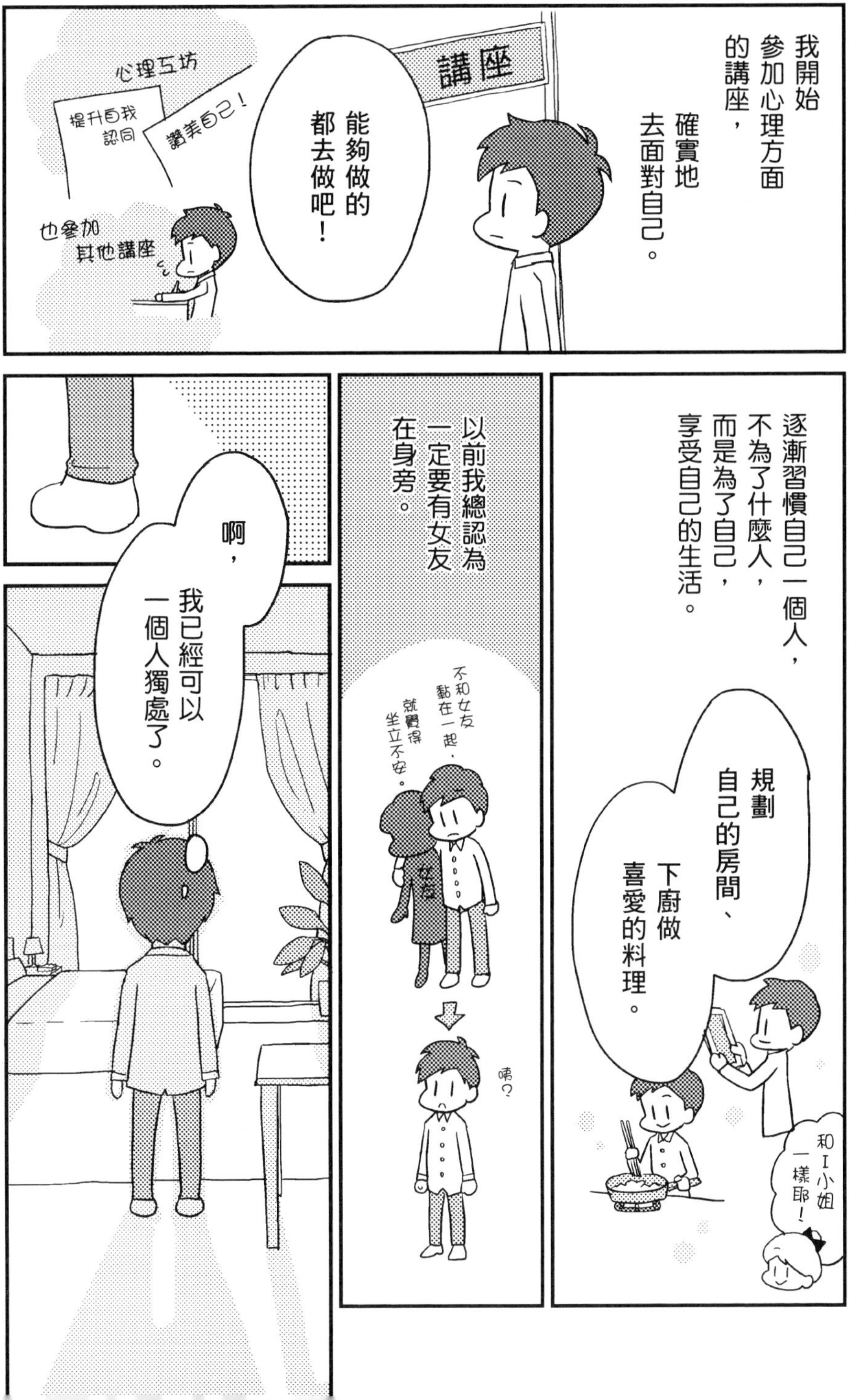
我開始參加心理方面的講座，
確實地去面對自己。
講座
能夠做的都去做吧！
心理工坊
提升自我認同
讚美自己！
也參加其他講座
逐漸習慣自己一個人，不為了什麼人，而是為了自己，享受自己的生活。
規劃自己的房間、下廚做喜愛的料理。
和I小姐一樣耶！
以前我總認為一定要有女友在身旁。
不和女友黏在一起，就覺得坐立不安。
女友
咦？
啊，我已經可以一個人獨處了。

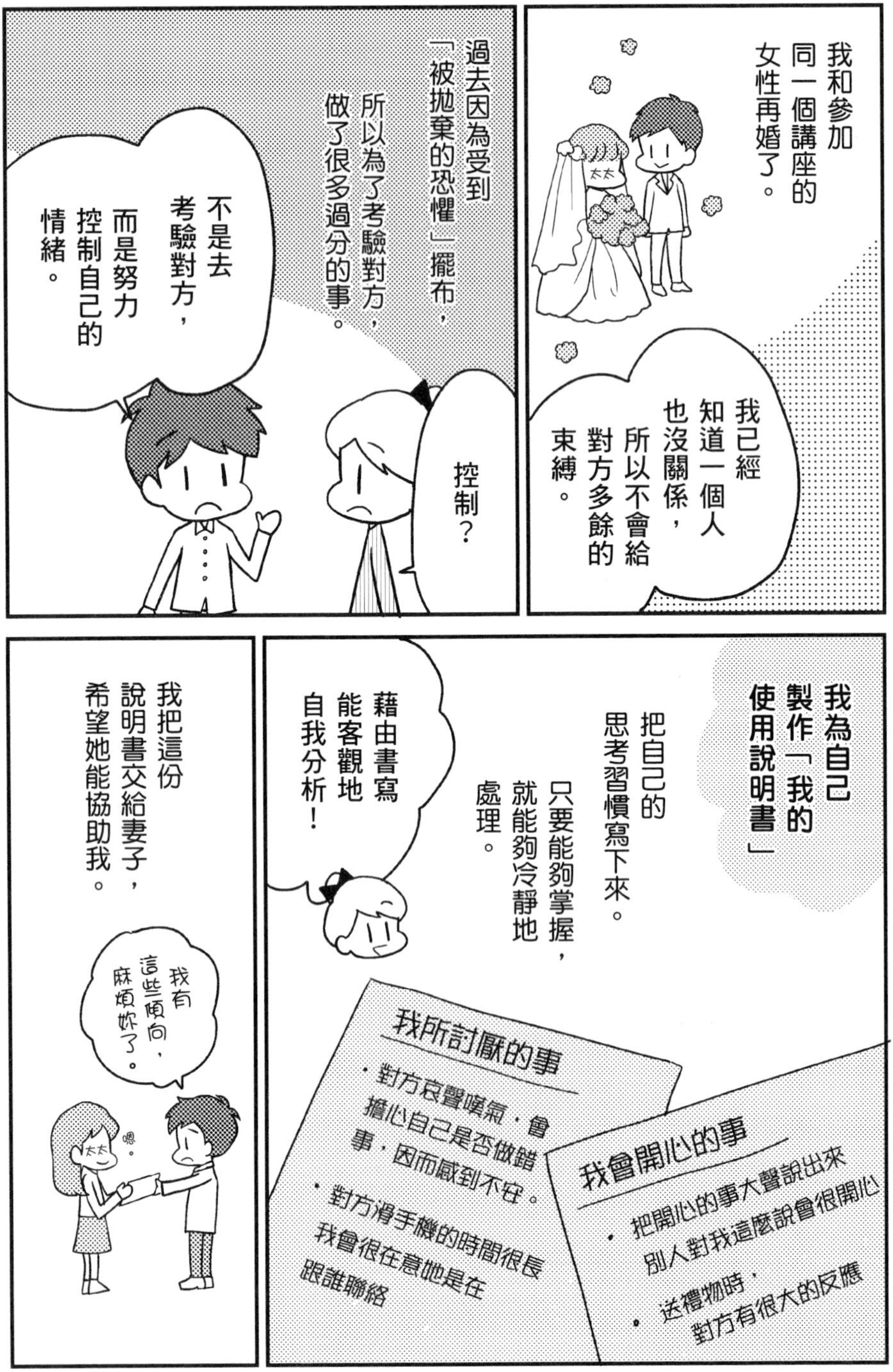
我和參加同一個講座的女性再婚了。
太太
我已經知道一個人也沒關係，所以不會給對方多餘的束縛。
過去因為受到「被拋棄的恐懼」擺布，所以為了考驗對方，做了很多過分的事。
不是去考驗對方，而是努力控制自己的情緒。
控制？
我為自己製作「我的使用說明書」
把自己的思考習慣寫下來。只要能夠掌握，就能夠冷靜地處理。
藉由書寫能客觀地自我分析！
我所討厭的事
・對方哀聲嘆氣，會擔心自己是否做錯事，因而感到不安。
・對方滑手機的時間很長我會很在意她是在跟誰聯絡
我會開心的事
・把開心的事大聲說出來別人對我這麼說會很開心
・送禮物時，對方有很大的反應
我把這份說明書交給妻子，希望她能協助我。
我有這些傾向，麻煩妳了。
嗯。
太太

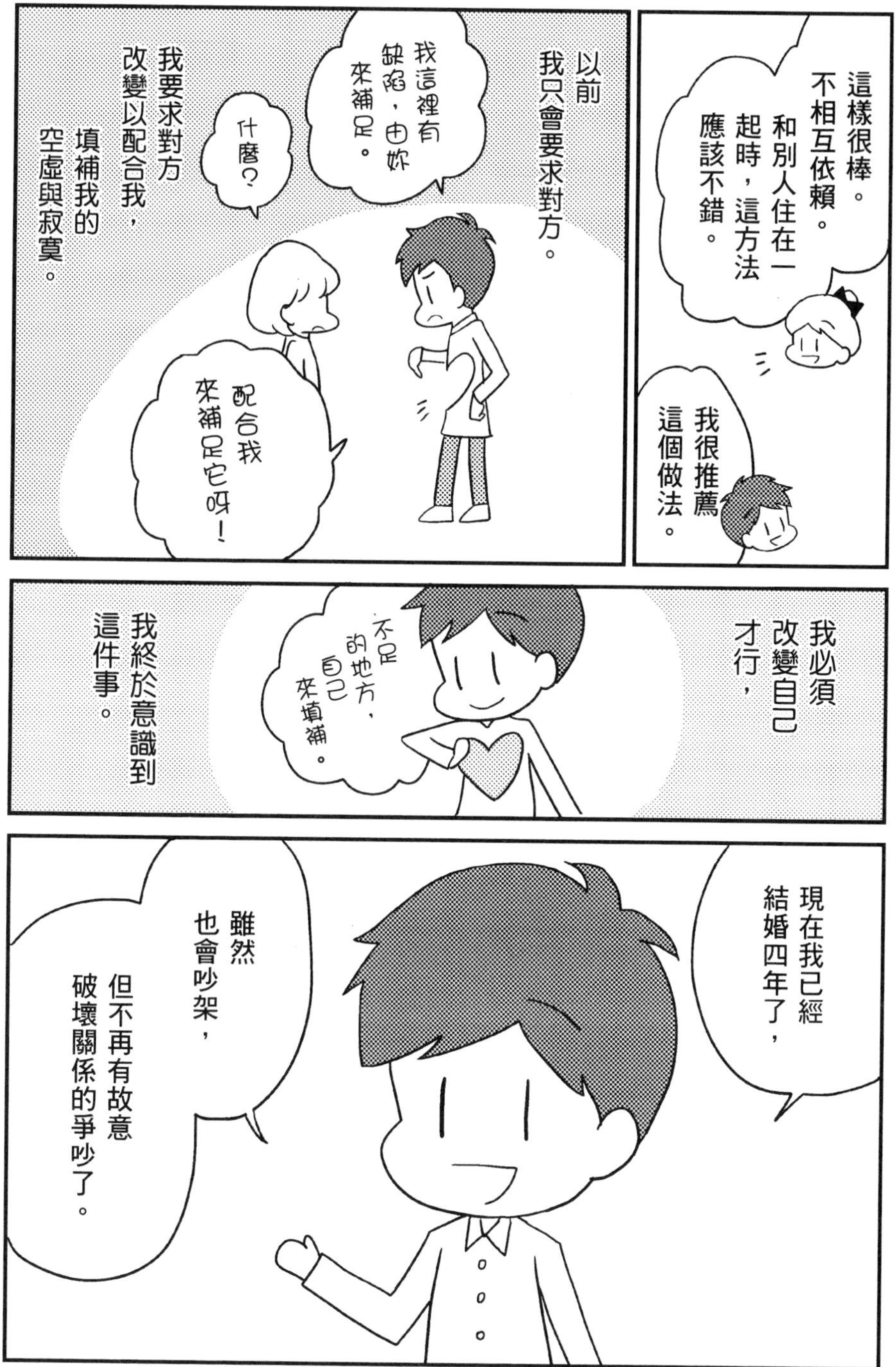
這樣很棒。不相互依賴。
和別人住在一起時，這方法應該不錯。
我很推薦這個做法。
以前我只會要求對方。
我這裡有缺陷，由妳來補足。
什麼？
配合我來補足它呀！
我要求對方改變以配合我，填補我的空虛與寂寞。
我必須改變自己才行，
不足的地方，自己來填補。
我終於意識到這件事。
現在我已經結婚四年了，
雖然也會吵架，
但不再有故意破壞關係的爭吵了。

※有關夥伴關係的探討可以參考S先生的部落格「為親密關係而苦的我如何變成人人羨慕的雙人行」

#17 泥沼

四十二歲才總算擺脫毒親而開始「精神自立」的原因

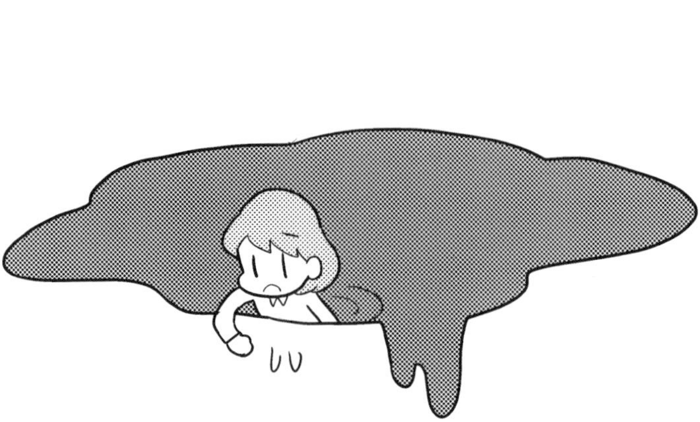

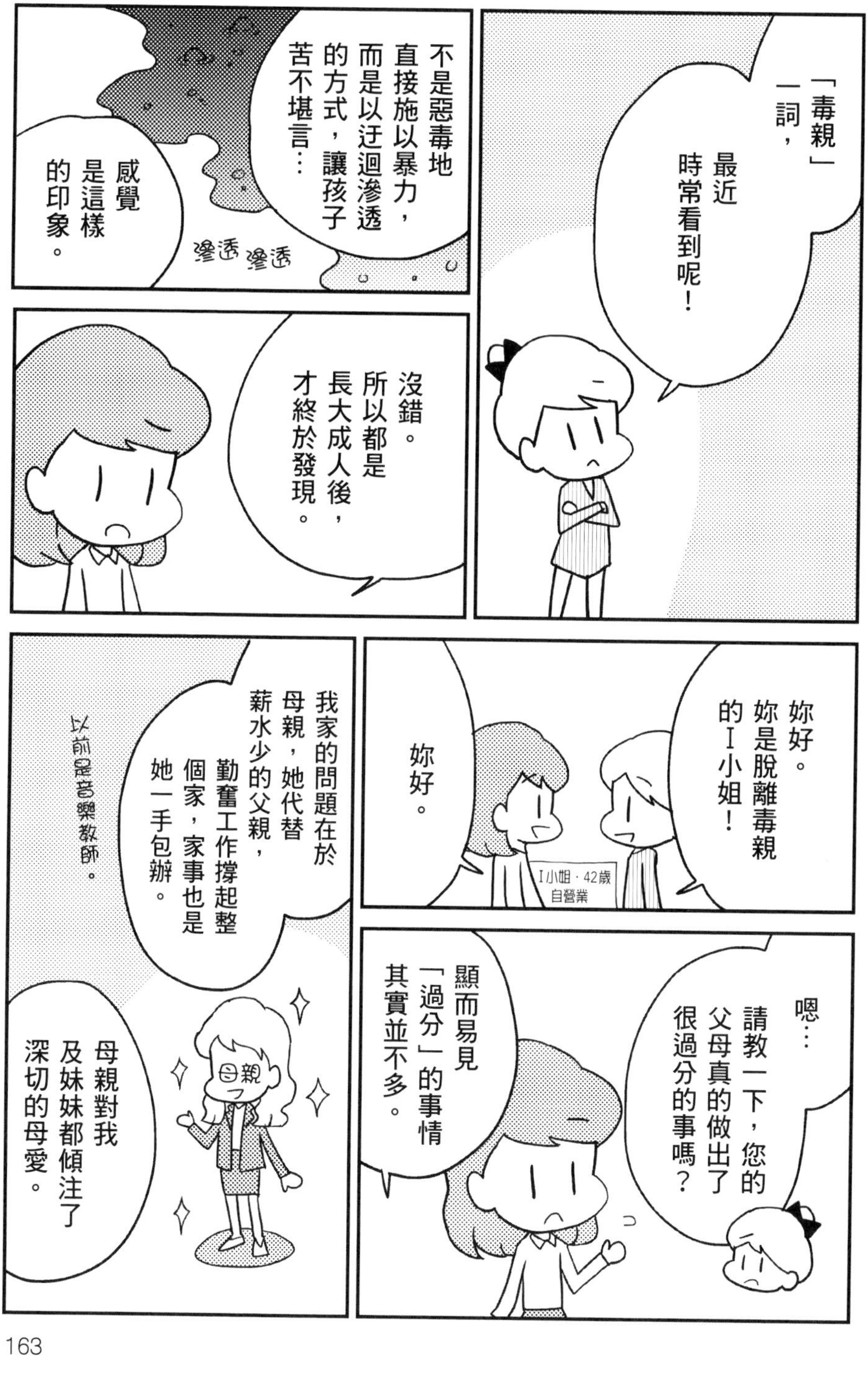
「毒親」一詞，
最近時常看到呢！
不是惡毒地直接施以暴力，而是以迂迴滲透的方式，讓孩子苦不堪言…
感覺是這樣的印象。
滲透滲透
沒錯。所以都是長大成人後，才終於發現。
妳好。妳是脫離毒親的I小姐！
妳好。
I小姐．42歲
自營業
嗯…
請教一下，您的父母真的做出了很過分的事嗎？
顯而易見「過分」的事情其實並不多。
我家的問題在於母親，她代替薪水少的父親，
勤奮工作撐起整個家，家事也是她一手包辦。
以前是音樂教師。
母親
母親對我及妹妹都傾注了深切的母愛。

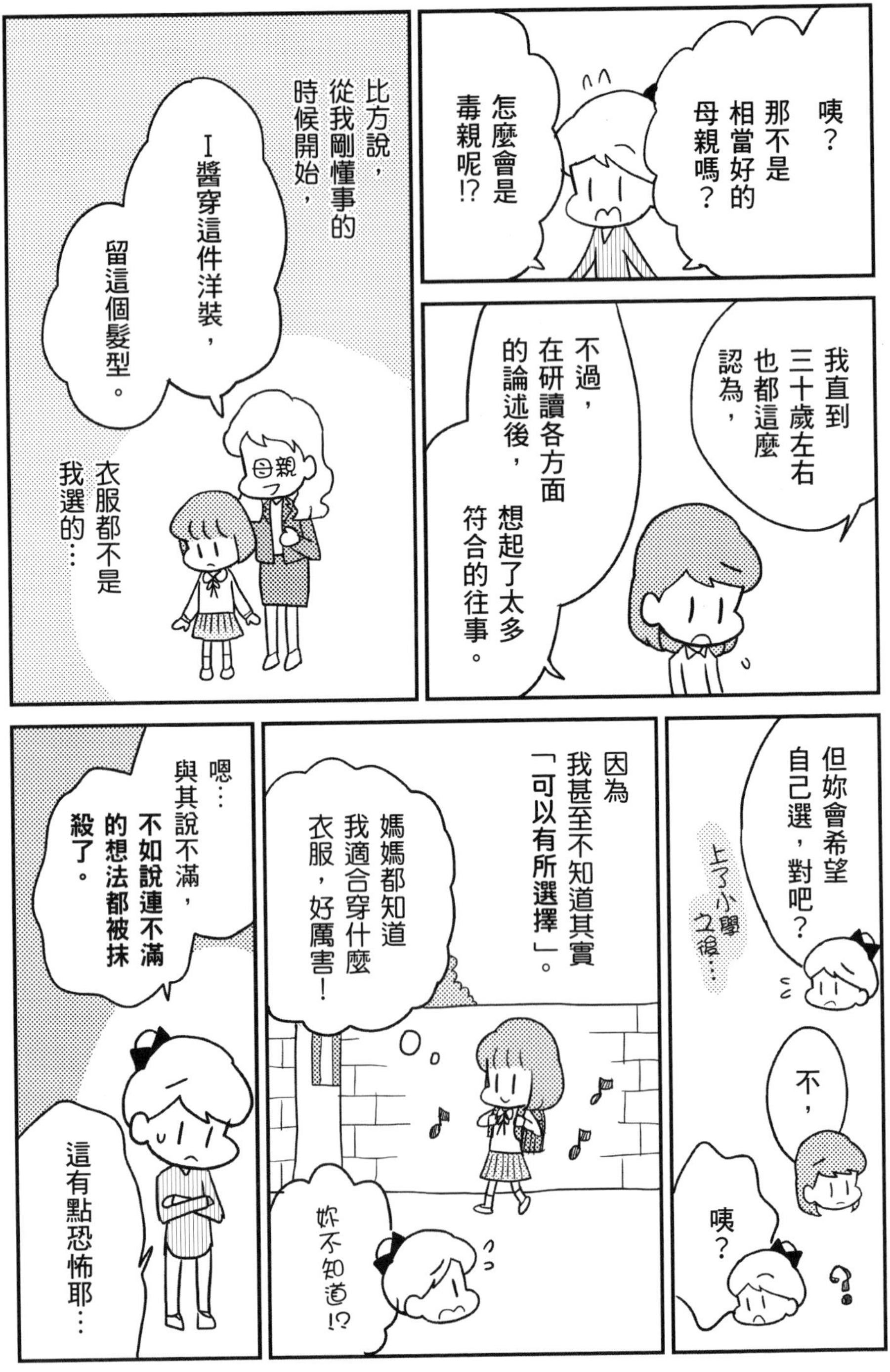
咦？那不是相當好的母親嗎？
怎麼會是毒親呢！？
我直到三十歲左右也都這麼認為，
不過，在研讀各方面的論述後，想起了太多符合的往事。
比方說，從我剛懂事的時候開始，
I醬穿這件洋裝，留這個髮型。
母親
衣服都不是我選的…
但妳會希望自己選，對吧？
上了小學之後…
不，
咦？
因為我甚至不知道其實「可以有所選擇」。
媽媽都知道我適合穿什麼衣服，好厲害！
妳不知道！？
嗯…與其說不滿，不如說連不滿的想法都被抹殺了。
這有點恐怖耶…

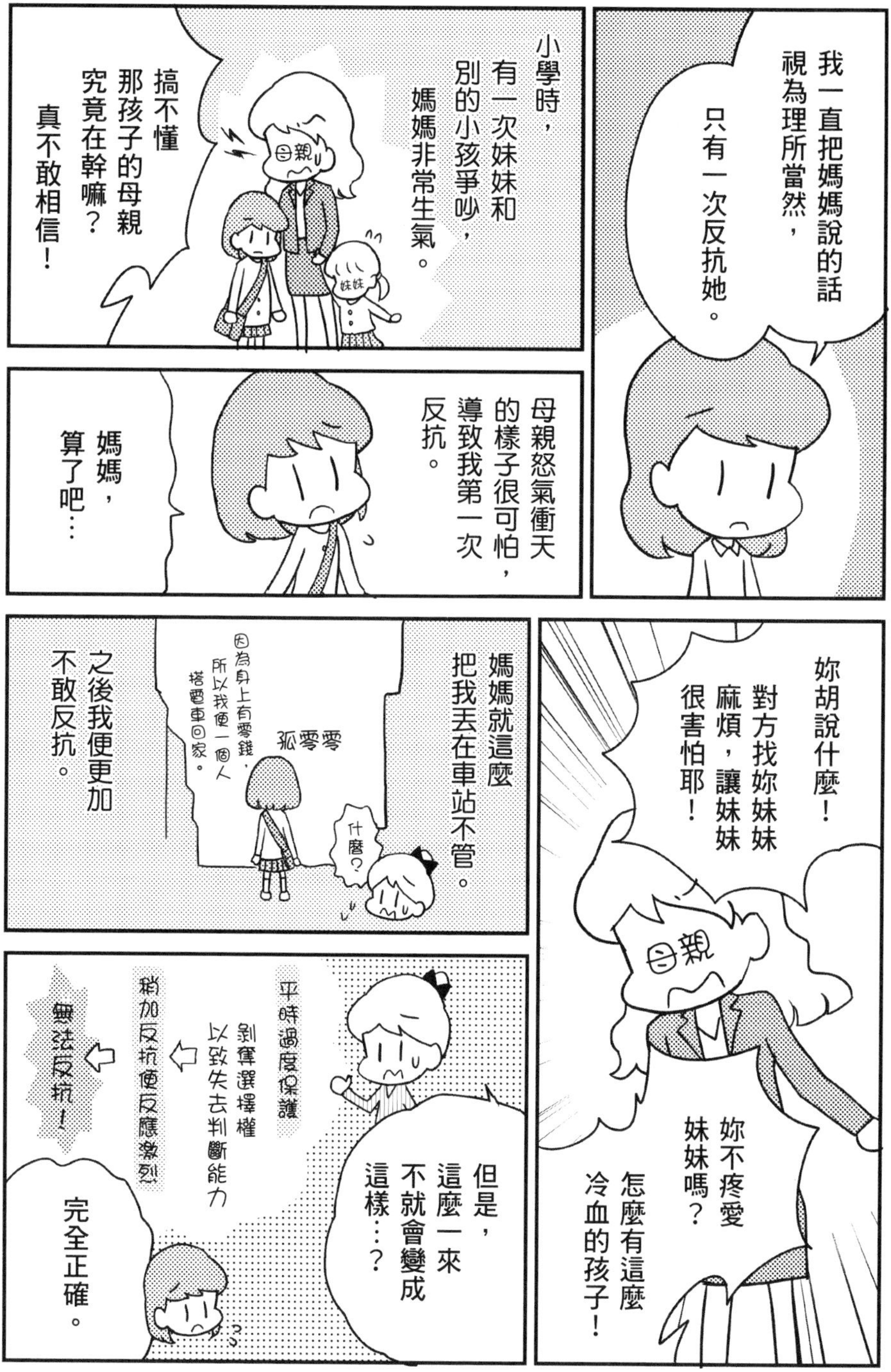
我一直把媽媽說的話視為理所當然，
只有一次反抗她。
小學時，有一次妹妹和別的小孩爭吵，媽媽非常生氣。
母親
妹妹
搞不懂那孩子的母親究竟在幹嘛？
真不敢相信！
妳胡說什麼！
對方找妳妹妹麻煩，讓妹妹很害怕耶！
母親
妳不疼愛妹妹嗎？
怎麼有這麼冷血的孩子！
母親怒氣衝天的樣子很可怕，導致我第一次反抗。
媽媽，算了吧…
媽媽就這麼把我丟在車站不管。
孤零零
因為身上有零錢，所以我便一個人搭電車回家。
什麼？
之後我便更加不敢反抗。
但是，這麼一來不就會變成這樣…？
平時過度保護
剝奪選擇權以致失去判斷能力
稍加反抗便反應激烈
無法反抗！
完全正確。

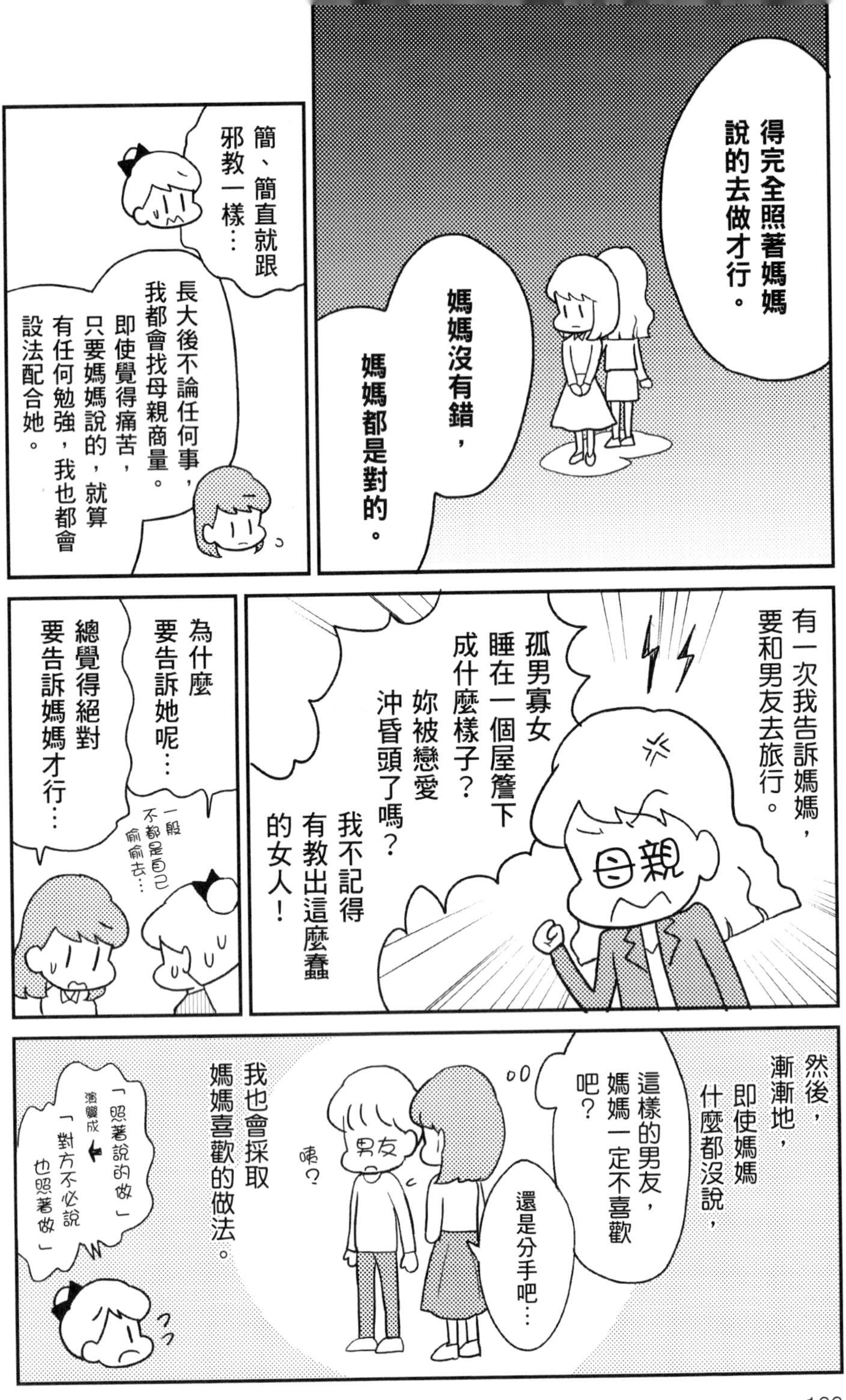
得完全照著媽媽說的去做才行。
媽媽沒有錯，
媽媽都是對的。
簡、簡直就跟邪教一樣⋯
長大後不論任何事，我都會找母親商量。即使覺得痛苦，只要媽媽說的，就算有任何勉強，我也都會設法配合她。
有一次我告訴媽媽，要和男友去旅行。
母親
孤男寡女睡在一個屋簷下成什麼樣子？
妳被戀愛沖昏頭了嗎？
我不記得有教出這麼蠢的女人！
為什麼要告訴她呢⋯
總覺得絕對要告訴媽媽才行⋯
一般不都是自己偷偷去⋯
然後，漸漸地，即使媽媽什麼都沒說，
這樣的男友，媽媽一定不喜歡吧？
還是分手吧⋯
男友
咦？
我也會採取媽媽喜歡的做法。
「照著說的做」演變成「對方不必說也照著做」

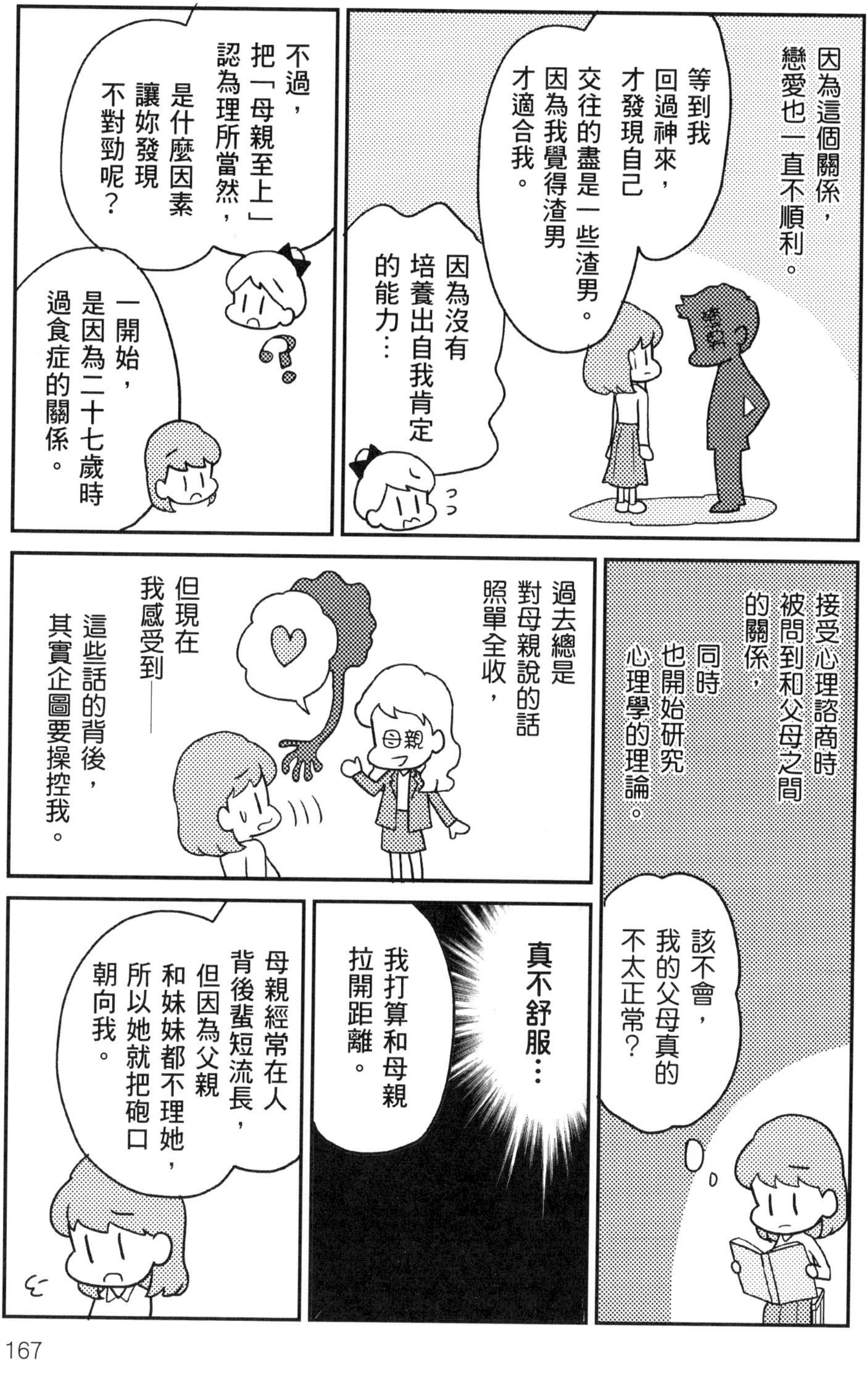
因為這個關係，戀愛也一直不順利。
等到我回過神來，才發現自己交往的盡是一些渣男。因為我覺得渣男才適合我。
因為沒有培養出自我肯定的能力…
不過，把「母親至上」認為理所當然，是什麼因素讓妳發現不對勁呢？
一開始，是因為二十七歲時過食症的關係。
接受心理諮商時被問到和父母之間的關係，
同時也開始研究心理學的理論。
該不會，我的父母真的不太正常？
過去總是對母親說的話照單全收，
母親
但現在我感受到——
這些話的背後，其實企圖要操控我。
真不舒服…
我打算和母親拉開距離。
母親經常在人背後蜚短流長，但因為父親和妹妹都不理她，所以她就把砲口朝向我。

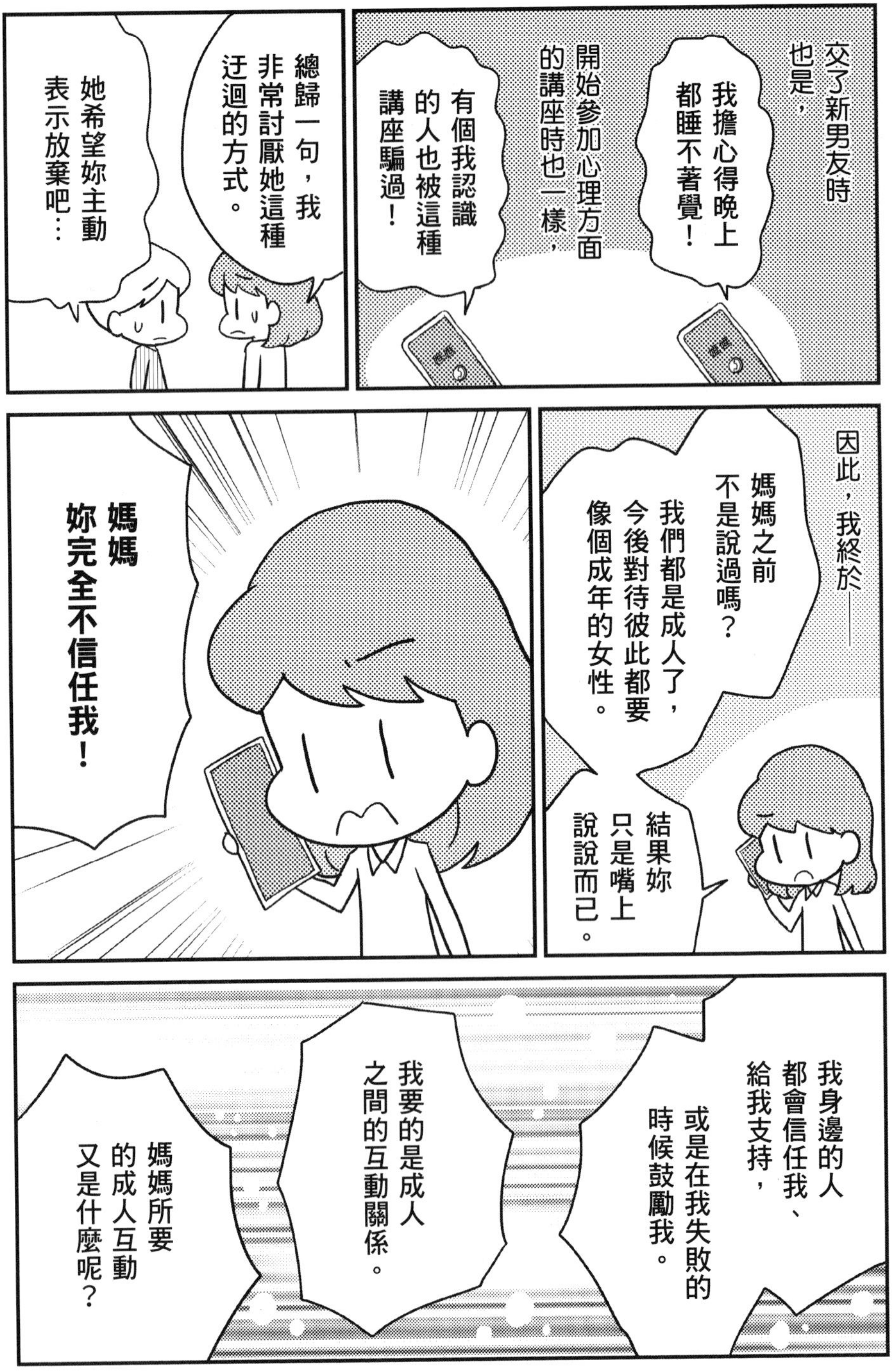
交了新男友時也是，
我擔心得晚上都睡不著覺！
開始參加心理方面的講座時也一樣，
有個我認識的人也被這種講座騙過！
總歸一句，我非常討厭她這種迂迴的方式。
她希望妳主動表示放棄吧⋯⋯
因此，我終於——
媽媽之前不是說過嗎？我們都是成人了，今後對待彼此都要像個成年的女性。
結果妳只是嘴上說說而已。
媽媽妳完全不信任我！
我身邊的人都會信任我、給我支持，
或是在我失敗的時候鼓勵我。
我要的是成人之間的互動關係。
媽媽所要的成人互動又是什麼呢？

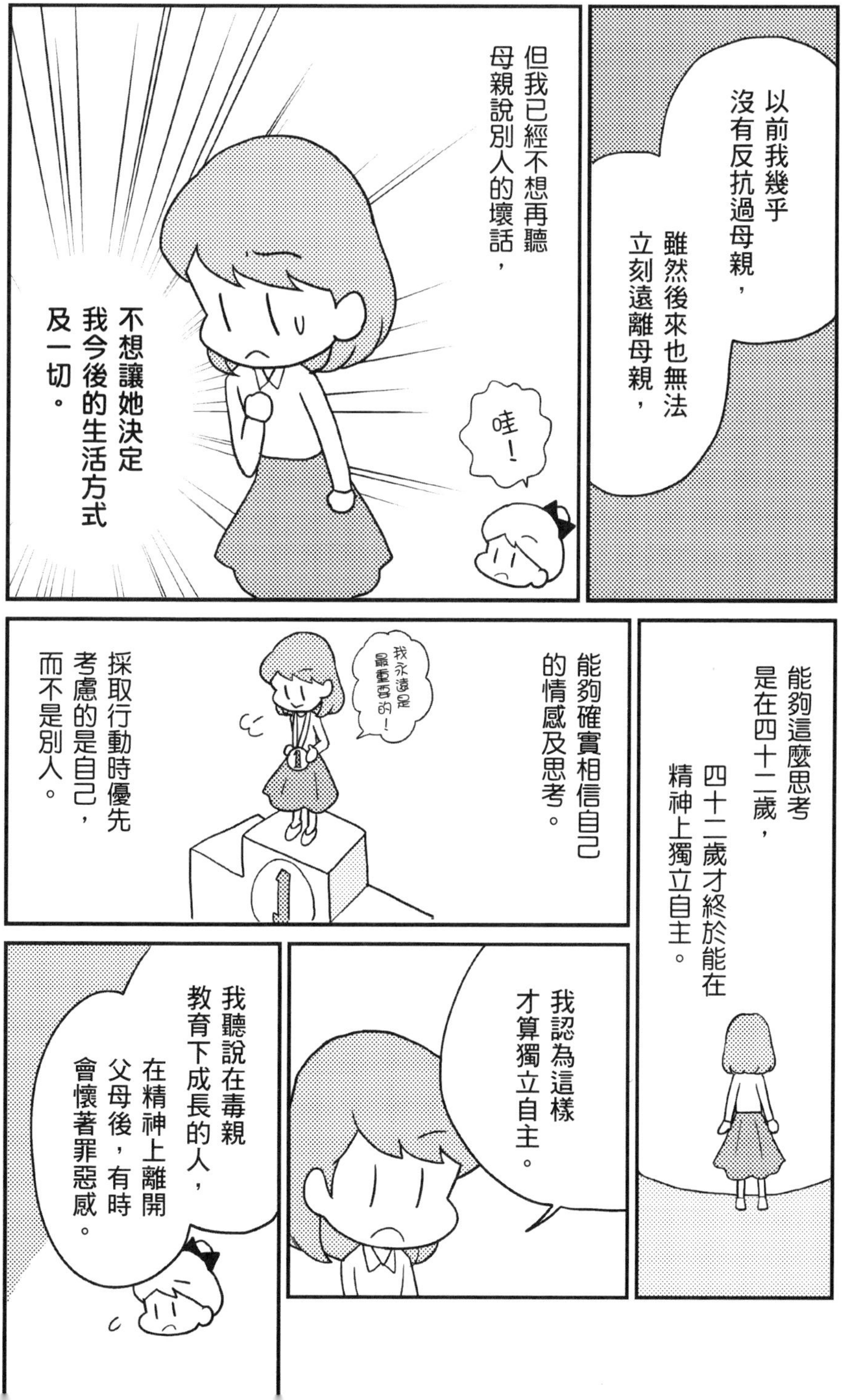
以前我幾乎沒有反抗過母親，
雖然後來也無法立刻遠離母親，
但我已經不想再聽母親說別人的壞話，
哇！
不想讓她決定我今後的生活方式及一切。
能夠這麼思考是在四十二歲，
四十二歲才終於能在精神上獨立自主。
能夠確實相信自己的情感及思考。
我永遠是最重要的！
採取行動時優先考慮的是自己，而不是別人。
我認為這樣才算獨立自主。
我聽說在毒親教育下成長的人，
在精神上離開父母後，有時會懷著罪惡感。

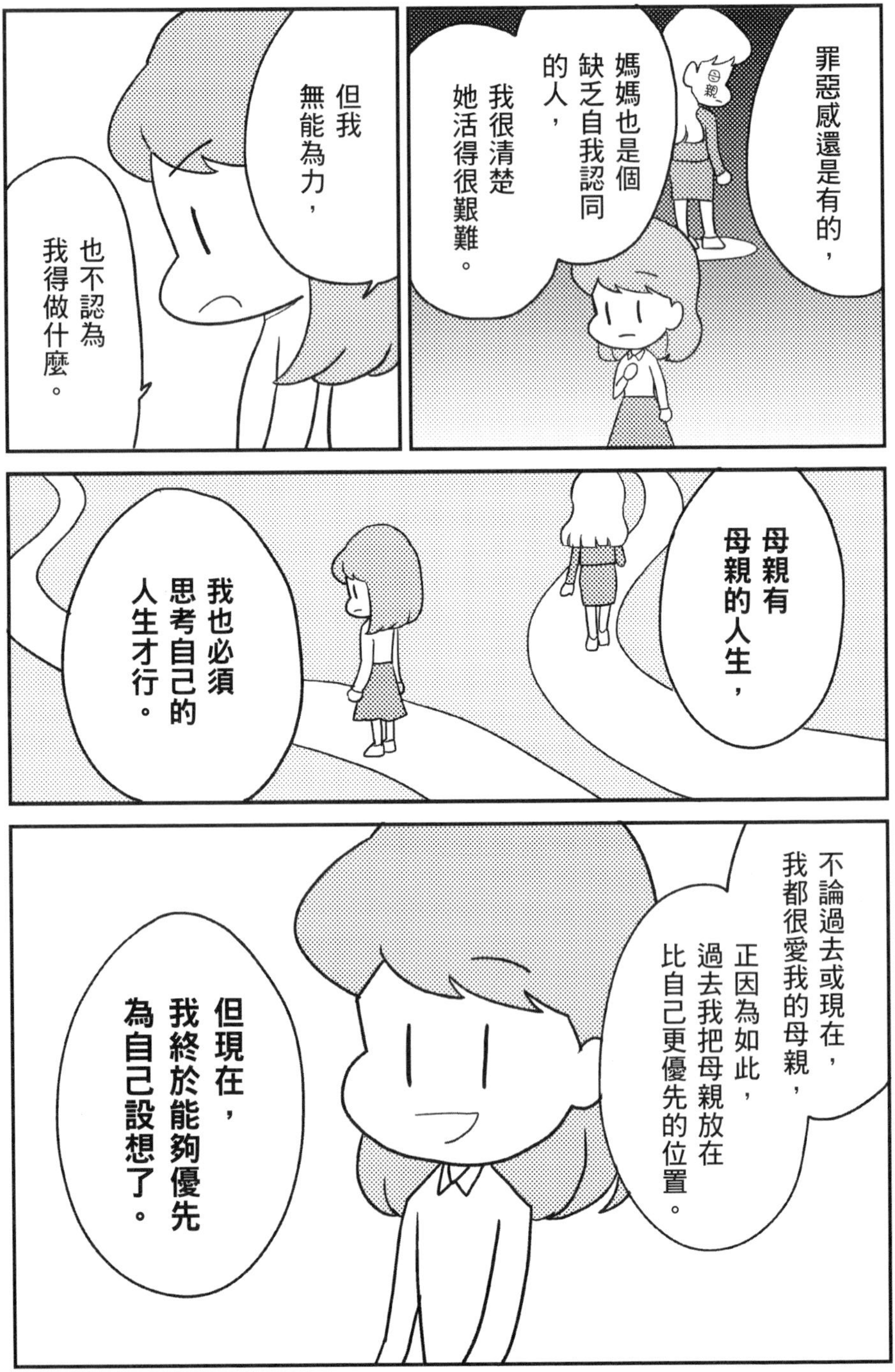
罪惡感還是有的，
母親
媽媽也是個缺乏自我認同的人，
我很清楚她活得很艱難。
但我無能為力，
也不認為我得做什麼。
母親有母親的人生，
我也必須思考自己的人生才行。
不論過去或現在，我都很愛我的母親，
正因為如此，過去我把母親放在比自己更優先的位置。
但現在，我終於能夠優先為自己設想了。

大石醫生的叮嚀Q&A④

Q

職場騷擾的主管、暴力的另一半、如何分辨父母是不是毒親？

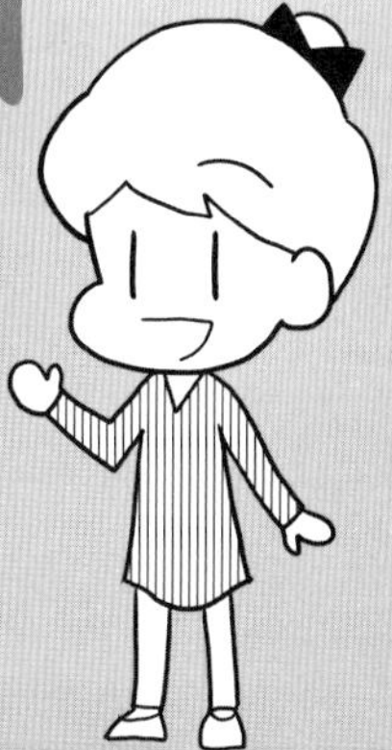

A

小心那些企圖控制你的人

這一章所談的主題是「人際關係的依賴」。近年來，常看到「過勞死」、「虐待」、「精神暴力導致離婚」等新聞事件，以此為題材的連續劇也增加了。「在黑心企業想辭職也辭不了」，或是「無法和家暴者分手」等

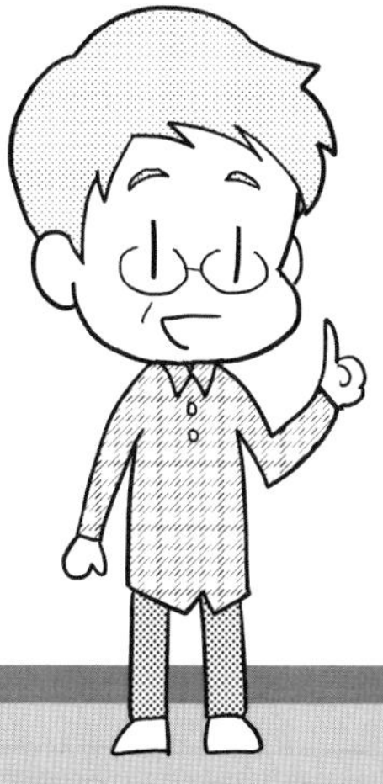

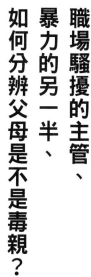

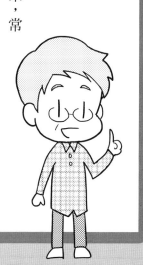

狀況，雖然無法在醫學上斷定是「成癮症」，但就心理而言，非常接近「成癮」。

就如同其他成癮症般，這些成癮症也很難察覺。「剛交往時非常溫柔體貼，婚後卻突然對我使用暴力」這類話語想必一定聽過吧？在進入黑心企業前難以察覺，而漸漸地無法辭去工作的人也不在少數。

人只要活著，就無法逃避人際關係。說它和「金錢」、「食物」同等重要也不為過，但是，究竟要如何辨識「黑心企業」、「職權騷擾的上司」與「家暴的他（她）」呢？

重點有以下三項。

①企圖控制對方　②雙重洗腦　③阻隔外界

以下就依序說明。

①小心「企圖控制對方」的人！

最主要的特徵在於是否企圖控制對方。夫妻關係中，透過暴力企圖控制對方，就會形成「家暴」；透過言語控制，則是「精神暴力」。如果是父母企圖以暴力控制兒女，即形成「虐待」；企圖以言語控制，則成了「毒親」。公司中的「職權騷擾」，則是上司企圖透過權力控制下屬的狀態。

②小心被「雙重洗腦」！

「雙重洗腦」是一個專有名詞，簡單來說就是過度使用「糖果」與「鞭子」。這是在人際關係依賴中，非常重要的關鍵字，也可以說是企圖以①控制時的一種手段。家暴者如果符合「溫柔時極其溫柔，但一發起脾氣便難以預料會做出什麼事」，就是雙重洗腦。正如同邪教在招徠信徒時，一開始都會很親切，有如親人般耐心聆聽你的煩惱。但在加入後則會開始植入「要是退出將業力引爆」等恐懼，透過「親切」與「恐懼」的雙重洗腦，讓你難以脫身。待在黑心企業想辭職時，卻在提出辭呈後被社長說「再也別想在這一行生存」，也是企圖以「恐懼」來洗腦。

③小心「阻隔你和外界關係」的人！

就像#14的ZUNZUN所提到的（131頁），先不論管理者是否故意而為，長時間的勞動，自然就會造成與外界隔絕。**與外界隔絕，就容易陷入「無法戒斷」的狀況**。

我在本書的序言中說過：「客觀地檢視自己非常重要」。一旦與外界隔絕，就無法客觀地檢視自己。因此，即使是在黑心公司上班的人，仍要盡可能地與公司以外的友人保持聯繫。只要身旁有人提醒你：「你們公司不太正常喔！」就比較容易客觀地看清自己的現狀。

比方說，控制狂男友或丈夫（或是女友、妻子），要求你「不准和朋友碰面」，或是「將手機裡的異性聯絡電話全部刪除」等行為，就形同「隔絕」。而虐待小孩的父母則通常不會帶孩子外出，因為一旦孩子與外界接觸，就會發覺

「自己的家很奇怪」。

家暴或職權騷擾的人，就是**「無法接受對方與自己不同」**的人。即使是一家人或男女朋友，又或是上司與下屬的關係，都要抱持著對方與自己是不同個體的想法。就算是同卵雙胞胎，也會因為性格不同，而喜歡上不同的對象，這些都是理所當然的。不論是另一半、上司或父母，只要會因為對方與自己不同，而無法接受、表現煩躁時，就需要多加注意。他們會企圖控制對方、勉強對方配合自己的想法，在人際關係中十分危險。

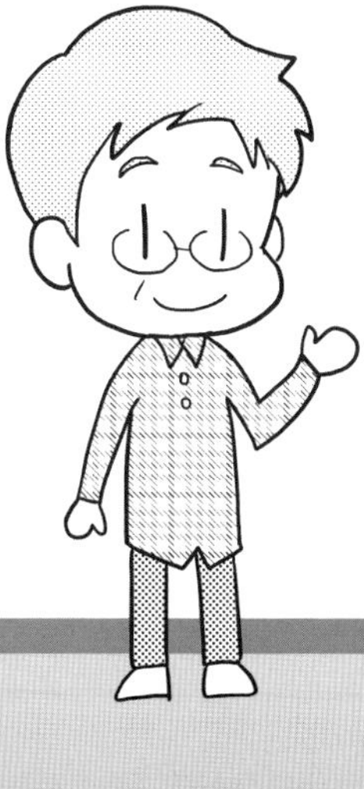

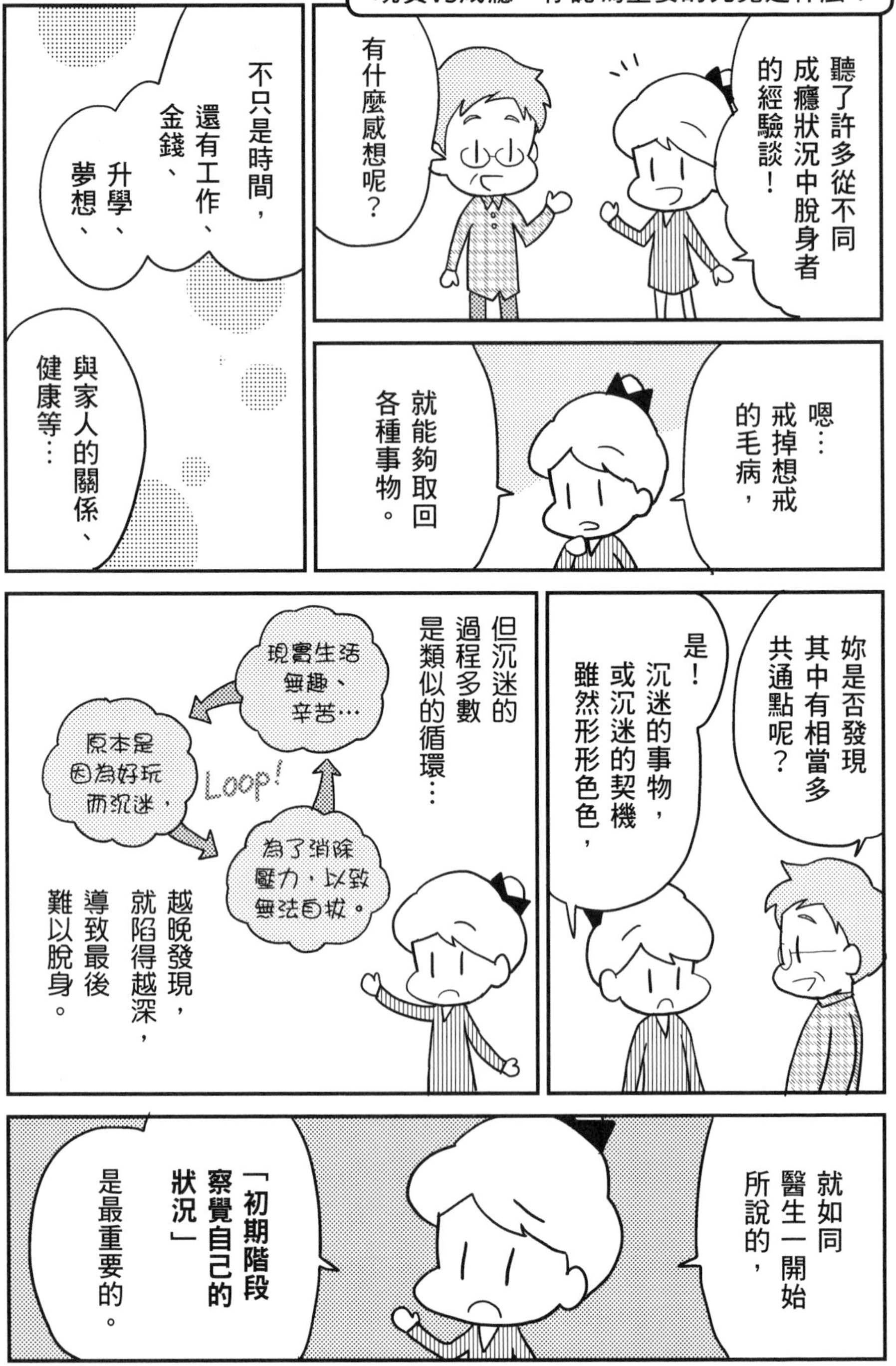
聽了許多從不同成癮狀況中脫身者的經驗談！
有什麼感想呢？
嗯…戒掉想戒的毛病，
就能夠取回各種事物。
不只是時間，還有工作、金錢、升學、夢想、
與家人的關係、健康等…
妳是否發現其中有相當多共通點呢？
是！沉迷的事物，或沉迷的契機雖然形形色色，
但沉迷的過程多數是類似的循環…
現實生活無趣、辛苦…
原本是因為好玩而沉迷，
Loop!
為了消除壓力，以致無法自拔。
越晚發現，就陷得越深，導致最後難以脫身。
就如同醫生一開始所說的，
「初期階段察覺自己的狀況」是最重要的。

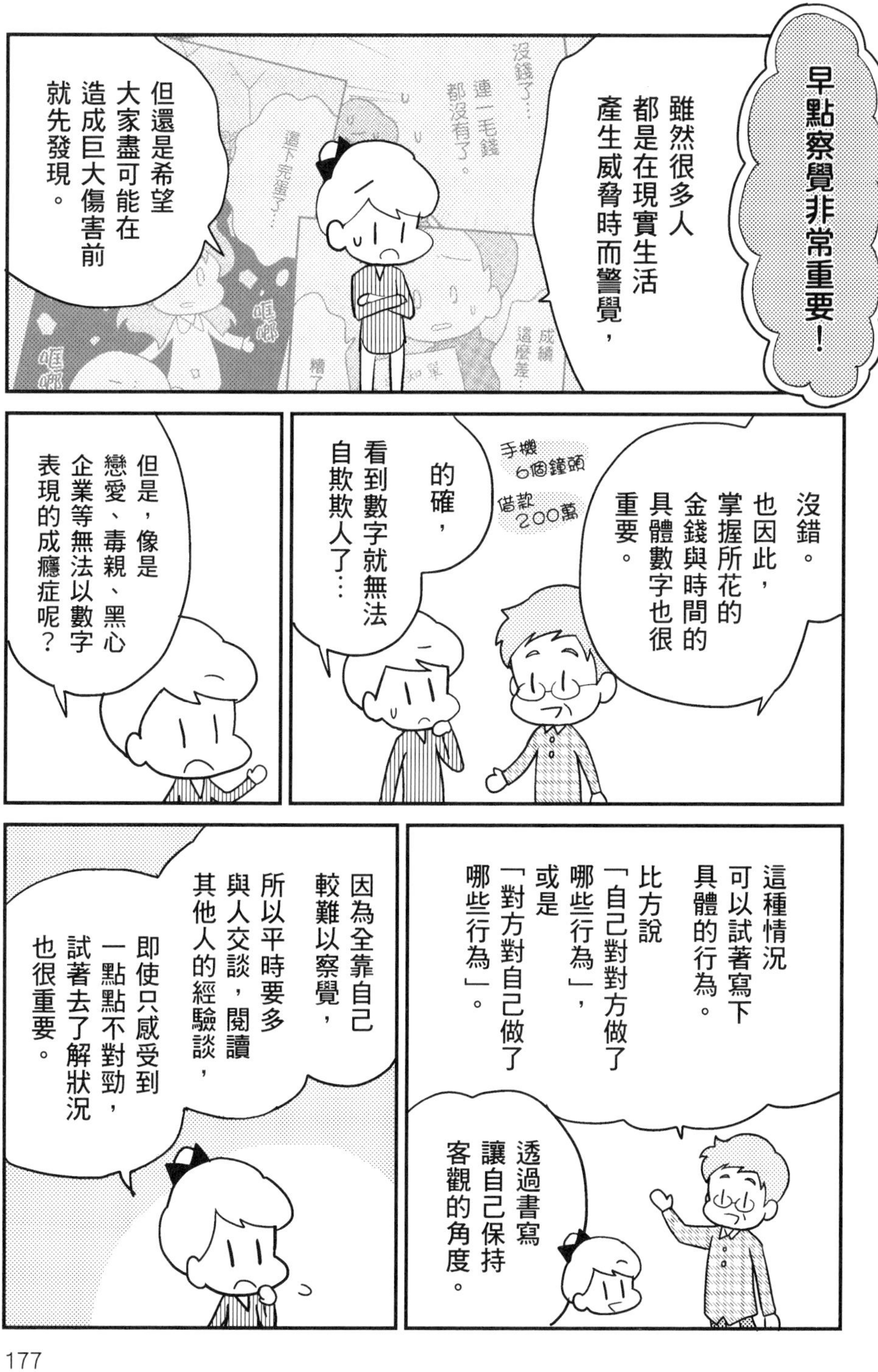
早點察覺非常重要！
雖然很多人都是在現實生活產生威脅時而警覺，
但還是希望大家盡可能在造成巨大傷害前就先發現。
沒錢了…
連一毛錢都沒有了。
成績這麼差…
沒錯。也因此，掌握所花的金錢與時間的具體數字也很重要。
手機6個鐘頭
借款200萬
的確，看到數字就無法自欺欺人了…
但是，像是戀愛、毒親、黑心企業等無法以數字表現的成癮症呢？
這種情況可以試著寫下具體的行為。
比方說「自己對對方做了哪些行為」，或是「對方對自己做了哪些行為」。
透過書寫讓自己保持客觀的角度。
因為全靠自己較難以察覺，所以平時要多與人交談，閱讀其他人的經驗談，
即使只感受到一點點不對勁，試著去了解狀況也很重要。

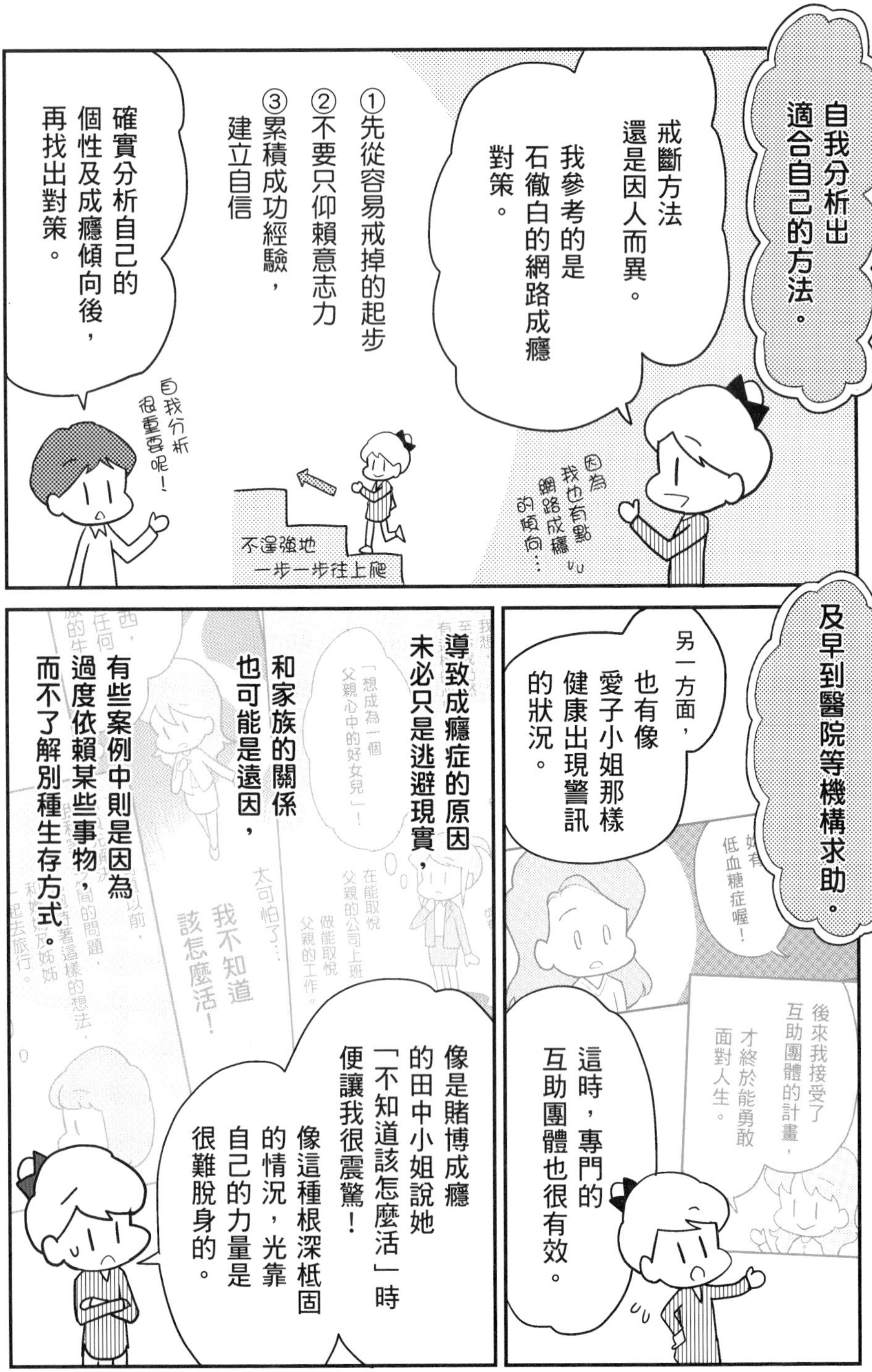
自我分析出適合自己的方法。
戒斷方法還是因人而異。我參考的是石徹白的網路成癮對策。
因為我也有點網路成癮的傾向…
①先從容易戒掉的起步
②不要只仰賴意志力
③累積成功經驗，建立自信
不逞強地一步一步往上爬
自我分析很重要呢！
確實分析自己的個性及成癮傾向後，再找出對策。
及早到醫院等機構求助。
另一方面，也有像愛子小姐那樣健康出現警訊的狀況。
妳有低血糖症喔！
後來我接受了互助團體的計畫，才終於能勇敢面對人生。
這時，專門的互助團體也很有效。
導致成癮症的原因未必只是逃避現實，
「想成為一個父親心中的好女兒」！
在能取悅父親的公司上班 做能取悅父親的工作。
和家族的關係也可能是遠因，
太可怕了…
我不知道該怎麼活！
有些案例中則是因為過度依賴某些事物，而不了解別種生存方式。
像是賭博成癮的田中小姐說她「不知道該怎麼活」時便讓我很震驚！
像這種根深柢固的情況，光靠自己的力量是很難脫身的。

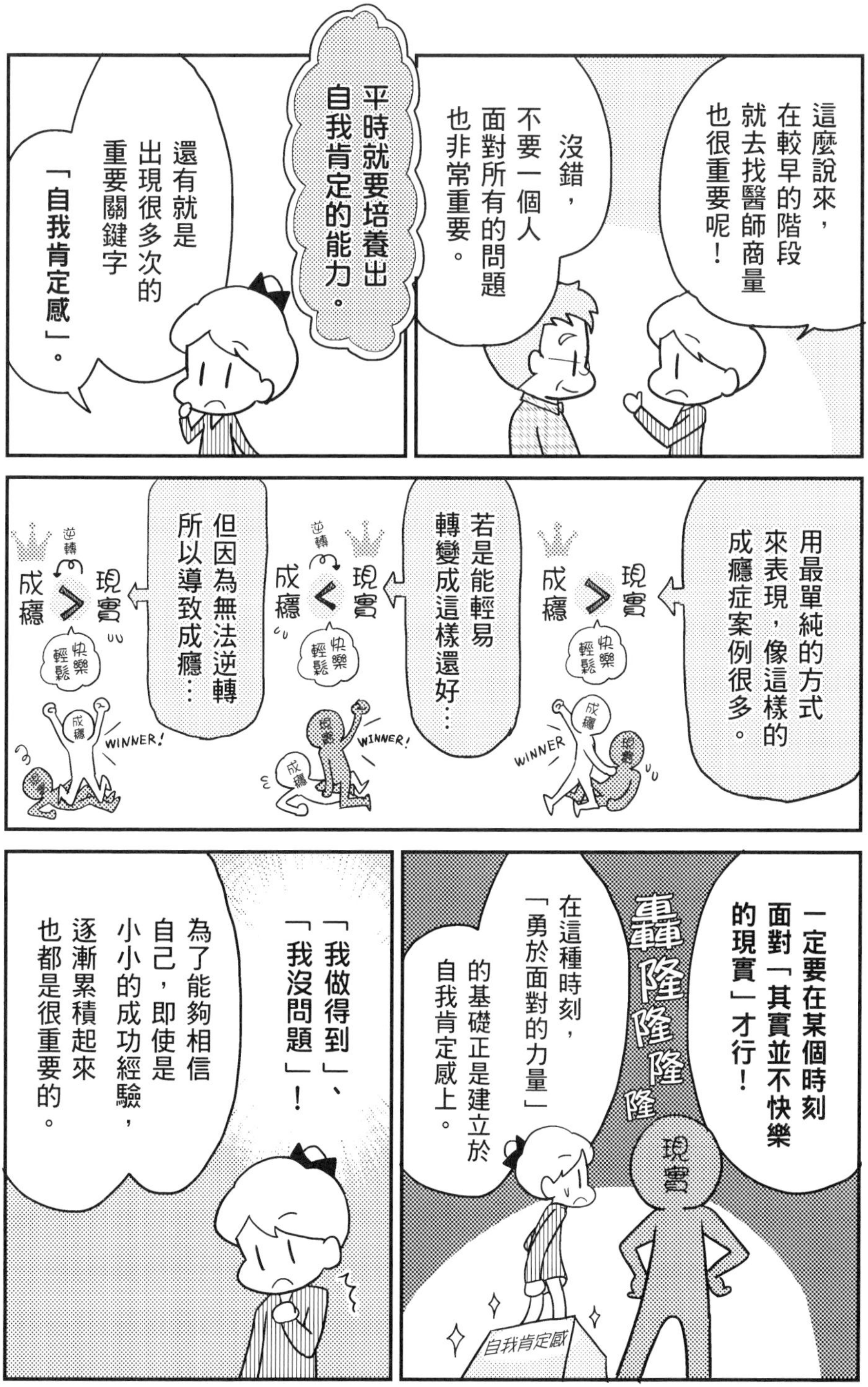
這麼說來，在較早的階段就去找醫師商量也很重要呢！
沒錯，不要一個人面對所有的問題也非常重要。
平時就要培養出自我肯定的能力。
還有就是出現很多次的重要關鍵字「自我肯定感」。
用最單純的方式來表現，像這樣的成癮症案例很多。
現實
成癮
快樂
輕鬆
WINNER
若是能輕易轉變成這樣還好……
逆轉
現實
成癮
快樂
輕鬆
WINNER!
但因為無法逆轉所以導致成癮……
逆轉
現實
成癮
快樂
輕鬆
WINNER!
一定要在某個時刻面對「其實並不快樂的現實」才行！
轟隆隆隆隆
在這種時刻，「勇於面對的力量」的基礎正是建立於自我肯定感上。
現實
自我肯定感
「我做得到」、「我沒問題」！
為了能夠相信自己，即使是小小的成功經驗，逐漸累積起來也都是很重要的。

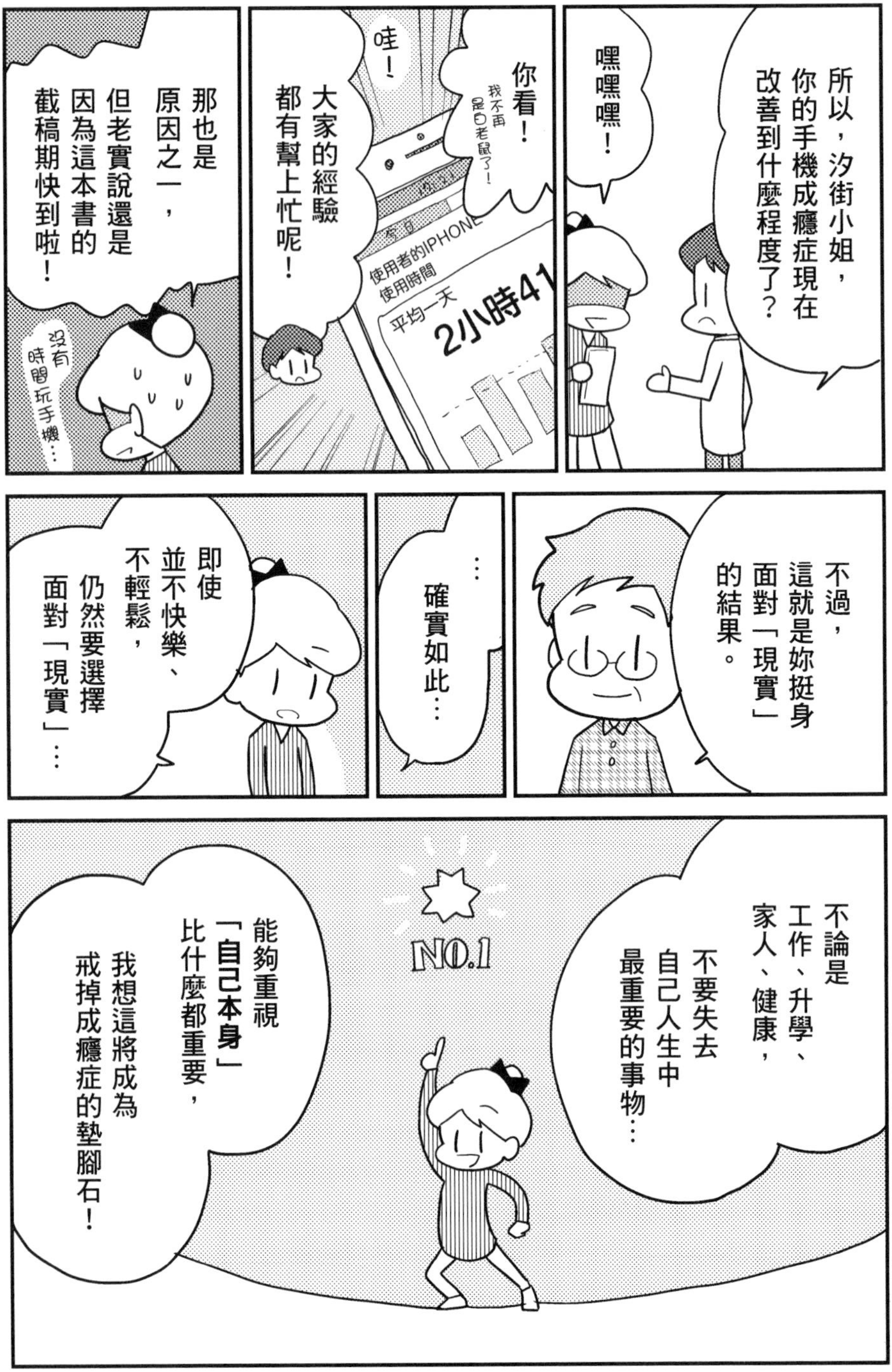
所以，汐街小姐，你的手機成癮症現在改善到什麼程度了？
嘿嘿嘿！
你看！
我不再是白老鼠了！
哇！
使用者的IPHONE
使用時間
平均一天
2小時41
大家的經驗都有幫上忙呢！
那也是原因之一，但老實說還是因為這本書的截稿期快到啦！
沒有時間玩手機…
不過，這就是妳挺身面對「現實」的結果。
…確實如此…
即使並不快樂、不輕鬆，仍然要選擇面對「現實」…
不論是工作、升學、家人、健康，不要失去自己人生中最重要的事物…
NO.1
能夠重視「自己本身」比什麼都重要，我想這將成為戒掉成癮症的墊腳石！

尾聲②
任何人都能擺脫成癮症！

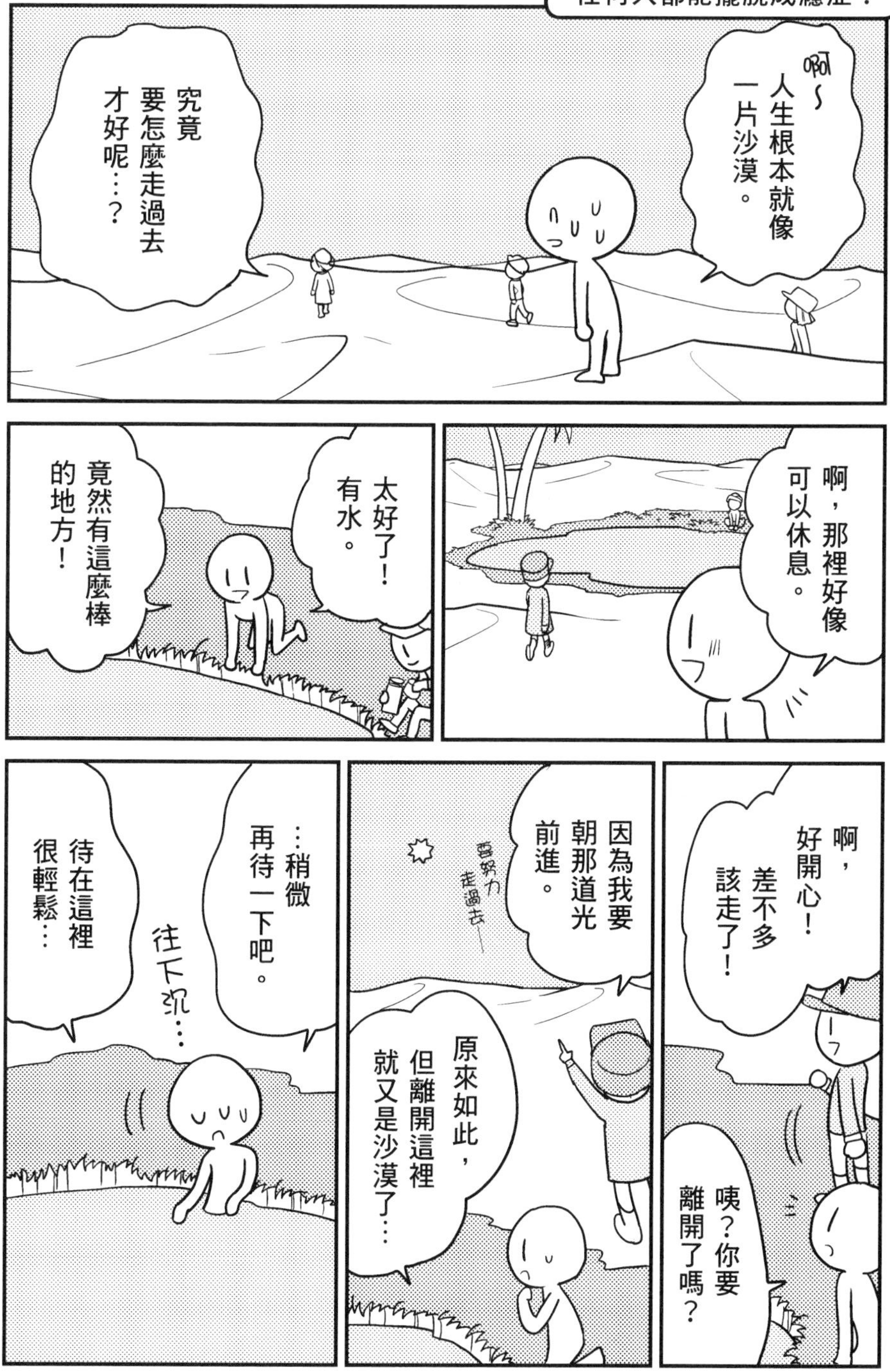

只要待在這裡，就能平靜下來。
☆注意☆
一直泡在水裡有可能會起不來。務必注意不能泡太久。
不過…好像也差不多該離開了…
摸
好燙！
沙漠好燙！
不可能！我做不到！
為什麼大家還若無其事地走在上面!?
大家也都覺得難受，但大家都在忍耐喔！
是你太依賴了。
是嗎…？
原來是我太脆弱、太依賴了…所以才出不去嗎…？
咕嚕咕嚕
但…又沒有必須勉強自己出去的理由…
咕嚕
不過…
咕嚕
咕嚕
咕嚕
真的沒有嗎？
咕嚕
出去的理由？
咕嚕…

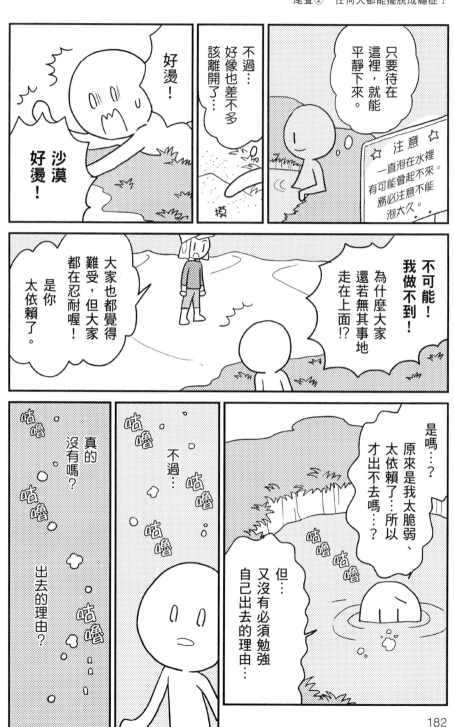

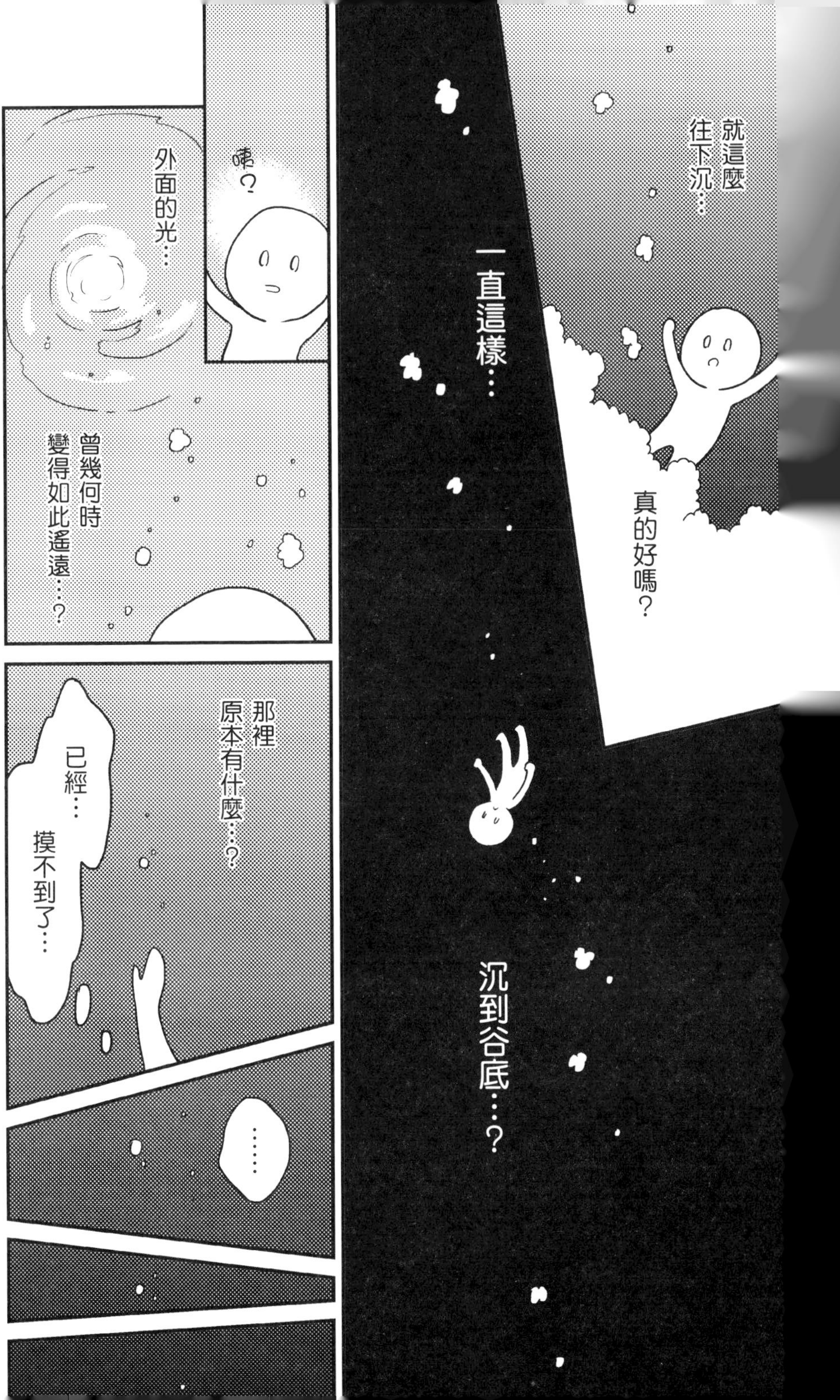
就這麼往下沉…
真的好嗎？
一直這樣…
沉到谷底…？
唔？
外面的光…
曾幾何時變得如此遙遠…？
那裡原本有什麼…？
已經…摸不到了…
……

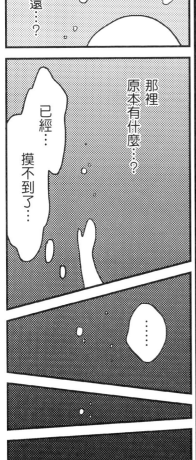

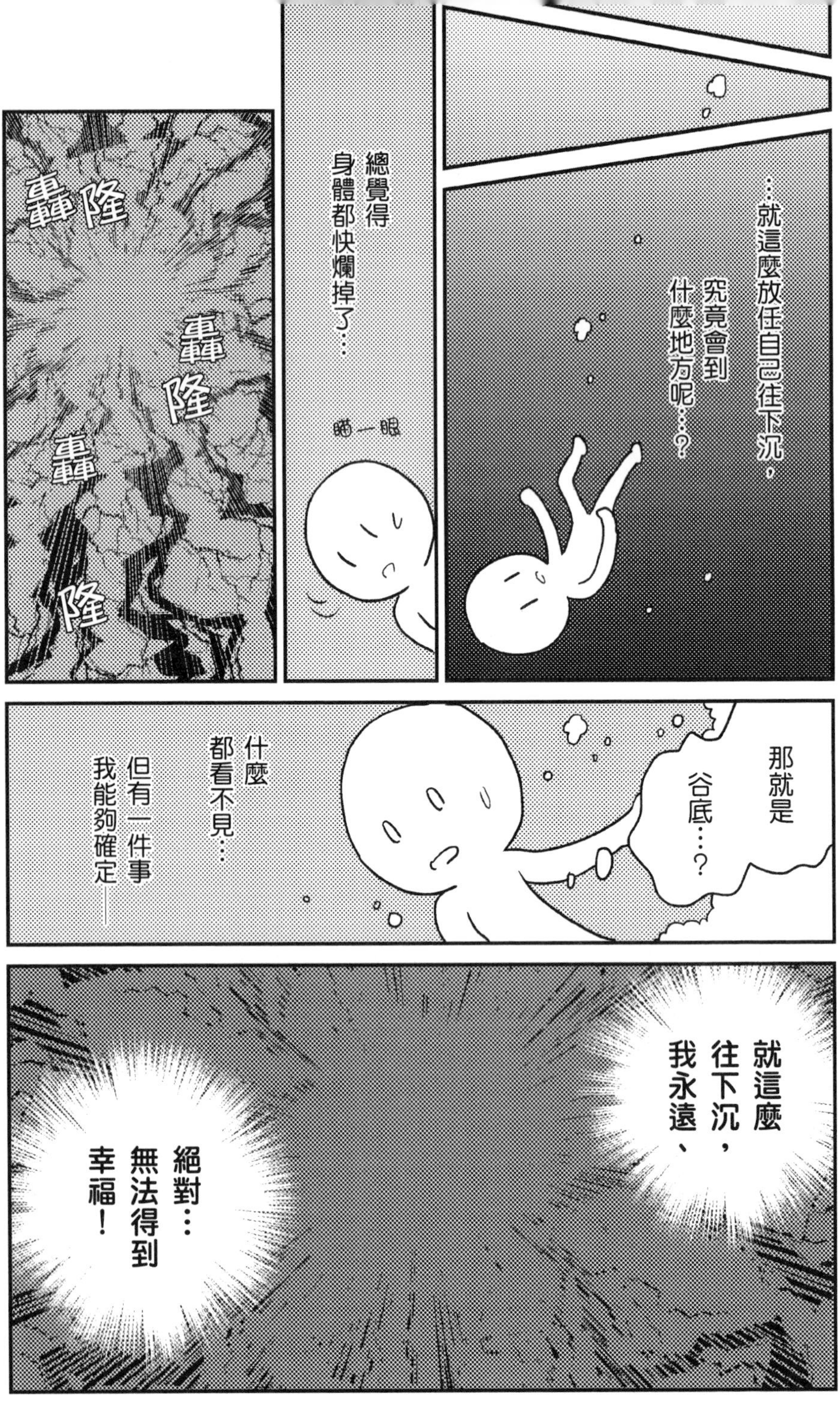
…就這麼放任自己往下沉，
究竟會到
什麼地方呢…？
總覺得
身體都快爛掉了…
瞄一眼
轟隆
轟隆
轟隆
那就是
谷底…？
什麼
都看不見…
但有一件事
我能夠確定——
就這麼
往下沉，
我永遠、
絕對…
無法得到
幸福！

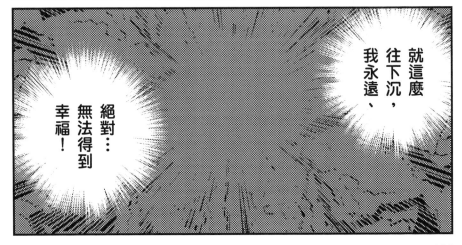

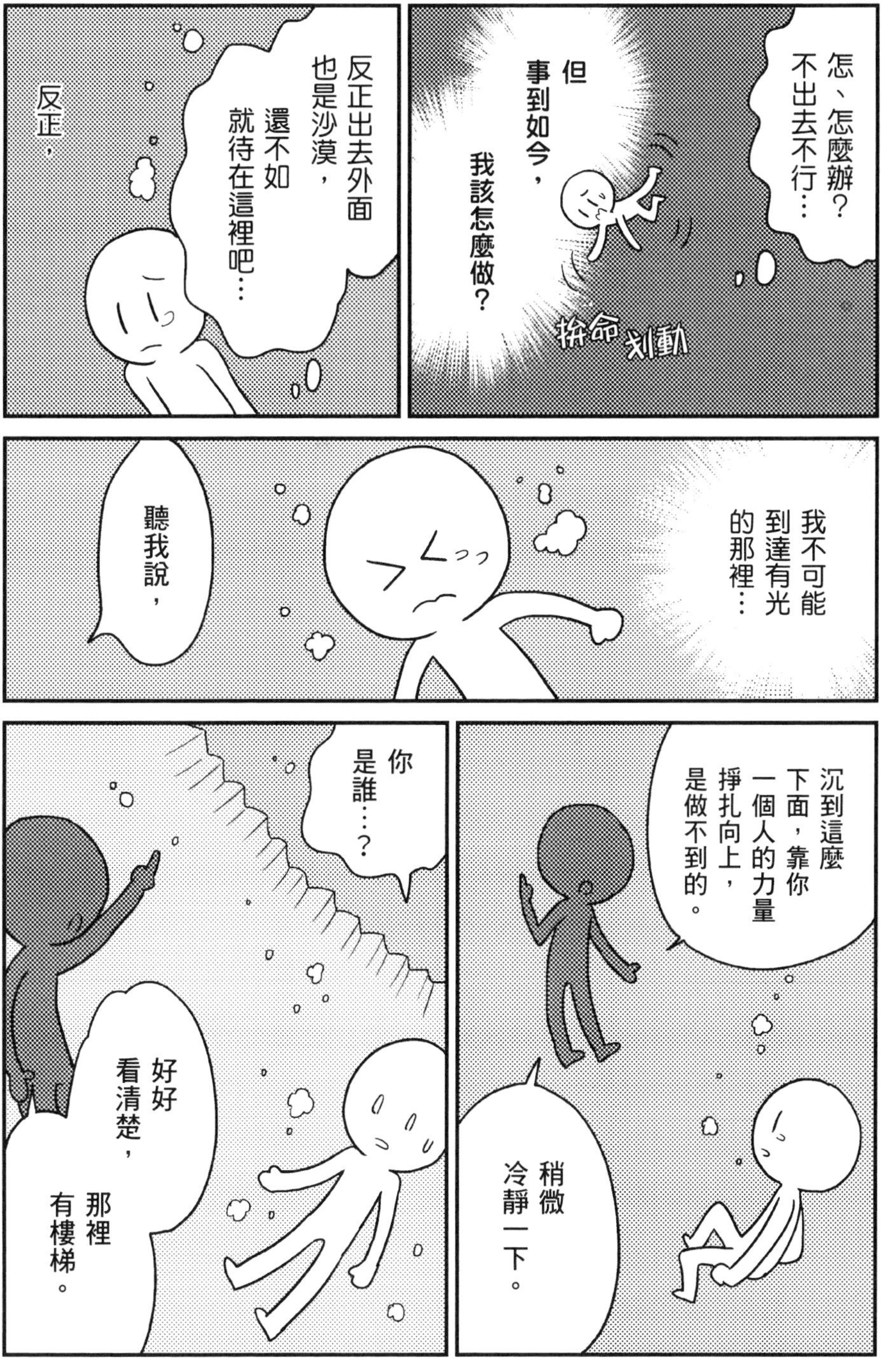
怎、怎麼辦？
不出去不行…
但
事到如今，
我該怎麼做？
拚命划動
反正出去外面
也是沙漠，
還不如
就待在這裡吧…
反正，
我不可能
到達有光
的那裡…
聽我說，
沉到這麼
下面，靠你
一個人的力量
掙扎向上，
是做不到的。
稍微
冷靜一下。
你
是誰…？
好好
看清楚，
那裡
有樓梯。

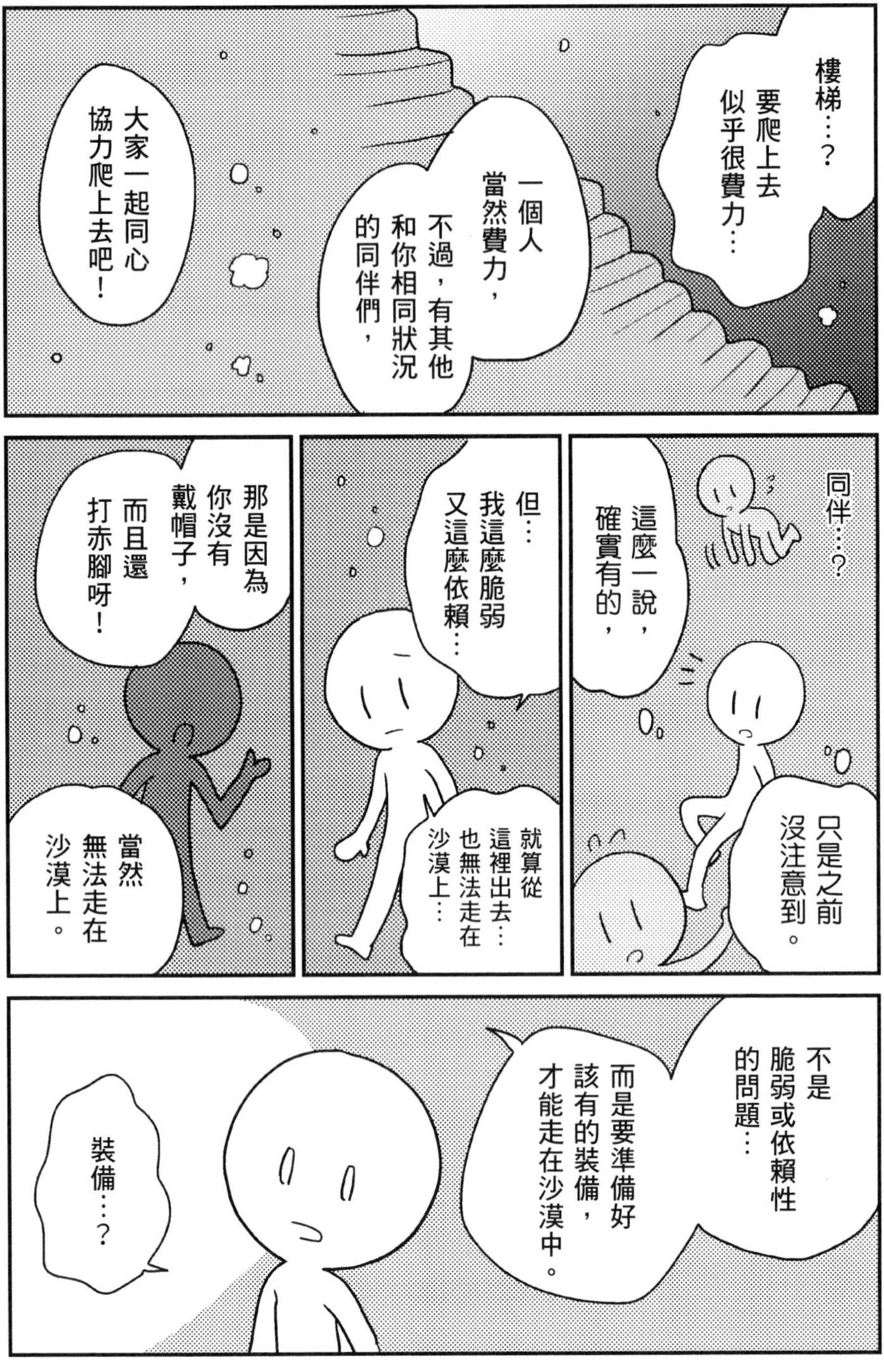
樓梯…？
要爬上去似乎很費力…
一個人當然費力，不過，有其他和你相同狀況的同伴們，
大家一起同心協力爬上去吧！
同伴…？
這麼一說，確實有的，
只是之前沒注意到。
但…我這麼脆弱又這麼依賴…
就算從這裡出去…也無法走在沙漠上…
那是因為你沒有戴帽子，而且還打赤腳呀！
當然無法走在沙漠上。
不是脆弱或依賴性的問題…
而是要準備好該有的裝備，才能走在沙漠中。
裝備…？

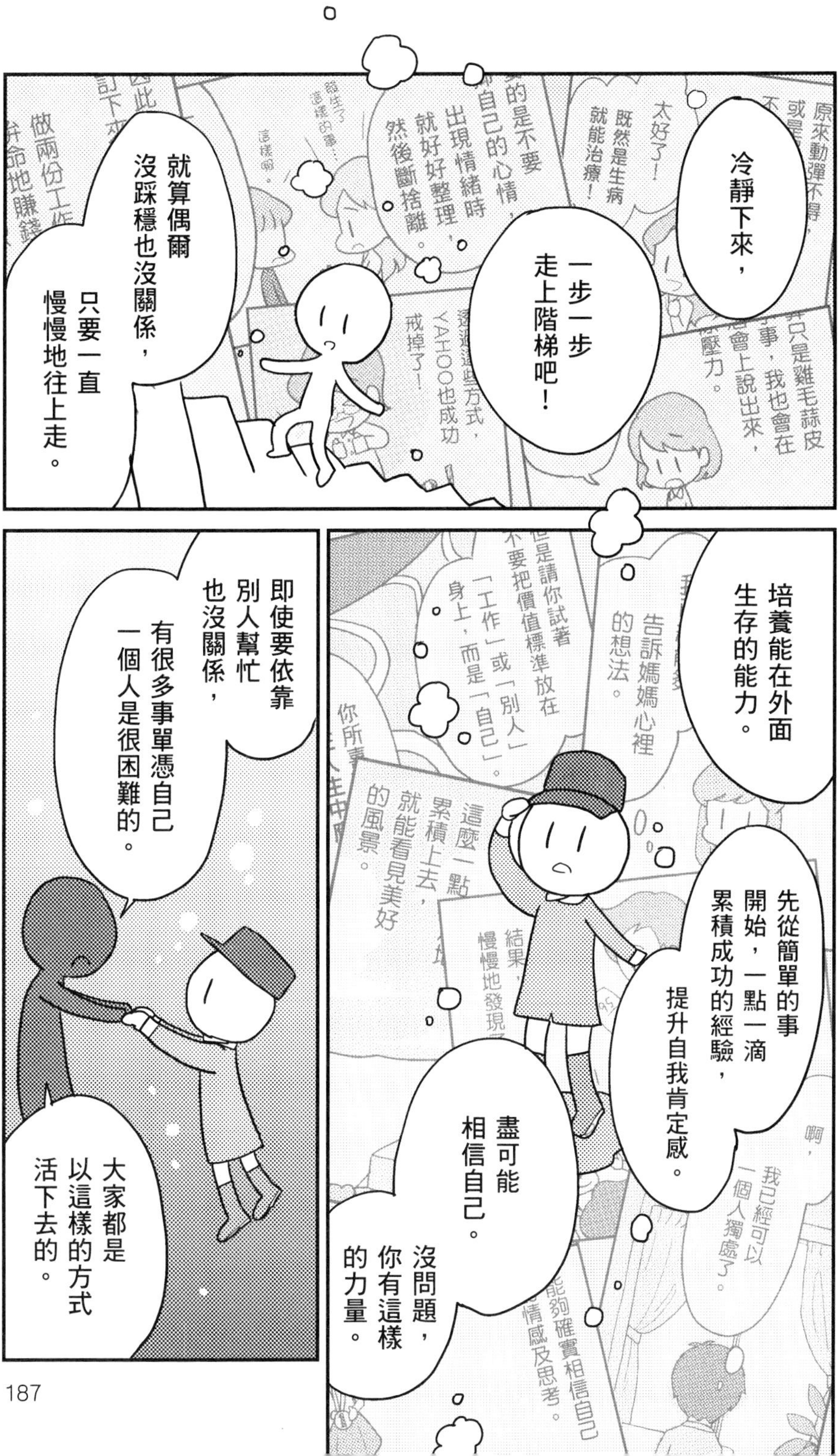
冷靜下來，
一步一步走上階梯吧！
就算偶爾沒踩穩也沒關係，只要一直慢慢地往上走。
培養能在外面生存的能力。
先從簡單的事開始，一點一滴累積成功的經驗，提升自我肯定感。
盡可能相信自己。
沒問題，你有這樣的力量。
即使要依靠別人幫忙也沒關係，有很多事單憑自己一個人是很困難的。
大家都是以這樣的方式活下去的。

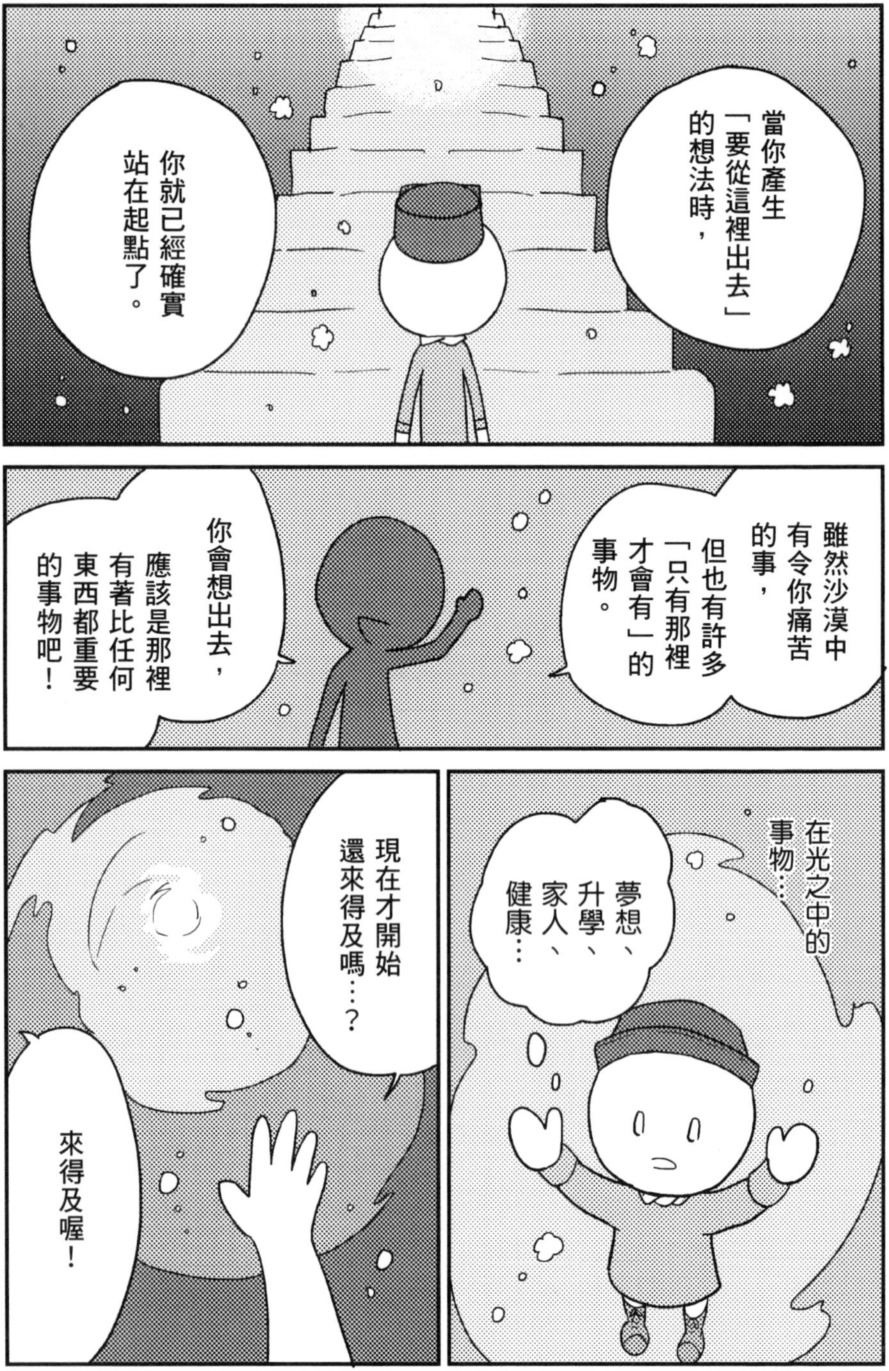
當你產生「要從這裡出去」的想法時，
你就已經確實站在起點了。
雖然沙漠中有令你痛苦的事，但也有許多「只有那裡才會有」的事物。
你會想出去，應該是那裡有著比任何東西都重要的事物吧！
在光之中的事物……
夢想、升學、家人、健康……
現在才開始還來得及嗎……？
來得及喔！

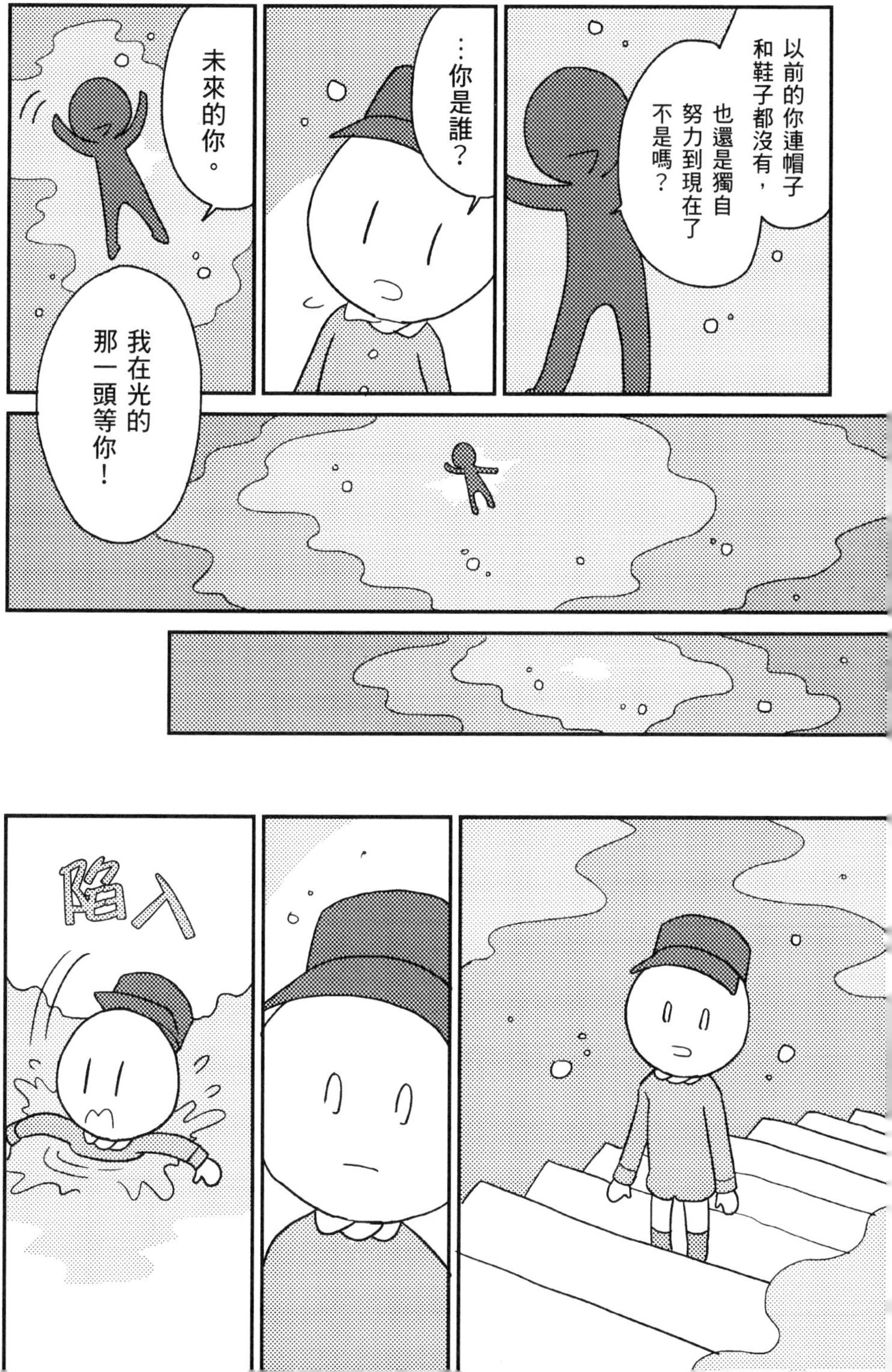
以前的你連帽子和鞋子都沒有，也還是獨自努力到現在了不是嗎？
…你是誰？
未來的你。
我在光的那一頭等你！
陷入

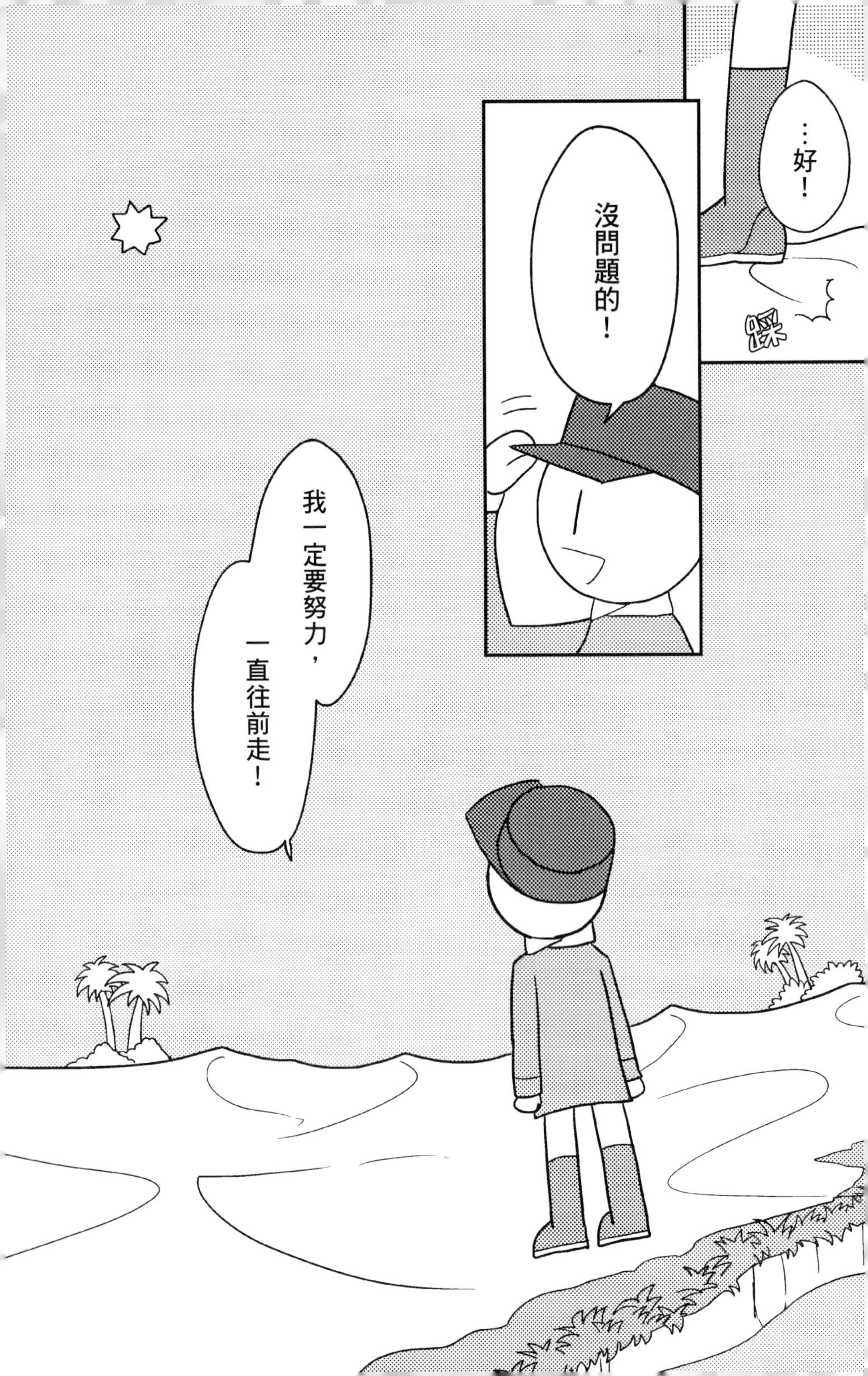
…好！
踩
沒問題的！
我一定要努力，一直往前走！

活著，有時會覺得
現實有如走在沙漠那般炎酷，
原本只是抱持著想喘口氣的想法，卻無法再回到原處…
也許，我們都曾遇過這樣的狀況。

但是，只要能「察覺」，就能改變。
只要有心改變，任何時候都不會太遲。
許許多多的人都「戒掉了」這些成癮狀況，並且分享了他們的故事。
如果你讀了本書之後，「發現」了什麼，
那麼，就讓我們一起改變吧！
（我也持續在努力戒掉手機成癮的狀況…！）
衷心感謝您讀到最後。

二〇一九年四月　汐街可奈

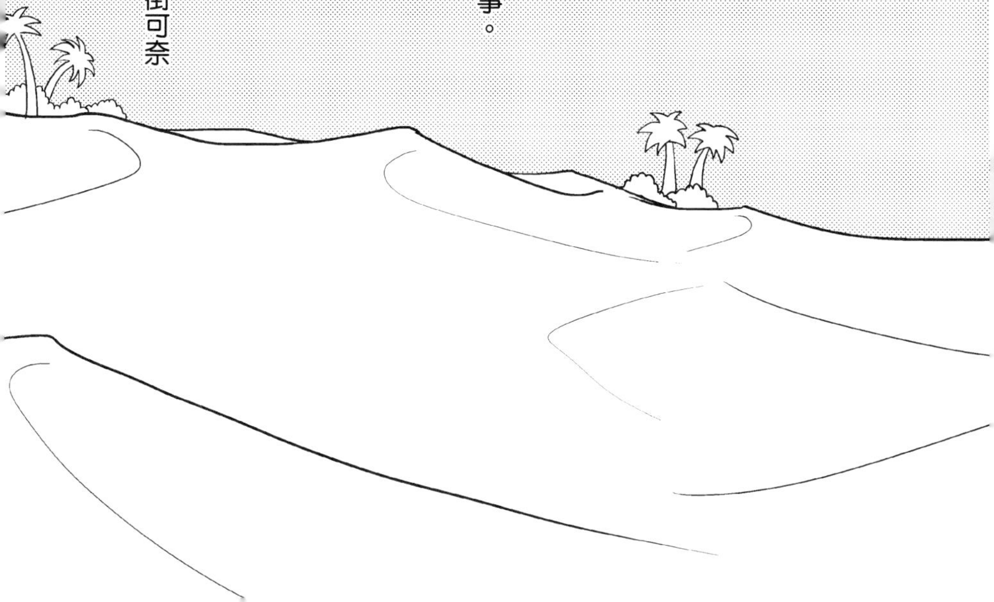

但我就是忍不住

作者　汐街可奈
監修　大石雅之
譯者　卓惠娟

發行人　黃鎮隆
副總經理　陳君平
總編輯　周于殷
企劃編輯　蔡旻潔
美術總監　沙雲佩
設計　陳碧雲
公關宣傳　邱小祐、洪國瑋
國際版權　黃令歡、李子琪

出版　城邦文化事業股份有限公司　尖端出版
臺北市民生東路二段141號10樓
電話：(02)2500-7600　傳真：(02)2500-1971
讀者服務信箱：spp_books@mail2.spp.com.tw
發行　英屬蓋曼群島商家庭傳媒股份有限公司
城邦分公司　尖端出版行銷業務部
臺北市民生東路二段141號10樓
電話：(02)2500-7600(代表號)　傳真：(02)2500-1979
劃撥專線：(03)312-4212
劃撥戶名：英屬蓋曼群島商家庭傳媒(股)公司城邦分公司
劃撥帳號：50003021
※劃撥金額未滿500元，請加付掛號郵資50元
法律顧問　王子文律師　元禾法律事務所　臺北市羅斯福路三段37號15樓

臺灣地區總經銷　中彰投以北(含宜花東)　楨彥有限公司
電話：(02)8919-3369　傳真：(02)8914-5524
地址：新北市新店區寶興路45巷6弄7號5樓
物流中心：新北市新店區寶興路45巷6弄12號1樓
雲嘉以南　威信圖書有限公司
(嘉義公司)電話：0800-028-028　傳真：(05)233-3863
(高雄公司)電話：0800-028-028　傳真：(07)373-0087

馬新地區經銷　城邦(馬新)出版集團　Cite(M) Sdn.Bhd.(458372U)
電話：(603)9057-8822　傳真：(603)9057-6622

香港地區總經銷　城邦(香港)出版集團　Cite(H.K.)Publishing Group Limited
電話：2508-6231　傳真：2578-9337
E-mail：hkcite@biznetvigator.com

版次　2020年9月1版1刷　Printed in Taiwan
ISBN　978-957-10-9054-2